十剂

类方及验案选编

主　编　刘之凤　耿贤华

校　订　孙朝宗

学苑出版社

图书在版编目（CIP）数据

十剂类方及验案选编/刘之凤，耿贤华主编．—北京：学苑出版社，2016.12（2019.4 重印）
ISBN 978-7-5077-5146-8

Ⅰ．①十…　Ⅱ．①刘…　②耿…　Ⅲ．①方剂-汇编
Ⅳ．①R289.2
中国版本图书馆 CIP 数据核字（2016）第 284255 号

责任编辑：黄小龙
出版发行：学苑出版社
社　　　址：北京市丰台区南方庄 2 号院 1 号楼
邮政编码：100079
网　　　址：www.book001.com
电子邮箱：xueyuanpress@163.com
销售电话：010-67601101（销售部）67603091（总编室）
印　刷　厂：北京画中画印刷有限公司
开本尺寸：880×1230　1/32
印　　　张：10.125
字　　　数：243 千字
版　　　次：2016 年 12 月第 1 版
印　　　次：2019 年 4 月第 2 次印刷
定　　　价：48.00 元

前　言

北朝北齐徐之才的《药对》，根据药味的功能，将方剂归纳为宣、通、补、泄、轻、重、滑、涩、燥、湿十种，后经《圣济总录》添一"剂"字，而后皆称十剂。即宣可去壅，通可行滞，补可扶弱，泄可去闭，轻可去实，重可镇怯，滑可去着，涩可固脱，燥可去湿，湿可润燥。至宋代寇宗奭再加寒热两剂，称为十二剂。明代缪仲醇又增加升降二剂，为十四剂。明代张景岳有"新方八阵"，演变为补、和、攻、散、寒、热、固、因八阵。到清代汪昂著《医方集解》又将方剂分为补养、发表、涌吐、攻里、表里、和解、理气、理血、祛风、祛寒、清暑、利湿、润燥、泻火、除痰、消导、收涩、杀虫、明目、痈疡、经产、救急等二十二类。之后有程钟龄的《医学心悟》（八法），吴仪络的《成方切用》，张秉成之《成方便读》等，又进一步对方剂加以阐述，分类虽多，均不越出徐之才十剂之外。

书中热可去寒类方，实为温补之方；湿可润燥类方实为滋养之方，都可归为补可扶弱类方。因此，书稿正文介绍了十二类方，而书名仍叫《十剂类方及验案选编》。

方剂是在单方专药治病的基础上逐步形成的，其发展是一个由简至繁的过程，又是专病专方与辨证施治相结合的过程。关于方药，前人有很多论述，如"药有个性之特长，方有合群之妙用"。又有君、臣、佐、使之说，《素问》曰"主病之为君，佐君之为臣，应臣之为使"。李东垣谓："主病之为君，兼见何病，则以佐使药分别之，此制方之要也。"

我们编写《十剂类方及验案选编》一书，纵观古今，经方、验方、时方都有涉及，旨在做一本中医师临床实用之书。每一方剂既有前贤之论粹，又有诸多大家临床之实例，完全可以彰显各组方之精妙和疗效之显著，以便参悟组方之深意，配伍之严谨，为后来者更好地学习和应用，打开了一道便捷之门。

由于我们水平有限，本书一定有疏漏和不足之处，谨就正于同道，望不吝赐教。

刘之凤　耿贤华

2016 年 5 月 10 日

目 录

内经摘要

古人制方，治有缓急，方有奇偶，据药之味，方治逆从，察其形气色泽、脉之盛衰、病之新故、病之中外、六淫五欲而定其治。寒之而热，热之而寒，谨守病机，次第而望，量毒之大小，治之适宜，药食同调，无不详也。

相关论述，皆可见于《黄帝内经》，所以我们不敢赘述，只将《内经》原文，择其要者，摘录于下。

治有缓急，方有奇偶

【原文】《素问·至真要大论》："黄帝曰：气有多少，病有盛衰，治有缓急，方有大小，愿闻其约奈何？岐伯曰：气有高下，病有远近，证有中外，治有轻重，适其至所为故也。大要曰：君一臣二，奇之制也；君二臣四，偶之制也；君二臣三，奇之制也；君二臣六，偶之制也。故曰：近者奇之，远者偶之……补上治上制以缓，补下治下制以急，急则气味厚，缓则气味薄，适其至所，此之谓也。病所远，而中道气味之者，食而过之，无越其制度也。是故平气之道，近而奇偶，制小其服也。远而奇偶，制大其服也。大则数少，小则数多，多则九之，少则二之。奇之不去，则偶之，是谓重方。偶之不去，则反佐以取之，所谓寒热温凉，反从其病也。"

气味方剂，治法逆从

【原文】《素问·至真要大论》："黄帝曰：五味阴阳之用何如？岐伯曰：辛甘发散为阳，酸苦涌泄为阴，咸味涌泄为阴，淡味渗泄为阳。六者或收或散，或缓或急，或燥或润，或软或坚，以所利而行之，调其气使其平也。帝曰：非调气而得者，治之奈何？有毒无毒，何先何后？愿闻其道。岐伯曰：有毒无毒，所治为主……寒者热之，热者寒之，微者逆之，甚者从之，坚者削之，客者除之，劳者温之，结者散之，留者攻之，燥者濡之，急者缓之，散者收之，损者温之，逸者行之，惊者平之。上之下之，摩之浴之，薄之劫之，开之发之，适事为故。帝曰：何谓逆从？岐伯曰：逆者正治，从者反治，从少从多，观其事也。帝曰：反治何谓？岐伯曰：热因寒用，寒因热用，塞因塞用，通因通用，必伏其所主，而先其所因，其始则同，其终则异，可使破积，可使溃坚，可使气和，可使必已。帝曰：善。气调而得者何如？岐伯曰：逆之从之，逆而从之，从而逆之，疏气令调，则其道也。"

治病之法，中外之治

【原文】《素问·玉机真脏论》曰："凡治病，察其形气色泽，脉之盛衰，病之新故，乃治之，无后其时。形气相得，谓之可治；色泽以浮，谓之易已；脉从四时，谓之可治。脉弱以滑，是有胃气，命曰易治，取之以时。形气相失，谓之难治；色夭不泽，谓之难已；脉实已坚，谓之益甚；脉逆四时，为不可治。必察四难，而明告之。"

【原文】《素问·至真要大论》："黄帝曰：病之中外何如？岐伯曰：从内之外者，调其内；从外之内者，治其外；从内之外而盛于外者，先调其内而后治其外；从外之内而盛于内者，先治其外而后调其内；中外不相及，则治主病……病之中外何如？岐伯曰：调气之方，必别阴阳，定其中外，各守其乡，内者内治，外者外治，微者调之，其次平之，盛者夺之，汗之下之，寒热温凉，衰之以属，随其攸利，谨道如法，万举万全，气血正平，长有天命。"

【原文】《素问·五常政大论》："黄帝曰：病在中而不实不坚，且聚且散，奈何？岐伯曰：悉乎哉问也，无积者求其藏，虚则补之，药以祛之，食以随之，行水渍之，和其中外，可使毕已。"

六淫五郁之治

【原文】《素问·至真要大论》曰："风淫于内，治以辛凉，佐以苦，以甘缓之，以辛散之；热淫于内，治以咸寒，佐以甘苦，以酸收之，以苦发之；湿淫于内，治以苦热，佐以酸淡，以苦燥之，以淡泄之；火淫于内，治以咸冷，佐以苦辛，以酸收之，以苦发之；燥淫于内，治以苦温，佐以甘辛，以苦下之；寒淫于内，治以甘热，佐以苦辛，以咸泻之，以辛润之，以苦坚之。"

【原文】《素问·六元正纪大论》："帝曰：善。郁之甚者，治之奈何？岐伯曰：木郁达之，火郁发之，土郁夺之，金郁泄之，水郁折之，然调其气，过者折之，以其畏也，所谓泻之。"

寒之而热，热之而寒及苦乐病治不同

【原文】《素问·至真要大论》曰：论言治寒以热，治热以寒，而方士不能废绳墨而更其道也。有病热者寒之而热，有病寒者热之而寒，二者皆在，新病复起，奈何治？岐伯曰：诸寒之而热者取之阴，热之而寒者取之阳，所谓求其属也。帝曰：善。服寒而反热，服热而反寒，其故何也？岐伯曰：治其王气，是以反也。帝曰：不治王而然者何也？岐伯曰：悉乎哉问也！不治五味属也，夫五味入胃，各归所喜故，酸先入肝，苦先入心，甘先入脾，辛先入肺，咸先入肾。久而增气，物化之常也；气增而久，夭之由也。

邪至治宜早，随证而治

【原文】《素问·阴阳应象大论》曰："故邪风之至，疾如风雨，故善治者治皮毛，其次治肌肤，其次治筋脉，其次治六腑，其次治五脏，治五脏者，半死半生也……故因其轻而扬之，因其重而减之，因其衰而彰之。形不足者，温之以气；精不足者，补之以味。其高者，因而越之；其下者，引而竭之；中满者，泻之于内；其有邪者，渍形以为汗；其在皮者，汗而发之；其慓悍者，按而收之；其实者，散而泻之。审其阴阳，以别柔刚，阳病治阴，阴病治阳，定其血气，各守其乡，血实宜决之，气虚宜掣引之。"

上取下取，有毒无毒而治

【原文】《素问·五常政大论》曰："补上下者从之，治上下者逆之，以所在寒热盛衰而调之。故曰：上取下取，内取外取，以求其过，能毒者以厚药，不胜毒者以薄药，此之谓也。气反者，病在上，取之下；病在下，取之上；病在中，旁取之。治热以寒，温而行之；治寒以热，凉而行之；治温以清，冷而行之；治清以温，热而行之。故消之削之，吐之下之，补之泻之，久新同法。"

"帝曰：有毒无毒，服有约乎？岐伯曰：病有久新，方有大小，有毒无毒，固宜常制矣。大毒治病，十去其六；常毒治病，十去其七；小毒治病，十去其八；无毒治病，十去其九。谷肉果菜，食养尽之，无使过之，伤其正也。不尽，行复如法。必先岁气，无伐天和，无盛盛，无虚虚，而遗人夭殃。无致邪，无失正，绝人长命。"

【原文】《素问·藏气法时论》曰："五谷为养，五果为助，五畜为益，五菜为充，气味合而服之，以补益精气。"

一、补可扶弱类方

提要：先天不足者，宜补肾，金匮肾气丸、六味地黄丸、二仙汤等；后天不足者，宜补脾，四君子汤、归脾汤、理中汤、补中益气汤、参苓白术散、小建中汤；气不足者，宜补肺，人参汤；血不足者，宜补肝，当归补血汤、四物汤；心不足者，宜归脾汤等。

四君子汤方
《太平惠民和剂局方》

人参 12g，白术 10g，茯苓 10g，甘草 6g。

上药以水 4 杯，煮取 1 杯，药滓再煮，取汁 1 杯，日分 2 次温服。

功效：益气补中，健脾养胃。

主治：脾胃气虚，运化无力，面色萎白，四肢乏力，食欲不振，不欲饮食，或腹鸣泄泻，呕逆，大便溏薄，脉虚弱无力，舌质淡，苔薄白。

方义：脾虚则气血生化不足，故见面色萎白，四肢乏力，方用人参甘温益气补中为主，脾喜燥而恶湿，脾虚不运则生湿，以白术甘苦温健脾燥湿，合人参健脾益气，配茯苓甘淡渗湿健脾为佐，以甘草甘缓和中，健脾养胃，则诸症可除。

临证应用附方

1. 六君子汤：本方加陈皮、半夏、生姜、大枣，主治脾胃虚弱并兼痰湿，症见食少便溏，胃脘痞闷不适，咳嗽痰多，痰稀白，短气痞满，呕吐吞酸。

2. 香砂六君子汤：本方加陈皮、半夏、木香、砂仁、生姜，主治气虚痰饮，呕吐脘痞，纳减身瘦，周身乏力。

3. 异功散（《小儿药证直诀》）：本方加陈皮，主治脾胃虚弱而兼气滞，饮食减少，大便溏薄，胸脘痞闷不舒。

4. 保元汤（《博爱心鉴》）：黄芪、人参、肉桂、甘草、生姜。功能：补气温阳，主治虚损劳怯，元气不足。

5. 加减六君子汤（《和剂局方》）：藿香、白扁豆、甘草、黄芪、人参、茯苓、白术。功效：调和脾胃，主治小儿吐泻不止，不进乳食。

6. 七味白术散（《六科准绳》）：白术、茯苓、人参、甘草、木香、藿香叶、葛根。以健脾和胃，清热生津，主治脾胃虚弱，症见发热，口渴，少食。

医家论粹

王晋三谓："汤以君子名，功专健脾和胃，已受水谷之精气，而输布四脏，一如君子有成人之德也。入太阴、阳明二经，然其主治在脾，故药品分两皆用偶数。白术健脾阳，复人参保脾阴，炙草和胃阴，复茯苓通胃阳。大枣悦脾，生姜通胃。理运阴阳，刚柔相济，诚为生化良方。加广皮、半夏名六君子，不特为脾经治痰，而半夏入胃，有交通上下阴阳之神妙。"

医案选录

一人过食瓜果，时值夏月，大泻不止，中脘大痛，烦渴引饮，自服天水散及香薷饮。服之，右关寸俱沉伏，因作停冷治，香砂六君子汤加炮姜、川朴，一服，痛渴俱止，以胃苓调理而安。（《名医类案》）

补中益气汤
《脾胃论》

黄芪 15g，炙甘草 5g，人参 10g，当归 10g（焙干），陈皮 6g，升麻 5g，柴胡 5g。

上药以水 4 杯，煮取 1 杯，药滓再煮，取汁 1 杯，日分 2 次温服，或作丸剂，每服 10～15g，每日 2～3 次。

功效：升阳益气，调补脾胃气虚。

主治：脾胃气虚，饮食无味，胃下垂，或子宫下垂，久泻久痢，脱肛，身热有汗，头痛，恶寒，气短不足以息，舌淡苔白，脉虚数无力。

方义：本方主治由于脾胃气虚，中气不足。脾胃为营卫气血生化之源，饮食劳倦，损伤脾胃，则气血损伤而发热；气虚则卫气不固，故自汗头痛恶寒；脾气不足，故少气懒言，肢体困倦，动则气短，不耐劳作。故方以黄芪为主，补中益气，升阳固表止汗；人参、白术、甘草益气健脾；陈皮理气和胃；当归养血；少用柴胡、升麻以升提下陷之阳气，诸药合用，以使中气充足，发热自除，气陷得升。

临证应用附方

1. 升阳益胃汤（《脾胃论》）：本方去升麻、当归，加半夏、羌活、独活、防风、白芍、茯苓、泽泻、黄连、生姜、大枣。主治脾胃虚弱，四肢酸重疼痛，口苦舌干，饮食无味，大便失常，小便频数。

2. 益气聪明汤（《脾胃论》）：本方去柴胡、当归、陈皮、白术，加葛根、蔓荆子、白芍、黄柏。主治中气不足，清阳不升而见目生障翳，视物不清及耳鸣耳聋。

3. 调中益气汤（《脾胃论》）：本方去当归、白术，加木香、苍术，主治气虚，脾胃湿滞，气机不畅，胸满肢倦，食少短气，口不知味。

4. 升阳举经汤（《内外伤辨惑论》）：本方加白芍、栀子、姜、枣，有益气升阳，凉血退热之效。治脾虚气弱，崩漏不止，少气倦怠，身热自汗，少思饮食。

医家论粹

李东垣曰："内伤脾胃，乃伤其气；外感风寒，乃伤其形。伤其外为有余，有余者泻之；伤其内为不足，不足者补之。内伤不足之病，苟误认作外感有余之病而反泻之，乃虚其虚也。"又曰："火与元气不两立，一胜则一负。脾胃气虚，则下流于肾肝，阴火得乘其土位。……盖阴火上冲，则气高而烦热，为头痛、为渴而脉洪。脾胃之气下流，使谷气不得升浮，是春生之令不行，则无阳以护其荣卫，故不任风寒乃生寒热，此皆脾胃之气不足所致也。然而与外感风寒所得之证颇同而实异。……惟当以辛甘温之剂，补其中而升其阳，甘寒以泻其火则愈矣。"

医案选录

1. 癃闭。患者男，28岁。于冬季突然小便不通，少腹胀满，疼痛气急，开始诊断为膀胱炎，每2~3天排尿一次，曾服萆薢分清饮、五苓散等无效，如此缠绵2年。患者面色苍白，肌肉消瘦，动则冷汗自出，气促心悸，头晕耳鸣，腰膝酸楚，脉微而数，舌绛少津。辨证为气虚下陷，升降不利，治以益气升提，佐以滋肾通关。方用补中益气汤合滋肾通关丸，仅服3剂而愈。（《福建中医药》1964，3）

2. 小便不通。患者女，25岁，因生产时用产钳拉下胎儿，产后小便不通，经用各种利尿法无效。请中医会诊，患者小便滴滴不通，脐腹胀急作疼，面色㿠白，呼吸短浅，心悸，头晕，目眩，神疲乏力，不思饮食，舌淡白，脉软弱。辨证为产时用力过甚，以致气虚下陷，不能升清泄浊，急拟补中益气汤加味：黄芪12g，党参、白术、当归、车前子各9g，炙甘草、陈皮、升麻、木通各3g，柴胡、桔梗各4.5g，荠菜花30g。2剂后，小便欲解而不畅，且有热涩感，原方将黄芪加倍，党参增至12g，另吞服滋肾通关丸9g，此方续服2剂，尿出如常，痊愈出院。(《浙江中医杂志1964，7》)

参苓白术散
《太平惠民和剂局方》

人参、白术、白茯苓、炙甘草各1000g，山药1000g，白扁豆750g，莲子肉、苡米、砂仁、桔梗各500g。

上药为细末，每服6g，枣汤调下，小儿用量以岁数用之，或为丸剂用之。

功效：健脾益气，和胃渗湿。

主治：脾胃气虚夹湿。症见四肢无力，形体消瘦，饮食不化，或吐或泻，胸脘痞塞，面色萎黄，苔白腻，脉来虚软者。

方义：本方适应于脾虚夹湿之证。脾胃虚弱，则运化不力，故饮食不化；脾主四肢，脾虚则四肢无力，脾胃升降失调，则清浊不分，故或吐或泻，胸脘痞塞，饮食已少，营养自乏，故面黄，脉虚弱。方用党参、山药、莲子肉以益气健脾，和胃止泻为主；辅以白术、茯苓、苡米、扁豆渗湿健脾，理气宽胸；更以桔梗为使，载药上行，宣肺利气。诸药合用，补其虚，除其湿，行其滞，调其气，两和脾胃，则诸症自除。

临证应用附方

资生丸（又名资生健脾丸）（《先醒斋医学广笔记》）：本方加藿香、橘红、黄连、泽泻、芡实、山楂、麦芽、白豆蔻。主治妊娠三月，阳明脉衰，胎堕，为调理脾胃、益气安胎的方剂。现在多用于脾胃虚弱兼有虚热，嗜食便溏，消瘦无力者。

医家论粹

1. 吴昆："脾胃虚弱，不思饮食者，此方主之。脾胃者，土也。土为万物之母，诸脏腑百骸受气于脾胃而后强。若脾胃一亏，则众体皆无受气，日见羸弱矣。故治杂症者，宜以脾胃为主。然脾胃喜甘而恶苦，喜香而恶秽，喜燥而恶湿，喜利而恶滞。是方也，人参、扁豆、甘草，味之甘者也；白术、茯苓、山药、莲肉、薏苡仁甘而微燥者也；砂仁辛香而燥，可以开胃醒脾；桔梗甘而微苦，甘则性缓，则为诸药之舟楫，苦则喜降，故能通天气于地道矣。"

2. 汪𬣙庵："此太阴阳明药也，治脾胃者，补其虚，除其燥，行其滞，调其气而已。人参、白术、茯苓、甘草、山药、苡仁、扁豆、莲肉皆补脾之药也；茯苓、苡米理脾而能行湿，砂仁、陈皮调气行滞之品也，然合参、术、苓、草暖胃又能补中；桔梗甘苦入肺，能载诸药上浮，又能能天气于地道，使气得升降而益和，且以保肺防燥药之上僭也。"

医案选录

王某，女，4 岁，1965 年秋初诊。患儿缺乳，常喂饭食，饥饱不均。患儿腹泻已年余，面黄肌瘦，四肢软弱无力，舌红苔白，两关脉濡弱微细，指纹淡黄。证属脾虚久泻，饮食失节，损伤脾胃，脾胃健运失调，故食后作泻，面黄肌瘦。治以健脾和胃，方用醒脾散加味治之，处方：条参 5g，白术 5g，山药 6g，防风 5g，莲肉 6g，芡实 6g，山楂炭 10g，砂仁 4g，红蔻 5g，陈皮 5g，粟米壳 1.5g，鸡蛋壳 50g。将诸药共研细末，加 25% 葡萄糖，每 4 小时服 3g，开水冲服。

二诊：服药一周后，大便软，每日一两次，但尚不成形，精神好转，舌脉同前。原方继服，每日服四五次，每次 6g。

三诊：又服药一周，各症显著好转，饮食增加，唯小便淡黄。原方继服，另用潞党参煎水调服，以补肺健中，助脾运

化，又服药一周，病愈。(《姜化甫医案选》)

七味白术散

《小儿药证直诀》

人参 12g，白术、茯苓、藿香、葛根各 9g，木香 3g，甘草 3g。

上药以水 4 杯，文火煮取 1 杯，药滓再煮，取汁 1 杯，日分 2~3 次温服。亦可研为细末，每服 6g，日三服。

功效：健脾止泻，解热生津。

主治：脾胃久虚，纳运不健，身热乏力，或大便溏泻，脾气下陷之消渴，或烦渴多饮，多食易饥，或尿多脂膏泡沫等。

方义：本方又名"白术散"。由于脾胃气虚，运化失调，导致气血虚弱，身热乏力，大便不调。本方重点是补中益气，和脾胃，清虚热。故取人参、甘草以益气，白术、茯苓以健脾，共扶后天之本；葛根、甘草能入阳明以解虚热又能鼓舞胃气，扶津上行以解渴；藿香、木香为芳香疏利之品，既宽中快气，又可促使健运；而藿香叶又可解暑湿之药，组方则可升举清阳之气，健运中气，恢复脾胃机能，以止渴生津，清解湿热。小儿脾虚泄泻，身热口渴，或夏季热等，用之功效尤佳。

临证应用

1. 若脾虚湿重，津气失输，则口苦多饮而尿如脂膏，此胃虚则热，热则消谷，故多食易饥，或脾虚不运，则食少纳减，故用本方健脾除湿，布津止渴。

2. 此方常用于小儿，但药量宜减轻，或散或丸，每服 3g，日 3 次。

3. 凡轻度糖尿病患者，亦可以此方加减，每日一剂，或配制成丸剂，水丸为主，每日服 3 次，每次 9g。

医家论粹

1. 张璐："三消久而小便不嗅，反作甜气，此脾气下脱，为病最重，七味白术散最效。"

2. 张隐庵："病阳明之燥热而消渴者，白虎汤主之，此外因之渴也；胃气弱而津液不生者，人参汤主之，此内因之渴也；更有脾不能为胃行其津液而为消渴者，以七味白术散主之。以凉润药治渴，人皆知之，以燥热之药治渴，人所不知也。"

医案选录

1. 董玉山，男，9 岁，1959 年 10 月 11 日初诊。

三月前，开始消瘦，至今不复，单于饮水，口乃渴，饮食自倍，小便频，大便溏薄，精神倦怠，四肢无力，曾服人参健脾丸，有小效，病不瘥。今来诸症如此，不时手心热，略有烦意，脉来虚细兼数，舌淡苔薄黄。辨证为脾胃气虚不固，运化失调。治以益气调中，健补脾胃，方用七味白术散加味调之。处方：党参 6g，茯苓 6g，白术 6g，木香 3g，葛根 9g，甘草6g，藿香 9g，赤石脂 12g，竹叶 6g，枣仁 9g。上药以水 3 杯，文火煮取 1 杯，药渣再煮，取汁 1 杯，日分 2 次温服。

上方连服 12 剂，小便减少，便溏减轻，精神渐渐好转，饮食正常，手心已不热，脉来不若前甚，乃与上方续服 12 剂，病愈。

2. 赵云建，男，20 岁，1976 年 8 月 16 日初诊，临邑。

大便稀薄两月余，肌肉逐渐消瘦，四肢乏力，精神逐渐衰弱，脉濡细，舌淡，苔白。此脾胃气虚，运化无权，治以健脾止泻，方用白术散调之。处方：党参 15g，黄芪 15g，白术15g，云苓 15g，木香 6g，砂仁 6g，诃子肉 15g，干姜 6g，赤石脂 15g。

上药连服 7 剂，大便稀薄已减十之七八，继服药 15 剂，病愈。

小建中汤
《伤寒论》

桂枝 9g，白芍 18g，炙甘草 6g，生姜 9g，大枣 6 枚（开），饴糖 30g。

上药以水 4 杯，煮取 1 杯，药滓再煮，取汁 1 杯，二杯合，烊化饴糖，日分 2 次温服。

功效：调和营卫，缓急止痛，温养中气。

主治：脾胃虚寒，腹中时时作疼，喜温喜按，遇寒则甚，得热则减，舌淡苔白，脉沉弦。亦可治阳虚发热，营卫不和，饮食减少；气血两虚之心悸，虚烦不寐，气色淡白。

方义：此方即桂枝汤倍白芍加饴糖而成，之所以称小建中汤者，因突出了温中补虚，祛寒止痛之功，以治中阳不足，阴寒内盛。方中以重用饴糖者以补中益气，缓急止痛；配桂枝、甘草温中补虚；白芍、甘草可缓急止痛；大枣、生姜以调和营卫。中焦阳气得复，阴寒可祛，腹痛可止。阳虚发热属于脾胃不健，营卫不和，应用此方温健脾胃中焦阳气，调和营卫，取甘温除热之效。本方温补脾胃能增强生化气血的功能，诚组方之精当也。

临证应用

1. 本方临证多应用于胃溃疡、十二指肠溃疡、胃下垂、肠痉挛、慢性萎缩性胃炎证属虚寒者。

2. 本方乃桂枝汤倍白芍加大量饴糖组成，方中芍药之量大于桂枝，而饴糖用量须重用。

3. 本方属于甘温之剂，主用于阳虚发热，不可用于阴虚发热、湿温性发热。

4. 腹中疼痛重者，本方去桂枝而加肉桂，以增其温热祛寒之功用。

5. 吐蛔虫者，禁用，因蛔虫得甘味，容易逆上。呕病不可用，因蛔虫喜甘味而助吐。

6. 方中饴糖为主要之药，药房中若无，可以用高粱饴糖代用，白砂糖性凉不可用。

医案论粹

1. 许宏："建中者，建其脾也。脾俗缓，宜食甘以缓之，建中之味甘也。阳脉涩，阴脉弦者，为中虚内寒也。心中悸者为气虚，烦者为血虚。故用饴糖为君，甘草、大枣为臣，以甘佐甘缓之也。白芍药之酸，能收敛脾气，而益其中，故用之为佐，桂枝、生姜之辛，以散余邪而益其气也。"

2. 尤在泾："此和阴阳调营卫之法也，此乃调阴阳，调营卫是也，而以建中名何也，营卫生成于水谷，而水谷能转输于脾胃，故中气立而营卫流行不失其和，又中者，四运之轴而阴阳之机也。故中气之立则阴阳相循，如环无端，而不极于偏。是方甘辛合而生阳，酸得甘助而生阴，阴阳相生，中气自立。是故求阴阳之和者，必于中气，求中气之立者，必以建中也。"

医案选录

1. 十二指肠溃疡。王某，男，48 岁，干部。胃脘部疼痛时作年余，空腹尤甚，得食则减，伴有吞酸或吐清水，面色少华，神疲畏冷。经二次拍片，诊为胃、十二指肠溃疡。舌质淡，苦薄白，脉弦细。证属脾胃虚寒，治当温养脾胃，方用黄芪建中汤。处方：黄芪、桂枝各9g，生姜3片，大枣3枚，饴糖30g（冲和），白芍18g。服5剂后，疼痛减轻，精神好转，饮食增加，仍以原方续服20余剂，诸症消失。

2. 气虚发黄。宋某，男，13 岁。畏寒怯冷，日晡发热，38℃～39℃，黎明热退净，胃纳尚可，精神不振，入睡或有盗汗，肌肤干枯，形体消瘦，肝脾肿大，大便时溏，舌淡白，苔腻，舌觉甘淡无味，脉微细而促。粪检血细虫孵化阳性，服氯霉素 10 天，寒热未退，投黄芪建中汤加党参、枳实、白术 4 剂，以扶中益脾，益气消痞。药后盗汗略收，精神略振，唯形寒畏冷未除，继服原方 7 剂，寒热得退。复服 15 剂，体温未见升高，胃纳锐增，精神振旺，虫病另图。（《经方应用》）

大建中汤
《金匮要略》

川椒 3~6g，干姜 6~12g，人参 6g（或党参 12g），饴糖 30~60g。

上药水煮，取汁 1 杯，药滓再煮，取汁 1 杯，烊化饴糖，日分 2 次温服。

功效：温中补虚，降逆止痛。

主治：中阳虚衰，阴寒内盛，脘腹剧痛，上下攻窜，不可触近，呕而不食，或腹中辘辘有声，苔白腻，质淡或紫暗，脉弦迟而沉细。

方义：本方温中止痛，扶正祛邪，主治脘胸剧痛，由于中焦阳虚，中阳不振，阴寒上逆所致。方中干姜、川椒大辛大热，能温中散寒；人参补脾胃扶助正气；重用饴糖建中缓急，并可缓椒姜之燥热。

临证应用

1. 川椒有制蛔之功，定痛之能，必以甘缓饴糖之类以缓之。

2. 本方亦可治寒疝腹痛，或便秘，或胃下垂，子宫下垂。若湿热内蕴者不可服用。

医家论粹

1. 汪昂："此足太阴、阳明药也。蜀椒辛热，入肺散寒，入脾暖胃，入肾命补火；干姜辛热，通心助阳，逐冷散逆；人参甘温，大补脾肺之气；饴糖甘能补土，缓可缓中。盖人之一身，以中气为主，用辛辣甘热之药，温建其中脏，以大去下焦之阴，而复其上焦之阳也。"

2. 费晋卿："非人参不能大补心脾，非姜椒不能大祛寒气，故名曰大建中，又有饴糖之甘缓以杀姜椒之辛燥。非圣于医者，不辨有此。"

医案选录

1. 胆道蛔虫。陈某，女，成年。心下疼痛时发时止，痛喜温按，呕吐苦水，溲利便坚，舌淡，苔薄白，脉沉弦，诊断为胆道蛔虫。投饴糖30g，干姜、党参、乌梅、苦楝皮、槟榔各9g，吴萸、桂枝各6g，黄连4.5g。2剂痛消，再1剂病愈。（《浙江中医杂志》1964，2）

2. 寒疝。中阳虚弱，厥阴寒疝潜逆，腹痛筋急，大便坚结，痛甚则呕吐，拟大建中汤：川椒、炮姜、党参、附子、半夏、橘饼。（《柳选四家医案》）

四物汤

《太平惠民和剂局方》

当归10g（酒浸炒），川芎6g，白芍药10g，熟地黄15g。

上药以水4杯，煮取1杯，药滓再煮，取汁1杯，日分2次温服。

功效：补血调血。

主治：营血不足，症见惊悸头晕，目眩耳鸣，唇爪无华，妇人月经不足，或经闭不下，脐腹作痛，舌质淡，脉弦细或细微。

方义：本方所治之证，乃因营血虚滞所致。血虚肝失所养，无以荣上，故见眩晕、耳鸣、惊悸、唇爪无华，若妇人肝血不足，冲任空虚，则月经量少，或闭而不行；血虚每致血行不畅，故见脐周作痛；舌淡，脉弦细或细涩，皆为营血虚滞之征。治当养血调肝，调血行血。方中熟地甘温以滋阴养血，填精为主药；辅以当归，补血养肝，和血调经；佐以白芍和营养肝；使以川芎活血行滞。四药相合，则补血通血，补而不腻，通而不滞，恢复营血，周流无阻，妇人月经不调诸证，皆以本方为主。

临证应用

1. 本方虽为补血之方，但血之生成来源于气化，如出血过多，血崩过甚者，必须本"血脱益气"之法，重用补气之品，益气以生血，如仍用本方补血，则缓不济急。

2. 本方亦可随证加减，如用于行血，可去白芍；如用于止血，则去川芎；腹痛重者，可倍芍药；头痛重者，可倍川芎；血虚者，可倍熟地，又如血虚兼有气虚者，可加台参、黄芪；兼有瘀血者，可加桃仁，红花活血祛瘀；血虚且寒者，可加肉桂、炮姜温经散寒；血虚有热者，可加黄芩、丹皮清热凉血；若血虚气滞不畅而胁腹胀痛者，可加香附、元胡行气止痛；若妊娠胎动不安者，可加艾叶炭，阿胶。

3. 方中熟地、白芍为阴柔之品，易于滞气伤阳，如脾胃阳虚，食少便溏者，不宜应用。

医家论粹

张秉成："夫人之所赖以生者，血与气耳；而医家所以补偏救弊者，亦惟血与气耳。故一切补气诸方，皆从四君化出；一切补血诸方，又当从此四物而化也。补气者，当求之脾肺；补血者，当求之肝肾。地黄入肾，壮水补阴；白芍入肝，敛阴益血，二味为补血正药。然血虚多滞，经脉隧道不能滑利通畅，又恐地、芍纯阴之性，无温养流动之机，故必加当归、川芎辛香温润，能养血且行血中之气者，以流动之。总之，此方乃调理一切血证，是其所长；若纯属阴虚血少，宜静不宜动者，则归、芎之走窜行散，又非所宜也。"

医案选录

1. 经少腹痛。患者女，因中风半身不遂，经针药并施治疗愈，但以后经来量少，少腹疼痛。投四物汤加香附、元胡、牛膝三剂，经通痛止。

2. 血瘕。患者女，张某，患胃癌合病血瘕，巨阙下有硬块，如鸡子大，脐下结硬，月经三个月不行，少腹疼痛，晚间发热，食量减少，脉关弱迟涩。在给予针刺同时，服四物汤去地黄，加香附、牛膝、桃仁、红花。每日一剂，十剂后，月经行，血瘕消。（《黄竹斋医案》）

归脾汤
《济生方》

人参 12g，茯苓 10g，黄芪 12g，龙眼肉 10g，酸枣仁 30g，白术 12g，木香 5g，甘草 6g，当归 10g，远志 10g，生姜 6g，大枣 6 枚（开）。

上药以水 4 杯，煮取 1 杯，药滓再煮，取汁 1 杯，日分 2 次温服，也可作丸剂温服。

功效：益气补血，健脾养心。

主治：劳心过度。症见心悸怔忡，健忘失眠，多梦易惊，发热，身倦少食，面色萎黄，舌质淡，舌苔白，脉细弱，以及妇女月经超前，量多色淡，或淋漓不止。

方义：故见本方是建脾养心的重要方剂，也是益气补血的方剂。心主血，脾统血，劳伤心脾，则心失所养。心神不宁，心悸失眠，健忘体倦，或崩漏下血。方中参、术、苓、草健脾益气，加黄芪以增益气之功；当归、枣仁、龙眼肉、远志补心安神；木香理气醒脾，使补血不滞；生姜开胃进食，大枣补脾和胃，益气调营，能益血补血，姜枣相配，能增进饮食，帮助消化。此属气血双补之方，心脾同治，是治疗血虚的临床常用方。

临证应用及附方

1. 血虚甚者，可加熟地，名"黑归脾汤"。

2. 本方常用于心脏病、神经衰弱、贫血、崩漏下血、血小板减少之紫癜等疾病。

3. 妇女月经不调，可用本方加减。若月经或多或少，可加山萸肉、五味子以养肝收涩止血；若血崩有寒者，可加艾叶、炮姜、血余炭、五味子以温中止血。

4. 本方研为细末，炼蜜为丸，每丸 9g，每日服 2～3 次，每次 1 丸，温开水冲服。

医家论粹

汪切庵："此手太阴足太阴药也。血不归脾则妄行，参、术、黄芪、甘草之甘温，所以补脾；茯苓、远志、枣仁、龙眼肉甘温酸苦，所以补心，心者，脾之母也；当归滋阴而养血；木香行气而舒脾，既以行血中之滞，又以助参芪以补气，气壮则能摄血，血自归经，而诸证悉除矣。"

医案选录

1. 多发性紫斑。患者男性，51 岁，全身散在红斑，部分脱屑，白细胞减少，酸性细胞增多，病发于服用苯巴比妥之后，诊断为苯巴比妥所致的多发性红斑过敏反应，苯海拉明钙剂、维生素 C 等治疗无效。中医辨证为心脾两虚、脾经化热所致，心经血虚生风，方用归脾汤加银花、连翘、元参、土茯苓，续按十全大补汤治愈。(《江苏中医》1964，8)

2. 紫癜。原发性血小板减少性紫癜患者，阴道流血如注，周身发斑，形如粟米，诊为脾虚不能摄血，用加味归脾汤以养心健脾，益气补血。因有齿衄鼻衄，属于热伤阳络，故加清热凉血之品，如生地、丹皮、寸冬；腰酸尿频加仙灵脾、巴戟天、补骨脂固益下元。服药 23 剂，血小板由 5.6 万/立方毫米升到 14.6 万/立方毫米，诸症悉平。(《上海中医药》1964，10)

3. 闭经。患者少女，经闭数月，曾服破血行气药多剂无效，面色无华，食欲欠佳，精神萎靡，脉软弱无力，经用归脾加味，服 10 剂后，肌肉丰润，月经来潮。(《江苏中医药》1959，10)

肾气丸
《金匮要略》

干地黄 240g，山药 120g，山茱萸 120g，泽泻 90g，茯苓 90g，牡丹皮 90g，桂枝 30g，附子 30g。

上药研为细末，炼蜜为丸，每次服 6~9g，每日 2~3 次，温开水或淡盐水送服。原方亦可化为汤剂，量减少。

功效：温补肾阳。

主治：肾阳不足，腰膝酸软，下半身有冷感，少腹痛，烦躁不得卧，小便不利或小便增加，舌淡胖，脉来虚弱或尺脉沉细，以及痰饮、消渴、脚气等。

方义：方中干地黄滋阴补肾为主，辅以山药、萸肉补益肝脾之精血，以少量附子、桂枝温阳暖肾，意在"少火生气"，茯苓、泽泻、丹皮调协肝脾，共有温补肾阳之效。

临床应用与附方

1. 本方加鹿茸、五味子名十补丸（济生方），主治肾脏虚弱，面色黧黑，足冷足肿，耳聋耳鸣，肢体羸瘦，足膝软弱，小便不利，腰痛腰酸。

2. 本方对于糖尿病、神经衰弱、肾炎、哮喘均可加减应用，对醛固酮增多症、甲状腺功能低下者，都有效。

3. 加味肾气丸（又名济生肾气丸）：附子、白茯苓、泽泻、山茱萸、山药、车前子、牡丹皮、官桂、牛膝、熟地。功能温阳补肾利水，治肾虚腰痛，小便不利。

4. 二仙汤：仙茅、仙灵脾、当归、巴戟天、黄柏、知母，能温补肾阳，补肾精，泻肾火，理冲任，应用于更年期综合征、高血压、闭经等。

医家论粹

1. 吴昆："肾间水火俱虚，小便不调者，此方主之。君子观象于坎，而知肾俱水火之道焉。故曰：七节之下中有小心，小心少火也。又曰：肾为两枚，左为肾，右为命门，命门相火也，相火即少火也，夫一阳居于二阴之间，水火并而为肾，今人入房盛而阳事愈举者，阴虚火动也；阳事先痿者，命门火衰也。真水竭，则隆冬不寒，真火竭，则盛夏不热，故人乐有药饵焉。是方也，熟地、萸肉、丹皮、山药、茯苓、泽泻，前之地黄丸也，所以益少阴肾水，附子、肉桂辛热物也，所以益命门相火，水火得其养，则二肾复其天也。"

2. 喻嘉言："《金匮》用八味丸，治脚气上入少腹不仁者。脚气即阴气，少腹不仁即攻心之渐，故用之以驱逐阴邪也。其虚劳腰痛，少腹拘急，小便不利，则因过劳其肾，阴气逆于少腹，阻遏膀胱之气化，小便不能通利，故用之温养下焦，以收肾气也。其短气有微饮者，饮，亦阴类，阻其胸中之阳，自致短气，故用之引饮下出，以安胸中也。消渴病，饮水一斗，小便亦一斗，此肾气不能摄水，小便恣出，源泉有立竭之势，故急用以逆折其水也。夫肾水下趋之消证，肾气不上升之渴证，非用是以蛰护封藏，蒸动水气，舍此曷从治哉，后人世谓八味丸为治消渴之圣药，得其旨矣。"

医案选录

水肿。李某，男，55岁，农民，1968年12月6日初诊。

遍身浮肿，腹大如鼓，按之没指，凹而不起，面色㿠白，形寒畏冷，胸闷气喘，食欲减退，腰腹冷痛酸楚，阴囊肿大如茄，小便短少，大便稀薄，脉沉细无力，舌苔薄白湿润，病重月余，经医院诊断为肾炎，治疗半月无效，转来我院门诊。查阅化验结果：尿蛋白（+++），红白细胞 0~2，颗粒管型 0~1/高倍视野，血浆总蛋白 4.4g%，白蛋白 1.4g%，球蛋白 3g%，非蛋白氮 25mg，二氧化碳结合力 35.3 容积%，曾服中药五皮饮、五苓散，西药氢氯噻嗪，现已无效。

辨证治疗：本例水肿，乃脾肾阳虚已极，水气泛滥，其势难遏，元气有告溃之虞，急用温肾暖脾，利水消肿，方遵金匮肾气丸加减。处方：熟地黄 45g，熟附子 9g，茯苓 30g，山茱萸 25g，焦白术 12g，泽泻 15g，肉桂 3g，炒山药 12g，酒炒车前子 24g，生麻黄 3g。上药以水 3 杯，煮取 1 杯，药渣再煮，取汁 1 杯，日 2 次温服。

12 月 9 日二诊：上方连服 3 剂，身温汗出，小便增多，遍身浮肿消退近半，患者颇以为喜。症状虽有减轻，尚未出险入夷，不可有恃无恐，《黄帝内经》中言："阳气者，若天与日。"天明日丽，阴霾当散。上方即见效机，仍守原方续进。

12 月 16 日三诊：上方连服 6 剂，脾肾阳气得伸，水湿运行，肿势将愈，惟足跗处肿尚未尽消，尚感畏冷，再从原方出入。处方：山茱萸 18g，炒山药 12g，泽泻 9g，熟地黄 12g，茯苓 15g，白术 12g，熟附子 3g，炒苡米 18g，巴戟天、桑寄生各 12g。上药以水 3 杯，煮取 1 杯，药渣再煮，取汁 1 杯，1 日 2 次温服。

1969 年 1 月 3 日，四至五诊，上方加减又连服 12 剂，诸症悉平，嘱服肾气丸 1 月，以资巩固。（《孙鲁川医案》）

黄土汤

《金匮要略》

干地黄、白术、熟附子、甘草、黄芩各 9g，灶心土 60g，阿胶 10g。

将灶心土先煮取汤，以汤再煮余药，煮取 3 杯，日分 2 次温服。

功效：温阳健脾，养血止血。

主治：脾阳不足引起的大便下血，以及吐血、衄血、妇人血崩、四肢不温、面色萎黄、舌淡苔白、脉沉细无力者。

方义：本方为温阳止血的代表方剂，脾为统血之脏，脾气虚寒，不能统血，因而血溢于外，导致吐血、衄血等证。方中灶心土能温中和胃，涩肠固下，有止血止吐止泻等作用，故用之以为主药；辅以白术、附子加强温阳健脾作用；地黄、阿胶滋阴、养血、止血，使温阳而不致伤阴；并以苦寒清热的黄芩缓解白术、附子燥热之性，以免刚燥动血之弊；甘草甘缓，和药调中。诸药合用，刚柔相济，温阳而不伤阴，滋阴而不碍脾，而成温阳止血之剂。

临证应用

1. 此方亦用于胃肠道出血，子宫功能性出血属于脾虚不能摄血者，为增加疗效，可选加三七末，地榆炭、侧柏炭、艾叶炭等。

2. 如属脾胃虚寒过甚可去黄芩加炮姜炭。

3. 若兼中气下陷，见有肢倦乏力、气短音低、腹部胀坠者，可配合补中益气汤应用。如属脾肾两亏，出现腰背酸痛者，可去黄芩加肉桂、补骨脂等，以温补脾肾之阳气。

4. 如大出血者可加人参益气补中，去苦寒之黄芩。

医家论粹

1. 王晋三："若先便后血，此远血也，黄土汤主之。凡指肝经别络之血，因脾虚阳陷生湿，血以就湿而不行，主治以灶心黄土，温燥而祛寒湿，佐以生地、阿胶、黄芩入肝经以治血热，白术、附子、甘草扶阳补脾以治本虚。近血因瘀，专力清利，远血因虚，故兼温补，治出天渊，须明辨之。"

2. 张璐："经言大肠小肠皆属于胃，又云阴络伤则内溢，今因胃中寒邪，并伤阴络，致清阳失守，迫血下溢二肠，遂成本寒外热之患，因取白术、附子汤之温胃助阳，祛阴络之寒，其间单去姜、枣之辛散，而加阿胶、地黄以固护阴血，其妙尤在黄芩佐地黄分解血室之标热，灶土领附子直温中土之本寒，使无格拒之虞，然必血色瘀晦不解鲜者为宜；若紫赤浓厚光泽者，用之必殆。斯皆审证不明之误，岂立方之故欤。"

医案选录

宋某，男，43 岁，大便之后下血甚多，紫黑不鲜已二年，面目浮肿而黄，心悸怔忡，腹部喜按畏冷，懒于言语，饮食不香，肢倦无力，下肢亦肿，舌质淡，白苔，脉细弱无力。拟黄土汤加减，温脾摄血：党参 15g，白术 12g，附子 6g，阿胶 9g，熟地 12g，炮姜 6g，甘草 3g，灶心土 60g（先煮澄清去渣，以此汤煎上药）。上药连服 1 周，便血渐止，浮肿亦渐消退，精神振作，纳谷增多，继与调理脾胃法，以善其后。（《经方应用》）

温经汤

《金匮要略》

吴茱萸 9g，当归 9g，芍药 9g，川芎 6g，人参 6g，桂枝 6g，阿胶 9g，牡丹皮 6g，生姜 6g，甘草 6g，半夏 9g，麦冬 9g。

上药以水 4 杯，煮取 1 杯，药滓再煮，取汁 1 杯，日分 2 次温服（原方 12 味，以水　斗，煮取三升，分温三服）。

功效：温经散寒，养血祛瘀。

主治：瘀血阻滞之月经不调，冲任虚寒，经行或前或后，或逾期不止，或一月再行、傍晚发热、手心烦热、口唇干燥，小便冷痛，或久不受孕。

方义：冲为血海，任主胞胎，冲任虚寒，小腹冷痛，月经不调或不孕；瘀血不去，新血不生，则濡润不足，傍晚发热，手心烦热，均属血虚之象。当以温经散寒与养血祛瘀并用，则诸症可愈。方中吴茱萸、桂枝温经散寒以通血脉；当归、川芎活血化瘀，养血调经；阿胶、芍药、麦冬合当归以和血养阴；丹皮可助桂枝、川芎祛瘀，并退虚热；党参、甘草、生姜、大枣、半夏益气和胃，以资生化之源，其中甘草又能调和诸药。各药合用，以奏温经通脉、养血祛瘀之效。

临床应用

1. 本方为妇科调经常用之方，主要用于冲任虚寒而有瘀滞之月经不调，或痛经、崩漏等。

2. 如小腹冷痛过甚者，可去麦冬、丹皮，加艾叶或桂枝；气滞者，可加香附、乌药以理气止痛。

3. 更年期患者，除结合调理肾阴肾阳外，尚可求助妇科检查以排除肿瘤疾患。

医家论粹

1. 张璐："此方本胶艾汤而立，以虚火上炎，口唇干燥，故用麦冬。湿浊下渗，不时带下，故用半夏。若无二证，不必拘执成方也。"

2. 蒲辅周："此方乃温经和血、益气生津之法，重点在厥阴、阳明。改汤为丸，对于妇科月经不调、痛经、小腹冷余用之多年，颇有效，亦治妇人少腹寒久不孕。"

医案选录

功能性子宫出血。唐某，女，41 岁。患者近 2 年来，月经延期，量多色暗，夹有血块，流血不止，小腹冷痛，腰膝酸软，神疲乏力，手脚不温。诊断：功能性子宫出血。曾用黄体酮、雌激素等药，效果不显，面色萎黄，舌质淡嫩，苔白而润，脉沉细涩，查血红蛋白 6 ~ 8g。证属冲任虚寒，瘀阻胞宫，治以益气养血，温通经脉。处方：红参 6g，吴茱萸 5g，当归 12g，炮姜 3g，丹皮 9g，白芍 12g，滇三七 3g（冲服），阿胶 12g（烊化），炙甘草 5g。水煎服，连服 10 剂，阴道流血减少，诸症均减，后复诊多次，按上方随证加减，继服 15 剂，流血停止，嘱服归脾丸调理善后，随访一年，病未再发。〔中医杂志 1985（10）：24〕

生化汤
《傅青主女科》

全当归 25g，川芎 10g，桃仁 6g，干姜（炮黑）3g，甘草 3g。

上药以水 3 杯，煮取 1 杯，药滓再煮，取汁 1 杯，日分 2 次温服（原方用黄酒，童便各半煎服）。

功效：活血化瘀，温经止痛。

主治：产后恶露不行，小腹冷痛。

方义：本方主治产后恶露不行，小腹冷痛，因瘀血内阻，挟寒为之，治以活血祛瘀为主，使瘀去生新，故名"生化"。方重用当归活血补血，祛瘀生新，为方中之主药；以川芎祛瘀行气，桃仁活血祛瘀，均为辅药；炮姜温经止痛，黄酒温散以助药力而为佐药，炙甘草调和诸药，亦为之佐药。合用共奏活血化瘀、温经止痛之功效。

临床应用与附方

1. 本方为产后常用之方，若恶露已行而腹中仍痛者，可减去破血之桃仁。

2. 若瘀血留阻，小腹痛甚者，可加蒲黄、五灵脂、元胡以祛瘀止痛。

3. 若小腹冷痛者，可加肉桂以温经散寒。

4. 加味生化汤：本方加人参，主治产后一二日间，血块未消，而气血虚脱，或晕或厥，其则汗出如珠，口气渐冷，烦渴喘急者。

5. 血热有瘀滞者忌服。

医家论粹

1. 李浩白："其立方之意，乃因产后血虚阴亡，每有瘀血留滞，瘀血当消，新血亦当生，若专用消，则新血转伤，专用生，则归血反滞。方中芎、归、桃仁善攻旧血，骤生新血，佐以炮姜引三味入肺肝，炙甘草调和诸药，急中有缓，亦采四物之意，而避芍地之寒腻，更得姜、桃之妙，行中有补，实产后之良方也。"

2. 唐容川："既产之后，身痛腰疼，恶血不尽，阻滞其气，故作痛也。盖离经之血，必须下行不留，斯气无阻滞，自不作痛，又能生长新血。若瘀血不去，则新血不生，且多痛楚，宜归芎失笑散及生化汤治之。"（《血证论》）

3. 张秉成："夫产后气血大虚，固当培补，然有败血不去，则新血亦无由而生，故见腹中疼痛之等证，又不可不以祛瘀为首务也。方中当归养血，甘草和中，川芎理血中之气，桃仁行血中之瘀，炮姜色黑入营，助甘草以生新，佐芎桃以化旧……"（《成方便读》）

医案选录

李玉兰，女，32岁，1968年6月5日初诊。

产后三日，将息失宜，恶露较多，小腹作痛，以暖水袋暖之则痛轻，否则痛甚，多喝红糖姜汤减轻，二日来病不愈。面色淡白，精神衰减，夜寐不安，不欲食，四肢乏力，甚则腰痛。脉象虚弱，舌淡苔薄白。证属产后恶露不尽，瘀血阻滞，治以活血化瘀，温经止疼。方宗生化汤予之。处方：当归30g，川芎10g，桃仁6g，炮姜9g，甘草9g，肉桂3g，元胡15g，五灵脂15g。上药以水4杯，煮取1杯，药渣再煮，取汁1杯，2杯药汁合，加黄酒20g，合匀，日服2次。

3日后，血行通畅，腹痛止，他症均愈。（《孙鲁川医案》）

当归生姜羊肉汤
《金匮要略》

当归三两，生姜五两，羊肉一斤。

上三味，以水八升，煮取三升，温服七合，日三服。若寒多者，加生姜至一斤；痛而多呕者，加橘皮二两，白术一两。加生姜者，亦加水五升，煮取三升二合，服之。

功效：养血补虚，散寒止痛。

主治：寒疝，脐腹作痛，甚则两胁拘挛疼痛，脉来沉紧，舌淡苔薄白。

方义：当归生姜羊肉汤一方，乃养血补虚、温肝活络、散寒止痛之剂，本证寒疝，偏重于血虚，病变在于腹胁之部，与肝之经络有关，气血虚寒而凝泣，故用当归、生姜温煦肝经之虚寒，补益肝血以活络；羊肉乃血肉有情之品，补虚而生血，益气以温经，《素问·阴阳应象大论》所谓"形不足者，温之以气，精不足者，补之以味"。既补其形，又补其味，可为两全其美之方，推其仲景之法，实乃炖羊肉汤之法，当归、生姜不过为炖羊肉之佐料而已，不以炖羊肉汤名之，而以当归生姜羊肉汤名之，点宾为主，以俾其为医者之正统方方例耳。

临床应用

1. 寒疝血虚，腹中痛，甚则脐腹痛甚者，加重生姜以温血散寒。

2. 痛而多呕者，气血俱虚、寒气充斥，不得温降，故上逆而为之呕，宜加陈皮以理气化滞，加白术以温养中气，合生姜以降逆止呕。

医家论粹

1.《金匮要略论注》："寒疝至腹痛，胁亦痛，是腹胁皆寒气做主，无复界限，更加里虚，是内之营血不足，致阴气不能相荣，而敛急不舒。故以当归羊肉兼温兼补，而以生姜宣散其寒，然不用参而用羊肉，所谓：精不足者，补之以味也。"

2.《金匮要略心典》："此治寒多而血虚者之法，血虚则脉不荣，寒多则绌急，故腹胁痛而里急也。当归、生姜温血散寒，羊肉补虚益血也。"

3.《医宗金鉴》："寒疝腹中痛及胁痛里急，脉见沉紧，较之绕脐苦痛轻矣。且无恶寒汗出，手足厥冷，故不用乌头煎之大温大散，而用当归生姜羊肉汤，养正为本，散寒为次，此治寒疝之和剂也，用乌头煎病势退者，亦当与之。"

医案选录

一小学教师，女，23岁，病腹疼，久久不除，病者体质虚弱，腹痛以脐周痛为重，剧则汗出，时作时止，缠绵不休，纳减身瘦，唯以坚持工作，脉沉细而弦，舌质淡，苔薄白……每以得热饮以缓之，四肢不温，此乃正虚里急为本，而致荣气不荣以外，故肢冷，当兼顾表里，分别缓急，进乌头桂枝汤，乌头改用制附子12g（先煎），桂枝9g，白芍9g，红枣10枚，生姜3片，炙甘草6g。5剂后，腹痛若失。再7剂，神色皆振，纳谷有加，脉细，舌红润，四肢温暖，寒象已去，而血虚不足，非可求速效也，故予方当归生姜羊肉汤 10 剂，久而有功，病者喜形于色，欣然返里，两个月之后，病愈……并已恢复工作。(《新医药学杂志》12，16，1978)

当归补血汤
《内外伤辨惑论》

炙黄芪 30g，当归 6g（酒洗）。

上药以水 3 杯，文火煮取 1 杯，药滓再煮，取汁 1 杯，日分 2 次温服。

功效：补气生血，退热托疮。

主治：劳倦内伤，或大失血后，气弱血虚，阳浮外越，症见肌热面赤，口渴欲饮，脉洪大而虚，重按无力或全无，以及妇女经期、产后血虚发热，头痛。或疮疡溃后，久不欲合者。

方义：本方是补气生血的代表方剂，也就是"血脱者，益其气"的治疗方法。方中重用黄芪大补脾肺之气，以资生血之源，故为主要之药；配当归补血和营，才为得利。合用则阳生血长，气旺血生，而诸症自除。

临床应用

1. 本方可用于失血后身倦乏力，或过敏性紫癜血虚者。

2. 疮疡久溃气血不足而余毒未尽者，可加银花、甘草。

医家论粹

吴昆："血实则身凉，血虚则身热或以肌困劳役。虚其阴血，则阳独治，故诸症生焉，此症类象白虎，但脉大而虚，非大而长为辨也。当归味厚为阴中之阴，故能养血，黄芪则味甘，补气者也，而黄芪多数倍当归，而云补血者，以有形之血不能自生，生于无形之气故也，《内经》云'阳生阴长，是之谓也'。"

医案选录

心律失常。刘某，男，58 岁。自诉心慌心悸阵作，心中惕惕，自觉有逆气从胸中上冲已 8 月，其症状无昼夜差别。心电图示频发性室性早搏，服用西药异搏定、心律平等控制早搏，上症可短时间缓解，久而罔效，遂停用转求中医。症见面色萎黄，精神疲惫，手足欠温，舌淡，苔薄白，脉结代，辨为气血两虚，心阳不振，血脉瘀滞。治宜益气养血，温阳化瘀。方用当归补血汤加味。处方：黄芪 50g，当归 10g，桂枝 10g，人参 5g，阿胶 15g（烊化），薤白 10g，赤芍 12g，丹参 15g，五味子 6g，炙甘草 10g。服药 5 剂自觉心悸好转，夜寐转安，再进 5 剂，诸症悉减，后守方共服 20 剂，诸症消失。（《中医药导报》2007，13，4）

保元汤
《博爱心鉴》

黄芪 18g，党参 15g，炙甘草 3g，肉桂 1.5g，生姜 2 片。

上药以水 3 杯，煮取 1 杯，药滓再煮，取汁 1 杯，日分 2 次温服。而肉桂一药春夏之季用量为 1.5g，秋冬之季用量为 2.4g。

功效：补气温阳，托里排毒。

主治：虚损劳怯，元气不足，倦怠乏力，少气畏寒，亦治痘疮阳虚，塌陷不起。

方义：此方用参、芪、草补中益气，配以肉桂，温下焦元阳，两顾脾肾而兼以保肺，所以可治元阳不足、阳气偏虚之候，痘疮阳虚顶陷，血虚浆清，皮薄发痒，难灌难敛，采取此方，亦取其阳生阴长之义。

临床应用

1. 本方可用于治疗再生障碍性贫血，及冷脓肿溃而不敛而有上述之候者。

2. 本方偏于温补，阴虚血少者不宜使用。

升陷汤
《医学衷中参西录》

生黄芪18g，知母9g，桔梗4.5g，柴胡4.5g，升麻3g。

上药以水4杯，煮取1杯，药滓再煮，取汁1杯，日分2次温服。

功效：益气升陷。

主治：胸中大气下陷，气短不足以息，或努力呼吸，有似乎喘；或气息将停，危在顷刻。或寒热往来，或咽干作渴，或满闷心悸，或神昏健忘，其脉沉迟微弱，关前尤甚，或脉不全，参伍不调。

方义：原书云升陷汤以黄芪为主药者，因黄芪即善于补气，又善升气，惟其性稍热，故以知母之凉润者以济之；柴胡为少阳之药，能引大气之陷者，自左上升；升麻为阳明之药，能引下气之陷者，自右上升；桔梗为药中之舟楫，能载诸药之力上达胸中，故用之为向导也。

临床应用

气分虚极者，酌加人参，以培元气之本，或再加萸肉，以防气之涣散。若少腹下坠作痛，可倍加升麻。

医家论粹

张锡纯："余深悯大气下陷之证医多不治，因制升陷汤一方……有呼吸短气者，有心中怔忡者，有淋漓大汗者，有声颤身动者，有寒热往来者，有胸中满闷者，有努气呼吸似喘者，有咽干作渴者，有常常哈欠者，有肢体痿废者，有食后易饥者，有二便不禁者，有癃闭身肿者，有张口呼气外出气不上达、肛门突出者，在女子有下血不止者，更有经水逆行者，种种病状实难悉数者……"

医案选录

裴某某，男，69 岁，商人，1965 年 10 月 12 日初诊。

每欲小便时，少腹即感坠胀，小便不能出，需待 10～20 分钟之后方涓滴而下，不痛，病已月余，近来尤甚，有时心悸，气短，腰痛，下肢痿软而畏冷，脉细弱，舌淡，苔薄白。

辨证治疗：综合脉证分析，证属下焦虚寒，肾阳势微，不能化气行水，治宜温阳行水，方遵真武汤。处方：熟附子 9g，白术 6g，茯苓 12g，生姜 6g，白芍 9g。上药以水 3 杯，煮取 1 杯，药滓再煮，取汁 1 杯，一日 2 次温服。

10 月 18 日，二至三诊：上方服 6 剂，效果不显，再察其症，复候脉甚弱，揣其方药，仍觉合度，然患者年近古稀，肾阳久虚，一时难复。再宗原方加味，以待"州都"气化有权，则小便自调无虞。患者持方而去，适余入厕，见患者在厕所小便频作深度呼吸，余甚怀疑，问之答曰："每次小便必须用力提气数口，小便方出。"余恍然大悟，此乃大气下陷乎，遂改升陷汤予服。处方：生黄芪 28g，知母 12g，柴胡 9g，升麻 6g，桔梗 3g，党参 6g，甘草 3g。上药以水 3 杯，煮取 1 杯，药滓再煮，取汁 1 杯，一日 2 次温服。

10 月 21 日四诊：上方服 1 剂，少腹下坠已轻，不必再做深度呼吸即可小便。服 3 剂后，小便自如，脉来较前有力，心悸、气短、腰痛、畏寒均减大半。再予金匮肾气丸 30 丸，以资巩固疗效。（《孙鲁川医案》）

玉液汤

《医学衷中参西录》

生山药 30g，生黄芪 15g，知母 18g，生鸡内金 6g，五味子 9g，天花粉 9g，葛根 4.5g。

上药以水 4 杯，煮取 1 杯，药滓再煮，取汁 1 杯，日分 2 次温服。

功效：升气止渴。

主治：消渴证，口渴引饮，小便频数，或尿有甜味。

方义：元气下陷，津液不升，故口渴多饮，随饮随泄，故小便频数。方中黄芪补气升阳，与葛根相伍，能大升元气，俾阳升而阴应；佐山药补脾益肺，滋肾养阴，以滋金水之源；知母、花粉泻火保阴，生津润燥；鸡内金化饮食之精微，以助运布；五味子酸敛固摄，以防水液之急于下趋。因此本方具有大升元气以止渴的功效，适用于元气下陷的消渴症。

临床应用

糖尿病，凡体弱气虚、烦渴尿多者，也可应用。

医家论粹

张锡纯："方中黄芪为主，得葛根能升元气。而又佐以山药、知母、花粉以大滋真阴，使阳升而阴应，自有云行雨施之妙也。用鸡内金者，因此证尿中皆含有糖质，用之以助脾胃强健，化饮食中糖质为津液也。用五味子者，取其酸收之性，大能封固肾关。"

医案选录

邑人，年 20 岁余，得消渴证，求津门医者，调治 3 月，更医 10 余人不效。归家就医于余，诊其脉甚微细，旋饮旋小便，须臾数次，拟玉液汤加野台参 12g，数剂，渴见止，而小便仍数，又加萸肉 15g，连服 10 剂而愈。（《张锡纯医案》）

右归饮

《景岳全书》

熟地 18 ~45g，山药、枸杞子各 12g，山萸肉、杜仲各 9g，熟附子 6 ~9g，肉桂 3 ~6g，炙甘草 6g。

上药以水4杯，煮取1杯，药滓再煮，取汁1杯，日分2次温服。

功效：温补肾阳。

主治：肾阳不足，症见气怯神疲，腰酸腹痛，手足厥冷，舌淡苔白，脉沉细，或阴盛格阳，真寒假热之证。

方义：肾为全身阳气之根本，肾阳不足，不能温煦，气血生化亏乏，神失所养，故见气怯神疲。腰为肾之府，肾虚则腰酸，肾阳不能温煦脾阳，阳虚中寒，故见腹中冷痛，阳虚无力达于四肢，故手足厥冷，舌淡脉沉细，均为阳虚之征。

临床应用与附方

1. 如气虚重者加人参、白术，呕吐吞酸者加炮姜、干姜。

2. 腹痛泄泻者，可加豆蔻，炮姜。小腹痛可加吴茱萸、乌药。淋带绵绵者，加补骨脂、樗皮。血少血带加当归。

3. 右归丸（《景岳全书》）：熟地250g，山药、枸杞、菟丝子、杜仲、鹿角胶（炒珠）各120g，山萸肉、当归各90g，熟附子60～180g，肉桂60～120g。共研细末，炼蜜为丸，每丸9g，每日2次，每次1丸，温开水或淡盐水送服。功能温补肾阳，填充精血。主治肾阳不足，命门火衰，神怯、畏冷、腰痛、阳痿。若气短汗出，加人参、白术。滑精便溏者，去当归加补骨脂。吞酸者加干姜、陈皮、海蛸，腹中痛加吴萸，腰酸乏力加胡桃仁，阳痿加巴戟天、萸肉、肉苁蓉。

独参汤
《校注妇人良方》

人参30g。

上药水煮成浓汁，顿服，或边煮边饮。

功效：补气固脱。

主治：大出血，心力衰竭，或创伤休克，或妇人血崩，或产后血亏眩晕，或大下、大汗后，症见面色苍白，精神萎靡，肢冷，脉细欲绝重证。

方义：独参汤适用于：一种是大失血后，阴虚不能维阳，以致气虚暴脱；一种是大汗、大下伤亡津液，导致元气虚脱；一种是体质大虚，中气骤虚而暴脱。血脱必先益气，以"有形之血不能速生，无形之气所当急固"补气摄血，乃扶阳救阴，补气生津，以"阳生阴长"之意。是峻补中气，中气旺，元气则复，元气复，厥回神苏。独参汤的用量较重，补益元气的力量宏大而长。

临证应用

1. 如见兼肢冷、汗出血压不升等亡阳虚脱时，还可以加附子、龙骨、牡蛎、黄芪以增强其回阳固脱。

2. 如大失血之后，在独参汤内加入童便一杯，以滋阴止血化瘀，疗效较好。

医家论粹

柯韵伯："一人而系一世之安危者，必重其权而专任之；一物而系一人之死生者，当大其服而独用之。故先哲于气几息，血将脱之证，独用人参60g，浓煎顿服，能挽回生命于瞬息之间，非他物所可代也。世之用者，恐或补住邪气，故少少以试之，或加消耗之味以监制之，其权不重力不专，人何赖以得生乎？如古方霹雳散、大补丸，皆用一物之长而取效最捷，于独参汤何疑耶。"

医案选录

吐血。唐某，男，52岁，农民，1962年5月2日初诊。

夜间突然吐血盈盆，其色暗红，情况十分危急，邀余往诊。脉细微欲绝，面色苍白不华，精神萎靡，四肢厥逆，大汗淋漓，询知经常胃痛，呕吐食水，病已3年，以致形体消瘦。

辨证治疗：胃病3年不愈，形体消瘦，至今经常胃痛，呕吐食水，可见中焦阳虚气滞；不能统血，血因停蓄；蓄久则络破血溢，发为吐血；吐血过多以致气脱，故见四肢厥逆，脉细欲绝，此真气将有告溃之虞。急予独参汤，希望气能摄血，庶免凶危是幸。处方：生晒参45g。急火水煮，滤汁频服。

5月3日二诊：昨晚煎人参汤，复杯吐血顿止，汗出已敛，又煎服2~3次，至天明精神振作，四肢转温，脉亦较前有力，气虚渐复，再拟东垣保元汤予服。处方：党参25g，黄芪30g，炙甘草12g。上药以水3杯，煮取1杯，药滓再煮，取汁1杯，日分2次温服。

5月9日三诊：上药连服6剂，未再吐血。给人参健脾丸，嘱服月余，以资巩固。（《孙鲁川医案》）

二、重可镇怯类方

提要：怯者，气之浮也，宜重以镇之，宜生铁落饮、旋覆代赭汤、磁朱丸、镇肝熄风汤、朱砂安神丸、大定风珠、礞石滚痰丸、参赭镇气汤等。

生铁落饮
《医学心悟》

生铁落（洗）60g，胆星、贝母、元参、麦冬、天冬、连翘各6g，丹参、茯苓各12g，橘红、菖蒲、远志各6g，朱砂1.8g（分二次冲服）。

上生铁落（洗）60g，煮10~20分钟，取清汤煮他药，日分2~3次温服。

功效：镇心安神，化痰开窍。

主治：痰火上扰，急躁发狂，喜怒无常，骂詈号叫，不避亲疏等症。

方义：本方所治痰火上扰之狂证。素日心脾两亏，复受精神刺激，积忧久郁，更损心脾，气滞津聚，结而成痰，痰气郁而化火，痰火上扰，蒙蔽心窍，则喜怒无常，狂乱无知，骂詈不避亲疏，发为狂证。方用生铁落、朱砂重镇安神，胆南星、陈皮、茯苓化痰，合菖蒲化痰浊而开心窍，连翘、丹参清心热，合天冬、麦冬、元参养阴除烦，远志祛痰利窍、安神定志，诸药合用，共奏镇心安神、化痰开窍之功。

临床应用及附方

1. 狂证如痰火壅盛，舌苔黄腻者，可合用礞石滚痰丸，泻火逐痰。

2. 如脉弦实、肝胆火盛者，可合用当归龙荟丸，以泻肝清火清热，通利大肠。

3. 如属阳明热盛，大便结硬，舌苔黄糙，脉实大者，可合用大承气汤，以荡涤阳明实热。

4. 如神较清，痰热未净，心烦不寐者，可加枳实、竹茹、半夏，或合并用朱砂安神丸。

5. 橘枳龙牡汤（周凤梧方）：生龙骨、生牡蛎各30g，生杭芍、白薇、麦冬、川牛膝各12g，生地15g，元参、山栀、竹茹、青橘皮、炒枳壳各9g，甘草6g。水煎2次分服。

功效：滋阴潜阳，泻火安神，适用于脏燥病，属阴虚阳亢而见烦躁不安，逆气胸痞，咯吐黏痰，意识朦胧，敏感多疑，哭笑无常，或默默不语，或头晕头痛，甚至昏厥，或手舞足蹈、拘急痉挛等症。

方中龙骨、牡蛎重镇滋阴潜阳；橘皮、枳壳疏肝解郁，行气除痞；白芍、甘草柔肝敛阴缓急；生地、元参、麦冬可滋阴降火；山栀子、白薇清热除烦；竹茹清热化痰；牛膝一味引火下行。

医案选录

罗某，男，31岁，1988年10月2日初诊。

患者因情志不遂，时发郁闭，甚则欲怒，詈骂不时发作。神志有时不清，言语颠倒，夜寐不安，大便干燥，小便赤涩，脉洪大有力，舌苔黄腻。方以生铁落饮加味调之。处方：生铁落（洗净）100g，羚羊角片0.5g，竹沥20g，生大黄9g，芒硝9g，枳实25g，胆南星9g，菖蒲12g，龙骨30g，牡蛎30g，瓜蒌30g，桃仁12g，栀子9g。上药先煮生铁落取汁，以汁煎煮他药，取2杯，日2服。

应用上方服药6剂，大便泻下4次，神志好转，已不詈骂，夜寐较前好转。原方又连服 10 剂，神识清清，但仍有言语不序之征。上方加服白金丸，月余则愈。

磁朱丸
《备急千金要方》

磁石 60g，朱砂 30g，焦六曲 90g。

各研细末，六曲 30g，打糊为丸，每服 6g，每日 2 次，饭后以米汤或开水送服。

功效：重镇安神，潜阳明目。

主治：肾阴不足，心阳偏亢，心肾不交，心悸失眠，耳聋耳鸣，视物昏花，亦治癫痫。

方义：本方证为心肾不交，水火不济。耳为肾之外窍，内通于脑，肾生髓，脑为髓海。经曰："髓海不足，则脑转耳鸣，心火独亢，扰乱神明，则心悸失眠。肝风挟痰，清窍被蒙，而见昏倒，口吐涎沫，两目上视，或发为癫痫。方中磁石入肾，益阴潜阳；朱砂入心，清心安神，能震摄浮阳，以使心肾相交；配六曲和胃运脾，米汤益胃补中，有利于药力之运化，以为之使。"

临床应用及附方

1. 心悸、失眠、耳鸣、耳聋、视物昏花等，属心肾不交，心阳偏亢者宜之。

2. 若见肝肾阴虚，虚火上炎者，宜配合六味地黄汤用之为宜。

3. 癫痫痰多者，可配合胆南星、制半夏、天竺黄等祛痰药物使用。

4. 生铁落饮（《医学心悟》）：天冬、麦冬、贝母、胆星、石菖蒲、橘红、远志、连翘、茯苓、元参、钩藤、丹参、朱砂、生铁落。功效：镇心除痰，安神定志，治痰火上扰的癫狂病。

医家论粹

1. 张秉成："治神水宽大渐散，光彩不收，及内障拨后，翳不能消，用此镇之。朱砂秉南方离火之气，中怀阴质，镇邪荡秽，随磁石吸引之，能下行入肾，自然神水肃清，而阴霾退避矣。用生曲者，借以发越丹石之性，而助其建功也。用米饮下者，取谷气以和脾胃，使朱砂之入心，磁石之入肾。婴儿姹女借中土以既济之耳。"

2. 柯韵伯："磁朱丸，治癫痫之要剂……非金石之重剂以镇之，狂必不止……二石体重而主降，性寒而凉阴，志同道合，奏功可立矣。神曲推陈致新……且食入于阴，长气于阳，夺其食则已，此《内经》治狂之法也。食消则意智明而精神治，是用神曲之旨乎。炼蜜和丸，又甘以缓之。"（《名医方论》）

旋覆代赭汤
《伤寒论》

旋覆花10g，人参6g，生姜9g，代赭石15g，甘草6g，半夏9g，大枣4枚。

上药以水4杯，煮取1杯，药滓再煮，取汁1杯，日分2次温服。

功效：降逆化痰，益气和胃。

主治：胃气虚弱，浊痰内阻，胃气上逆而致心下痞硬。噫气不除，反胃呕吐，吐涎沫，舌苔白滑，脉弦而虚者，或脘腹胀满作痛者。

方义：本方证为胃虚痰浊内阻，气逆不降所致。今胃气因虚上逆，故噫气不降，反胃呕吐，或胃脘痞硬，呕吐涎沫，治疗上胃虚当补，痰浊宜化，逆气宜降，故立降逆化痰，益气和胃之法。方中旋覆花降逆消痰，代赭石重镇逆气，以治胃气上逆，呕逆呕吐；党参补益胃气，以治其虚；半夏降逆祛痰，消痞散结；更用甘草、大枣助人参以益气和中，生姜与半夏降逆止呕，合而用之，使中焦健运，清升浊降，痰浊得除，则噫气、呕吐、痞硬等症可解。

临床应用

1. 现临床亦常应用于胃神经官能症、慢性胃炎及十二指肠溃疡，所出现之嗳气、呕吐或幽门不完全性之梗阻、神经性反胃等症，皆有良好的治疗作用。

2. 如胃气虚寒，泛吐清涎者，或加砂仁、蔻仁；虚寒较甚而呕逆者，可改生姜为干姜，酌加丁香、柿蒂；痰多者可加茯苓、陈皮、半夏；胃热呕逆者，可加黄连、竹茹；若胃属虚热而见舌红少苔者，可加竹茹、枇杷叶、石斛、麦冬以清虚热。

3. 近人亦常运用于食道癌、胃癌出现上述诸症者，有缓解症状之效。

4. 胃肠积滞，或瘀血疼痛者或浊气上逆者，以及胃热者当忌用，或慎用。

医家论粹

1. 尤在泾："旋覆代赭汤，伤寒发汗，或吐或下，邪气则解，而心下痞硬，噫气不除者，胃气弱而未和，痰气动而上逆也。旋覆花咸温，行水下气，代赭石味苦质重，能坠痰降气，半夏、生姜辛温，人参、大枣甘温，合而用之，所以和胃气而止虚逆也。"

2. 罗东逸："仲景此方，治正虚不归元，而承领上下之圣方也。盖发汗吐下解表后，邪虽去而胃气之亏虚亦多，胃气既亏，三焦因之失职，阳无所归而不升，阴无所纳而不降，是以浊邪留滞，伏邪为逆，故心下痞硬，噫气不除。方中以人参、甘草养正补虚，姜枣和脾养胃，所以安定中州者至矣。更以代赭石得土气之甘而沉者，使之敛浮镇逆，领人参归气于下，旋覆之辛而润者，用之开肺涤饮，佐半夏以蠲饮于上，苟非二物承领上下，则何能使气噎不除者消，心下硬自除乎？观仲景治下焦水气上凌，振振欲擗地者，用真武汤镇之；利在下焦者，下元不守，用赤石脂禹余粮固之。此胃虚在中，气不及下，复用此汤领之，而胸中转痞为泰。其为归元固下之法，各极其妙如此。"

医案选录

1. 嗳气呃逆。陈某，男，48岁。肝气犯胃，胃失和降，噫气频作，偶有呃逆，苔薄白，脉弦而虚，用旋覆代赭汤，抑肝和胃镇逆。处方：旋覆花9g，代赭石、党参各15g，姜半夏、生姜各9g，炙甘草4.5g，刀豆子12g，大枣5枚。3剂而安。(《经方应用》)

2. 膈肌痉挛。莫某，男，67岁。呃逆一周，呃声或高或低，断续不止，纳食减少，胸脘痞闷，神疲体倦，腰膝酸软，舌质淡，苔微腻，脉小滑。治以补虚降逆，化痰燥湿。处方：代赭石30g，旋覆花、制半夏、炒白术各9g，淡干姜、炙甘草、柿蒂各4.5g，炒党参、刀豆子各12g，韭菜子30g，大枣6枚。水煎，连服6剂，诸症悉平。后十全大补丸善后，未再复发，痊愈。(《经方研究》)

镇肝熄风汤
《医学衷中参西录》

怀牛膝30g，生赭石30g，生龙骨15g，生牡蛎15g，生龟板15g，生杭芍15g，元参15g，天冬15g，川楝子6g，生麦芽6g，茵陈6g，甘草4g。

上药以水5杯，煮取1杯，药滓再煮，取汁1杯，日分2

次温服，忌辛辣之物。

功效：镇肝熄风。

主治：肝阳上亢，肝风内动所致的头目眩晕，目胀耳鸣，或脑中热痛，心中烦热，面色如醉，时常噫气，或肢体渐觉无力，口眼歪斜，甚至头晕颠仆，昏不知人，移时始醒，或醒后不能复原，脉弦长有力者。

方义：本方属治类中风，由肝肾阴亏，肝阳上亢，肝风内动，气血逆乱并走于上所致，此肝阳上亢之象，故治以镇摄肝之上亢，滋养肝肾。方中重用牛膝引血下行，折其阳亢，并能滋其肝肾；代赭石降气镇逆，并能平肝潜阳，龙牡潜阳降逆；龟板、元参、天冬、白芍滋其阴液，柔润熄风；以茵陈、川楝子、麦芽清泄肝阳之余气，条达肝气之郁滞；甘草调和诸药，麦芽、甘草相配，以减少金石药物碍胃之弊，均为辅助药，成为镇肝熄风之效。

临床应用

1. 对于高血压病，有降压和缓解症状的作用，也可用于半身不遂、面赤眩晕等症。

2. 如心中热甚者，可加生石膏 30g（或加苦丁茶、龙胆草 6g）以清热。

3. 如痰多者，可加胆南星以祛痰。

4. 尺脉重按虚弱者，是肾阴亏损，加生地 30g，山萸肉 30g，泽泻 20g，丹皮 10g，云苓 15g，以补肾阴。

5. 头痛目眩者，可加夏枯草 15g，杭菊花 10g，霜桑叶 15g，平肝泻火。

6. 脉弦硬而血压持续不降者，加石斛 15g，石蟹 10g，玳瑁 10g，以柔肝降压，如大便不实去代赭石。

医家论粹

张锡纯："镇肝熄风汤，重用牛膝以引血下行，此为治标之主药。而复深究病之本源，用龙骨、牡蛎、龟板、芍药以镇肝熄风。赭石以降胃降冲，玄参、天冬以清肺气，肺中清肃之气下行，自能镇制肝木……青蒿……泻肝热兼疏肝郁，实能降顺肝木之性。麦芽为谷之萌芽，生用之亦善降顺肝木之性使不抑郁。川楝子善引肝气下达……"

医案选录

刘某，男，58 岁，1968 年 3 月 10 日初诊。

患高血压已 10 余年，服各种降压片，维持治疗，但血压不降，或平或高。今春，春风萌动，加之心情不畅，血压在 200/140mmHg 上下，头晕目眩，目胀耳鸣，心中烦热，面赤如醉，问之，与多年嗜酒有关。脉弦数，舌质红苔少，辨证为肝肾阴虚，肝阳上亢，治之以镇肝熄风汤加味治疗。牛膝 30g，赭石 30g，生龙牡各 30g，杭芍 15g，元参 25g，天冬 25g，川楝子 9g，麦芽、茵陈、甘草各 6g，石决明 30g。

上方连服 10 剂，血压降至 170/110mmHg。又连服 10 剂，血压仍 170/110mmHg。后加玳瑁 15g，续服 6 剂，血压降至 130/95mmHg。继用上方连续服药 20 剂，血压稳定于 130 ～ 140/100 ～ 110mmHg。随访半年，血压稳定。(《张锡纯医案》)

朱砂安神丸
《医学发明》

朱砂 15g，黄连 18g，炙甘草 16g，生地黄 8g，当归 8g。

原方四味为细末，另研朱砂，水飞如尘阴干，为衣。汤浸蒸饼为丸，以药汤送服，如黍米大，每服 15 丸，津唾咽之，食后。

上药为丸，每服 6 ～ 9g，睡前开水送服，亦可水煎服，用量按原方比例酌情增减，朱砂研末水飞，以药汤冲服。

功效：镇心安神，清热养血。

主治：心火上炎，灼伤阴血所致的心神烦乱，怔忡，兀兀欲吐，胸中气乱而热，失眠多梦，舌红脉细数。

方义：本方所治的心神烦乱、怔忡失眠，是由于心火上炎，灼伤阴血，心失所养所致。心火内动则见心烦胸热；阴血被灼，心血不足，则见怔忡失眠；至于舌红、脉细数等，均为阴虚有火之征象。治以镇心安神、清热养血。方中朱砂，微寒重镇，既能安心神，又能清心火；黄连苦寒清心除烦以安神；辅以当归、生地养血滋阴，补其被灼之阴血；甘草调和诸药。合而用之，则心得清而神自安，方名"安神"，而其实质则为"清心"。

临床应用

1. 如胸中有痰热者，可酌加瓜蒌实、竹茹以清热化痰。

2. 如不寐者，可加莲子心、山栀子以增强清心火之用。

3. 神经衰弱的失眠、健忘、心悸，或精神抑郁证的神志恍惚而属心火偏盛者，亦可用本方治疗。

4. 本方朱砂有毒，不宜多服或久服。

医家论粹

叶仲坚："朱砂……重能镇怯，寒能胜热，甘以生津，抑阴火之浮游，以养上焦之元气，为安神第一品。心苦热，配黄连之苦寒，泻心热也，更佐甘草之甘以泻之。心主血，用当归之甘温，归心血也，更佐地黄之寒以补之。"（《名医方论》）

孔圣枕中丹

《备急千金要方》

龟板、龙骨、远志、九节菖蒲各等分。

共为细末，每服 3g，日服 3 次，温开水送服。

主治：思虑过度，阴虚火升，心悸，怔忡，头晕失眠，遗精盗汗，多梦健忘等证。

方义：思虑过度则心阴亏耗，阴虚火旺，心肾不交，故见上述诸症。方中龟板滋阴降火；龙骨镇心安神；远志、菖蒲既能安神益智，又能祛痰利窍；合龟板、龙骨具交通心肾，镇心安神之效。

临床应用

此方可用于心肾不交之神经衰弱、心悸善惊、健忘少寐之证。

医家论粹

吴昆："学问易忘，此方与之，令人聪明，凡人多识不忘者，心血足而无所蔽也。若心血不足，邪气蔽之，则伤其虚灵之体，而学问易忘矣。龟，介虫之灵物也。龙，鳞虫之灵物也。用龟甲、龙骨者，假二物之灵以养此心之灵，欲其同气相求云尔。远志辛温味厚，辛温可使入心，味厚可使养阴，菖蒲味辛气清，味辛则利窍，气清则通神，以之而治易忘，斯近理矣。是方也，出于孙真人之《千金方》，其来必有所自，但曰孔子大圣之方，则未敢是非也。"

医案选录

1. 惊悸。丁某，女，19 岁，1991 年 4 月 8 日就诊。一月前夜晚上学回家，途中突受异物惊吓，此后常感心悸易惊，神思不定，虚烦不眠，梦中惊叫，伴胸闷气短，四肢无力，面色无华，舌淡，脉沉细。心脏听诊心律不齐，心电图检查为窦性心动过速。此乃素体虚弱，加受惊吓，心气虚怯，阴血暗耗，心神失宁，而为惊悸。治以益气镇惊，宁心安神。方用孔圣枕中丹加味。处方：石菖蒲 10g，远志 10g，龟甲 20g（先煎），龙骨 30g（先煎），黄芪 10g，熟地 15g，炒枣仁 10g，茯神 10g。每日 1 剂，水煎服。服 5 剂后，惊悸好转，继以原方 6 剂，诸症悉平。〔《中医杂志》1999（7）：407〕

2. 失眠。李某某，男，32 岁，教师，2011 年 4 月 18 日初诊。患失眠 10 年，虽经多方治疗，但始终未愈，每天只能睡 3 小时左右，遇工作紧张时，整夜难眠，伴记忆力减退、健忘、神疲乏力、精神不集中等症状，舌苔薄白，脉沉细。证属用脑过度，暗耗阴血，神失所养之候。治则滋阴养血，安神定志。方用孔圣枕中丹合交泰丸加减。处方：石菖蒲、远志各 12g，桂圆肉、龟板（先煎）各 10g，生龙骨（先煎）、炒枣仁各 15g，肉桂 2g，川连、甘草各 6g，夜交藤、淮小麦各 30g。每日 1 剂，水煎服。服 6 剂后，诉神疲乏力等症见轻，睡眠也有好转，每晚睡 5 小时左右，又以前方服 6 剂，睡眠能保持在 6 小时以上。因其病程较长，恐疗效难以巩固，改汤剂为胶囊（龟板、石菖蒲、远志、琥珀、代赭石各 100g，生龙骨 150g，川黄连 60g，肉桂 20g，炒枣仁 50g），继服以善后。〔《陕西中医》2012，28（4）：47〕

礞石滚痰丸

《丹溪心法》

青礞石 30g，沉香 15g，酒蒸大黄、黄芩各 240g。

将礞石打碎，用火硝同入瓦罐，盐泥封固，晒干，火煅，待礞石煅如金色，取出与诸药研细，水丸如绿豆大。每服 3 ~ 6g，温开水或姜汤冲服，每日 1 ~ 2 次。

功效：降火泻热，逐痰镇惊。

主治：实热老痰，发为癫狂、惊悸、怔忡、昏迷，或咳喘痰稠，大便秘滞。若兼大便秘结，苔黄厚而腻，脉滑数有力。

方义：本方降火逐痰，使痰积恶物，自肠道而下。方中礞石驱逐顽痰，力甚猛峻；大黄苦寒，荡涤食积、实积，开下行之路；黄芩苦寒，泻上焦之火，消除成痰之源，二味用量独重，有正本清源之意。沉香条达气机，为诸药开导，四药配合，确是治疗热痰的有力方剂。

临床应用

1. 本方可用于精神病及癫痫身体壮实，属实热老痰，久积不去，症见眩晕、喘咳痰稠、胸闷等证者。

2. 本方药力峻猛，只用于实热老痰，一般热痰则少用，体虚及孕妇必须慎用，小儿慢惊风勿用。

医家论粹

1. 王晋三："礞石性寒下降，阴也；硝焰性热上升，阳也。用以同煅，不特取焰硝有化石之能，并与礞石有阴阳相济之妙。是方也，治痰之功在于礞石，然独能攻肝经风热老痰，与他脏之痰不相及也。王隐君云：其痰似墨，有如桃胶破絮、蚬肉之状，咯之不出，咽之不下，形坚性重，入水必沉，服之其痰下滚，从大便而出。复以黄芩肃肺经清化之源，大黄泻脾经酿痰之热，沉香利肾经生痰之本。三焦清利，痰自不生。是礞石治其本，三者穷其原尔。"

2. 王隐君："礞石滚痰丸一方，用黄芩清胸中无形诸热，大黄泻肠胃有积实火，此治痰必须清火也，二黄得礞石、沉香，则能迅扫直攻老痰巢穴，浊腻之垢而不少留，祛痰之由名也。若阳气不盛，痰饮兼作，又非此方所宜，当以指迷茯苓丸合而攻之。"

医案选录

小儿急惊风。姚某，女，10岁。孟秋时突发高热，神昏抽搐，两目直视，面青，痉作时，左手足抽搐，左侧面肌口角亦牵扯，喉中痰鸣如锯。为其针刺，针后稍定，移时复发，脉滑数，舌边绛，苔黄燥根厚，肛温41℃。询知曾吃糯米食物后发作，此系温邪挟食。前贤治惊，多用保赤散，通便化痰。该孩症状，不适合用巴豆等热性泻物，乃以礞石滚痰丸9g研后灌服，约1小许，肠鸣响，便泻一次，抽搐既定。处方：钩藤、蝉蜕、薄荷、连翘、莱菔子、僵蚕、枳实、全蝎尾、淡竹

叶、鲜石斛。次晨即热退神清。(《浙江中医杂志》1965.10)

大定风珠
《温病条辨》

生白芍 18g,阿胶 9g,生龟板 12g,干地黄 18g,麻仁 6g,五味子 12g,生鸡蛋黄 2 枚,鳖甲 12g,牡蛎 12,麦冬 18,炙甘草 12g。

上药以水 5 杯,煮取 1 杯,药滓再煮,取汁 1 杯,2 杯合,加入蛋黄 2 枚搅匀,分 3 次温服(原方以水 8 杯,煮取 3 杯,分渣,再入鸡蛋黄,搅令相得,分 3 次服)。

功效:滋液熄风。

主治:温病热邪久羁,热灼真阴,虚风内动,症见神倦瘛疭,舌绛苔少,脉息虚弱,时时欲脱者。

方义:本方证是因温邪久留,灼伤真阴,或因妄攻,重伤真阴所致。真阴大亏,故见舌绛苔少,神倦脉虚,虚风内动,故手足瘛疭,此时邪入八九分,真阴只存一二分,故重用味厚滋补的药物滋阴养液,以填补欲竭之真阴,潜摄未尽之浮阳,平熄内动之虚风。方中鸡子黄、阿胶滋阴养液,以熄内风,为主药;辅以地黄、麦冬、白芍滋阴柔肝,龟板、鳖甲、牡蛎育阴潜阳;炙甘草、五味子酸甘化阴,且以安中;麻仁养阴润燥,为使。诸药合用,具有滋液填阴、柔肝熄风之功用。

临床应用

1. 本方以滋液熄风为主,真阴受灼,虚风内动之手足瘛疭均可使用,以抽搐神疲、脉气虚弱、舌绛苔少为辨证要点。若兼气虚而喘者,加党参以益气;自汗加龙骨、牡蛎、浮小麦以止汗;心悸加茯神、人参以宁心安神。

2. 本方从加减复脉汤(炙甘草、干地黄、生白芍、麦冬、阿胶、麻仁)加味而成,以滋液熄风为主。

3. "乙脑"等热性病后期，津液耗伤，手足抽搐者，可用本方治之，如有痰者，可加天竺黄、贝母以清热化痰；低热者，可加白薇以退虚热。

附方：阿胶鸡子黄汤（《通俗伤寒论》）：陈阿胶、生白芍、石决明、双钩藤、大生地、炙甘草、茯神木、鸡子黄、牡蛎、络石藤。功效：滋阴柔肝、熄风。主治邪热久留，灼伤真阴，致血虚生风，而见筋脉拘急，手足蠕动，头目眩晕，舌绛少苔，脉细数等症。

本方与大定风汤都可治热伤阴血、虚风内动之证，但本方偏于清降，大定风珠偏于滋填。

医案选录

1. 流行性乙型脑炎后遗症——失语。患者赵某，4周岁，患流行性乙型脑炎，后遗失语、意识不清、痴呆、乱跑不安静、吃石头瓦块纸屑、咬人、晚上睡眠惊悸、有时发热、颜面潮红等症。作者认为，久患热性病，势必热邪伤阴，血络燥结，神经失其滋润，以致神经干燥而蠕动，筋脉拘挛，故有乱跑不安静、夜眠惊悸、发热等症状，拟用育阴镇静剂，遂仿定风珠方加减。处方：生杭芍2钱，阿胶1钱，生龟板2钱，生地8分，生牡蛎1钱，麦冬1钱，条沙参1钱，生石决明2钱，菖蒲5分，鸡子黄1枚。

将药煎成过滤，待温和鸡子黄顿服。服后睡眠安静，乱跑减少，白天能午睡约1个多小时，再不发烧，后每10天服1剂，服至3剂，除失语外，其他症状逐渐消失，意识较前清醒。服至第6剂，语言完全恢复，并能说很多的复杂语，现在仅有轻微的吐舌，其余完全和病前一样。〔《中医杂志》1956，（5）：239〕

2. 产后郁冒自汗。王氏，郁冒，自汗出，大便难，产后三大症俱备。因血虚极而身热发厥，六脉散大。俗云产后惊风，不知皆内症也，断断不可误认外感症，议翁摄真阴法：大生地6钱，麦冬（不去心）3钱，白芍2钱（炒），生龟板5钱，阿胶3钱，五味子（制）1钱，生牡蛎3钱，鲍鱼3钱，炙甘草1钱，鸡子黄2枚（去滓后搅入，上火2~3沸），海参2条。煮3杯，分3次服。（《吴鞠通医案》）

荡痰加甘遂汤
《医学衷中参西录》

赭石细末二两，大黄一两，朴硝六钱，清半夏三钱，郁金三钱，甘遂末二钱（冲服）。

上5味，以水4杯，煮取1杯，药滓再煮，取汁1杯，日分2次温服。每服加甘遂末1钱（3g）。

功效：荡涤痰壅，重镇实热。

主治：癫痫失心，顽痰凝结胸膈，热痰胶结胸中，或癫痫失语；或狂乱不休，不避亲疏；眩晕耳鸣，呕吐痰沫，不思饮食，舌红少苔，脉滑大而实。

方义：神明之府，由痰郁其间，蒙蔽心灵之窍，发为癫狂紊乱。方中重用赭石，借其重坠之力，荡涤痰火下降，俾窍络之塞者皆通，亦可镇甘遂使之下降，不至引起呕吐也；大黄、朴硝亦大承气之意，软坚通秘，清热涤痰；半夏、郁金开胸膈之痰迷。诸药共奏重镇实热痰壅、行水祛痰之功。

临床应用

1. 凡用甘遂，宜为末，开水送服。或用其末，调入汤药中服之，可避免服甘遂引起呕吐之发。

2. 凡服药中有甘遂者，不可连日服，必隔三五日后再服，若不如此法者，有引发呕吐眩晕之弊。

3. 凡汤药、丸药、膏药之中用甘遂一药者，不可再用甘草，二者同用，或可引起不良反应，当记。

医案选录

张锡纯治 儿癫狂，医者投大黄6两，连服2剂，大便不泻。后愚诊视，为开此方唯甘遂改用3钱。病家谓，从前服如许大黄，未见行动，今方中只用大黄两许，岂能效乎？愚曰：但服无虑也。服后，大便连泻七八次，降下痰涎若干，癫狂顿愈。见者以为奇异，彼盖不知甘遂3钱之力，远胜于大黄6两之力也。

又：曾治一少妇癫狂，强灌以药，不能下咽，遂俾以朴硝代盐，每饭食之，病人不知，月余而愈。诚以朴硝咸寒属水，为心脏对宫之药，以水胜火，以寒胜热，能使心中之火热消解无余，心中之神明，自得其养，非仅取朴硝之能开痰也。（《医学衷中参西录》）

参赭镇气汤

《医学衷中参西录》

野台参四钱，生赭石六钱，生芡实五钱，生山药五钱，萸肉六钱，生龙骨六钱，生牡蛎六钱，生杭芍四钱，苏子二钱。

功效：重镇气逆，纳气平喘。

主治：治阴阳两虚，喘逆迫促，有阴阳将脱之势，亦治肾虚不纳，冲气上干，胃气不降而作满闷，喘息不已。

方义：盖阳虚则元气不能自摄，阴虚而肝肾又不能纳气，故作喘也。方中野台参既能补元阳，又可补元阴，配芡实、山药、萸肉、实调补脾肾之虚而益其气。而赭石降气之能特甚，又能镇肝胃之气上逆，并开胸膈，坠痰涎，止呕吐、通燥结之功。且赭石所以镇逆气，能下有形之痰滞，以其饶有重坠之力，于气分实毫无损，况气虚又佐以人参，尤为万全之策。

医案选录

《医学衷中参西录》载医案数例，今录于下。

一人伤寒病瘥后，忽痰涎上涌，堵塞咽喉几不能息。其父用大指点其天突穴，息微通，急迎余诊视，遂用香油二两熬热，调麝香一分灌之，旋灌旋即流出痰涎若干。继用生赭石一两，人参六钱，苏子四钱煎汤，徐徐饮下，痰涎顿开。

一妇人，年近五旬，得温病，七八日表里俱热，舌苔甚薄作黑色……此乃外感兼内亏之证。医者用降药两次下之，遂发喘逆。令其子两手按其心口，即可不喘。须臾又喘，又令其手紧紧按住，喘又少停。诊其脉尺部无根，寸部摇摇，此将脱之候也。时当仲夏，俾用生鸡子黄四枚，调新汲井泉水服之，喘稍定，可容取药。遂用赭石细末二钱同生鸡子黄两枚，温水调和服之，喘遂愈，脉亦安定。继服参赭镇气汤，以善其后。

橘皮竹茹汤
《金匮要略》

橘皮 9g，竹茹 9g，大枣 5 枚，甘草 6g，生姜 9g，人参 3g。

上药以水 4 杯，煮取 1 杯，药滓再煮，取汁 1 杯，日分 2 次温服（原方六味，以水一斗，取汁三升，日三服）。

功效：降逆止呕，益气清热。

主治：久病身体虚弱，或呕或下后，胃虚有热，逆气不降所引发之呕逆或呕哕，舌质嫩红，脉虚数等。

方义：本方所治乃久病胃气虚弱，或吐或下之后耗伤胃气所致之胃失和降，兼胃中有热，气逆上冲，则呕逆呕吐或哕。舌红、脉虚数，是胃虚挟热之象。本方清补降逆，使气顺热清，胃气得以和降。方中橘皮理气和胃，降逆止呕；竹茹清胃下气止呕；党参补中益气，与橘皮和，行中有补；生姜和胃气，止呕；甘草、大枣益气和胃。本方清而不寒，补而不滞，对于胃虚有热者，最为适宜。

临床应用与变方

1. 辨证要点：胃虚有热，气逆不降，而引发之呃逆、呕吐，舌红嫩，脉虚数。

2. 济生橘皮竹茹汤：本方加茯苓、半夏、麦冬、枇杷叶，主治胃热多渴、呕哕不食。

3. 新制橘皮竹茹汤（《温病条辨》）：本方去人参、甘草、大枣，加柿蒂，主治胃热呕逆、胃气不虚者。

4. 本方亦可用于胃虚有热之妊娠呕吐者以及幽门不完全性梗阻呕吐，以及腹部手术后呃逆不止者。

5. 呕逆呕吐属于虚寒者，非此方所宜。

医家论粹

吴昆："大病后，呃逆不已，脉来虚大者，此方主之。呃逆者，由下达上，气逆作声之名也。大病后则中气皆虚，余邪乘虚入里，邪正相搏，气必上腾，故令呃逆。脉来虚大，虚者正气弱，大者邪热在也。是方也，橘皮平其气，竹茹清其热，甘草和其逆，人参补其虚，生姜正其位，大枣益其脾。"

医案选录

1. 妊娠恶阻。郑某，妊娠两月，恶心呕吐，不欲饮食，心中烦热，精神倦怠，今已七日。自昨日见头痛，头胀，小便短黄，舌质红，苔薄黄，脉弦滑而数。

辨证治疗：怀孕两个月，冲气上逆，胃气不得和降，因而恶心呕吐，不欲饮食，导致恶阻，心中烦热，头痛头胀属于内热夹感。治以清热止呕，今仿王孟英法。处方：霜桑叶30g，青竹茹、丝瓜络各12g。水煮二遍，1日2次温服，服药3剂，诸症痊愈。

2. 耿某，女，28岁，工人，1969年6月9日初诊。

怀孕3月，恶心呕吐，甚则呕吐苦水，绿如菜汁，虚烦不得安寐，精神萎靡，全身酸楚乏力，面色苍白无华，脉来弦细而滑，舌红苔薄黄。

辨证治疗：怀孕 3 月，冲气上逆，胆胃之气不得和降而呕吐，甚则呕吐苦水，虚烦不得寐，精神萎靡，面色苍白，皆为血虚之候。治以清热止呕，和胃宁胆，仍仿王孟英法。处方：桑叶、青竹茹各 12g，丝瓜络 9g，生酸枣仁 25g，生姜 3 片。水煎 2 遍，1 日 2 次温服。服药 3 剂，痊愈。

按语：桑叶、竹茹、丝瓜络 3 味，乃王孟英先生用治安胎圣药，药味清轻灵动，有不可思议之妙。治者借用以治妊娠恶阻，亦及效验。例 1 恶阻兼外感，故重用桑叶以清热止呕，表里双解。例 2 恶阻，胆胃不和，故加生姜，酸枣仁，和胃宁胆，补虚除烦。两例虽皆选前人成方，但不拘泥于成方，非读书明透者不能也。（《孙鲁川医案》）

橘皮汤
《金匮要略》

橘皮 15g，生姜 30g。

上药以水 3 杯，煮取 1 杯，药滓再煮，取汁 1 杯，日分 2 次温服。

功效：降逆止呕，宣畅胃气。

主治：胃寒气逆，胸脘痞闷，干呕哕，手足冷者。

方义：干呕或呕哕，胸脘痞闷，甚则手足逆冷，乃胃寒气逆，胸阳被阻，不能运达于四肢，故用橘皮、生姜宣通胃之阳气，阳气得以通畅，则呕哕与胸痞、逆冷自然消退。

临床应用与变方

1. 若痰饮内蕴，脘腹虚冷，气逆胸满，呕逆少食，可加半夏化痰蠲饮。

2. 若呕吐胸满，昼烦不安，本方可加党参、甘草，名大橘皮汤。（《外台秘要》）

医家论粹

吉益东洞："橘皮汤治胸中痹呕哕者，故与小半夏汤异者。以本方有胸痹之证，彼则无之，又本方以治呕逆为主，以呕为付，彼者以呕吐为主，此可判别之。"

三、轻可去实类方

提要：风寒之邪，初中于人，卫气不固，宜轻而扬之，使外邪出，桂枝汤、麻黄汤、小青龙汤、麻杏石甘汤、小柴胡汤、桑菊饮、银翘散、葱豉汤、桂枝加厚朴杏子汤、越婢汤、葛根汤等。

桂枝汤
《伤寒论》

桂枝9g，白芍9g，甘草9g，生姜6g，大枣12枚（开）。

上药以水4杯，煮取1杯半，药滓再煮，取汁1杯半，日分3次温服。

功效：解肌发表，调和营卫。

主治：外感风寒表虚证，发热头疼，汗出恶风，鼻鸣干呕，舌淡苔白，脉浮缓。

方义：方中以桂枝散风寒以解表，白芍敛阴以和阳，二药合用，一散一收，调和营卫，以使表邪得解，里气以和。生姜助桂枝以祛散风邪，大枣助白芍以和营，甘草调和诸药以为使。诸药相配，共奏解肌发表、调和营卫之功。

临床应用与附方

1. 忌生冷、黏滑、肉、面、五辛、酒酪、恶臭之物。

2. 本方亦可用以治疗杂病，如产后营卫不和，时而微寒，时而发热，汗出，脉缓者。

3. 本方重用桂枝，选加姜黄、威灵仙以通痹止痛及一切风寒湿痹等证。

4. 桂枝加葛根汤：本方加葛根，治太阳项背强兀兀，反汗出恶风者。

5. 桂枝加杏子厚朴汤：即桂枝汤加杏仁、厚朴，主治本太阳病，而兼有喘者。

6. 桂枝加龙骨牡蛎汤：即桂枝汤和龙骨、牡蛎，主治阴阳失调。症见：遗精、梦交、少腹拘急、下部寒冷、目眩发落、脉虚、芤迟等。

医家论粹

柯琴："此方为仲景群方之冠，乃滋阴和阳、解肌发汗、调和营卫之第一方也。凡中风、伤寒、杂症、脉浮弱、自汗出而表不解者，咸得而主之；其但见一二证即是，不必悉具矣。"（《名医方论》）

医案选录

阳虚感冒。王某，男，44 岁，农民，1988 年 5 月 16 日初诊。

感冒月余，动辄汗出，恶寒，鼻流清水，饮食不香，脉象细数无力，舌淡，苔薄白。证属正气不足，营气俱虚，治以桂枝汤调和营卫。

处方：桂枝 15g，白芍 15g，甘草 15g，生姜 15g（切），大枣 12 枚（先煮，入药中，煮服）。上药以水 3 碗，煮取 1 碗，药滓再煮，取汁 1 碗，日分 3 次温服。嘱药服 1 小时，喝稀粥 1 碗，或面条 1 碗，以助药力，忌生冷黏滑鱼肉荤物。

二诊：服药 3 剂，恶寒好转，周身汗出亦减，昨晚又受风寒，咳嗽加重，胸闷。上方加杏仁 10g，川厚朴 6g。

三诊：选服 3 剂，咳嗽痊愈，胸闷已宽，仍桂枝汤原方续服。

5 月 29 日四诊：连服上药 6 剂，汗出止，恶寒辍，饮食增加，精神气力亦增加，脉已不数，但按之尚虚，仍予桂枝汤而痊愈。《经方临证录》。

麻黄汤
《伤寒论》

麻黄9g，桂枝6g，杏仁9g，甘草3g。

上药以水3杯，煮取1杯，药滓再煮，取汁1杯，日分2次温服。

功效：发汗散寒，宣肺平喘。

主治：风寒表实，症见恶寒发热，无汗而喘，头痛身痛，舌苔薄白，脉浮紧。

方义：《伤寒论》以本方治太阳伤寒，实为外感风寒表实症。治以发汗宣肺，使表邪得祛。方中麻黄发汗解表以散风寒，宣肺平喘；桂枝发汗解肌，温经散寒；杏仁宣其肺气，助麻黄以平喘；甘草调和诸药。共奏发汗散寒，宣肺平喘。

临床应用与附方

1. 三拗汤：本方去桂枝，加生姜，治感冒风寒，鼻塞声重，语言不出，头眩，咳嗽，胸闷，四肢拘倦。

2. 华盖散：本方去桂，加苏子、桑白皮、陈皮、赤茯苓，治外感风寒，痰阻气滞，痰吐不利。

3. 麻黄加术汤：本方加白术，治风湿身痛。

4. 麻杏苡甘汤：麻黄、薏苡仁、杏仁、甘草，主治风湿身痛，或一身尽痛。

5. 大青龙汤：即麻黄汤倍用麻黄、甘草，加石膏、生姜、大枣，以发汗解表，清热除烦，无汗烦躁，脉浮紧。

医家论粹

1. 张隐庵曰："麻黄空细如毛，气味苦温，主通阳气达于肤表。又肺主皮毛，配杏仁以利肺气而通毛窍，甘草和中而发散，桂枝解肌以达表，复取微似汗者，膀胱之津液，随太阳之气运行肤表，由阳气之宣发，而后熏肤充身泽毛，若雾露之溉，如大汗出则津液漏泄矣。不须啜粥者，此在表之津液化而为汗，非水谷之精也。"

2. 张锡纯曰："麻黄发汗，力甚猛烈，先煮之去其浮沫，因其沫中含有发表之猛力，去之所以缓麻黄发表之性也。"

医案选录

1. 郭某，男，42 岁。高热恶寒，头身酸痛，鼻塞流涕，苔薄白，脉浮紧而数，查体温 40.1℃。证属太阳伤寒，投麻黄汤 1 剂，次日高热见退，恶寒消失，头痛身痛等症悉减，再进 1 剂，症状消失，调治二三日，而愈。（李心机）

2. 范左，伤寒六七日，形寒发热，无汗而喘，头项腰背强痛，两脉浮紧，为不传也，麻黄汤主之。麻黄一钱，桂枝一钱，甘草八分，杏仁三钱。（曹颖甫）

3. 黄汉栋，夜行风雪中，冒寒，因而恶寒，时欲呕，脉浮紧，宜麻黄汤。生麻黄三钱，川桂枝三钱，光杏仁三钱，生甘草一钱五分。

汉栋服后，汗出，继以桔梗五钱，生甘草一钱五分，饮之愈。（曹颖甫）

4. 俞右，伤寒，头项强痛，恶寒，时欲呕，脉紧，宜麻黄汤。麻黄五钱，桂枝五钱，杏仁三钱，生甘草三钱。（曹颖甫）

大青龙汤

《伤寒论》

麻黄、枝枝各 9g，杏仁、甘草各 6g，生石膏 30g，生姜 6g，大枣 5 枚。

上药以水 4 杯，煮取 1 杯，药滓再煮，取汁 1 杯，日分 2 次温服。

功效：散寒解表，清热除烦。

主治：外感风寒，发热恶寒，寒热俱重，无汗烦躁，身痛，脉浮紧；溢邪而兼有里热者。

方义：本方是麻黄汤加重麻黄、甘草用量，减杏仁用量，再加石膏、生姜、大枣而成，体现了辛温解表兼清里热的治疗方法。表闭甚，倍用麻黄，增强发汗；热郁烦躁，加石膏，以清解郁热，使一汗表解热清，适应于表实无汗、里热烦躁的表寒内热之证。

临床应用

1. 本方可用于流感、肺炎等而有上述之症者。若流感寒轻热重，可去桂枝，加双花、连翘、黄芩、蒲公英、大青叶、板蓝根以增加清热解毒之力。

2. 若肺炎而见表寒里热，寒邪不重，咳嗽，胸痛，可去桂枝，加入清宣理肺化痰止嗽之品，如黄芩、双花、公英、桔梗、陈皮、甘草、芦根、鱼腥草等。

3. 由于本方发汗解热的作用较强，过汗则伤阳气，影响心力，当禁之。《伤寒论》说："若脉微弱，汗出恶风者，不可服，服之则厥逆，筋惕肉瞤，此为逆也。"

医家论粹

1. 王晋三："麻黄、桂枝，越婢互复成方。取名于龙者，辛热之剂，复以石膏，变为辛凉，正如龙为阳体，而变其用，则为阴雨也。方义专在泄卫，故不用芍药；欲其直达下焦，故倍加铢两。从卫分根本上泄邪，庶几表里郁热之气，顷刻致和。《内经》治远以奇方大制，故称大青龙。"

2. 汪苓友："或问，病人同是服此汤，一则厥逆，筋惕肉瞤，一则恶风烦躁，不得眠，二者寒热迥然不同，何也？余答曰：一则病人脉微弱，汗出恶风，是阳气本虚也，故服之则厥逆，而虚冷之证生焉；一则病人脉浮紧，发热汗不出，而烦躁，是邪热本甚也，故服之正气虽虚，而邪热未除，且也，厥逆之逆为重，以其人本不当服而误服之也。烦躁不得眠为犹轻，以其人本当服，服之而过之也。"

医案选录

汗腺闭塞证。赵某，男，50岁。自述1961年夏季大汗出时用凉水冲浴，此后再未出汗，在盛夏或剧烈活动后仍无汗出，伴心中烦躁，头晕身热，汗孔突起。西医诊断为汗腺闭塞证，服用中西药物无效。今日因天气炎热，诸症加重，诊见舌质红，苔薄黄，脉浮紧。

处方：麻黄15g，杏仁15g，桂枝15g，生石膏30g（先煎30分钟），党参20g，甘草10g，生姜15g，大枣4枚。水煎20分钟后，取汁分两次服，若一服汗出，不必尽剂，避风寒。服药一次未汗，但感身热灼手，烦躁益甚，3个小时后又服余剂，服后20分钟开始出汗，逐渐增多，全身皆汗，自觉异常舒适，惟乏力，改用桂枝汤2剂，汗出较多。停药观之，随访月余，病告痊愈。（李秉洁）

小青龙汤

《伤寒论》

麻黄、芍药、细辛、干姜、甘草、桂枝各10g，半夏10g，五味子6g。

上药以水3杯，煮取1杯，药滓再煮，取汁1杯，日分2次温服。

功效：解表散寒，温肺化饮。

主治：外感风寒，内停水饮，症见恶寒发热不渴，无汗浮肿，身体痛重，胸痞，干呕，咳喘，脉浮。

方义：方中麻黄、桂枝发汗解表，宣肺平喘，芍药配桂枝调和营卫；干姜、细辛温肺化饮；五味子酸甘敛肺；半夏化痰降逆；甘草和中。八药互配，共奏解表蠲饮、止咳平喘之效。

临床应用与附方

1. 本方用治外感与内停水饮，目的在散寒行水为辨证要点。若渴去半夏，加瓜蒌根；若噎去麻黄，加附子；若小便不利去麻黄，加茯苓；若喘去麻黄，加杏仁。

2. 小青龙加石膏汤。即本方加石膏，而治小青龙证兼有里热、烦躁者。

3. 附方：射干麻黄汤：射干、麻黄、生姜、细辛、五味子、制半夏、紫菀、款冬花、大枣。功效：温肺化饮，止咳平喘，主治痰饮，咳而上气，喉中有水鸡声者。

4. 慢性气管炎、哮喘性支气管炎和支气管哮喘，肺气肿等病合并外感发热、咳嗽、恶寒、痰稀等。

5. 阴虚、干咳、少痰、盗汗、口燥，脉虚者忌用。

医家论粹

王晋三："小青龙汤，治太阳表里俱寒，方义迥异于大青龙之治里热也。盖水寒上逆，即涉少阴，肾虚不得已而发表，岂可不相绾照，独泄卫气，立铲孤阳之根乎！故于麻桂二汤内，不但留芍药之收，拘其散表之猛；再复干姜、五味摄太阳之气，监制其逆；细辛、半夏辛滑香幽，导纲药深入少阴，温散寒水从阴出阳。推测全方，是不欲发汗之意；推原神妙，亦在乎阳剂而以敛阴为用。偶方小制，故称之曰小青龙。"

医案选录

1. 慢性支气管炎。张某，男，50岁。

咳喘反复发作10余年，服中西药皆无效。每至冬春季发作，早晚咳重，咳痰量多质稀，胸闷心悸，甚则不能平卧，形瘦纳差，颜面稍浮，舌淡苔腻，脉滑数。X线胸透示慢性支气管炎，肺气肿。予本方加减：炙麻黄、半夏各10g，桂枝3g，干姜、五味子、细辛、炙甘草各5g，芍药12g，矮地茶15g，

水煎服。5 剂后，诸症悉减，守方继服 15 剂而愈。（《经方研究》）

2. 失音。冷某，女，34 岁，教师。语声不扬，逐渐加重 1 月余，曾自服喉症丸、胖大海无效。近因外感，遂至语言不出，伴见恶寒发热，咳嗽痰白，胸闷不舒，头痛如裹，身重无汗，苔薄白，脉浮。治以宣畅气机，升阳散寒。处方：麻黄、桂枝、升麻、前胡、桔梗、甘草各 10g，细辛 8g，法半夏、五味子、干姜、白芍各 6g，水煎服。1 剂后即汗出声扬，原方去桂枝，以生姜 10g 易干姜，3 剂而愈。（《经方研究》）

小青龙加石膏汤
《金匮要略》

麻黄 6～9g，桂枝、白芍、半夏各 9g，干姜、五味子各 6g，细辛 3～6g，炙甘草 3g，生石膏 15～30g。

上药以水 3 杯，煮取 1 杯，药滓再煮，取汁 1 杯，日分 2 次温服。

功效：散寒化饮，兼清郁热。

主治：小青龙汤证而兼内热烦躁、口渴者。

方义：方为小青龙汤解表化饮而平喘，复加石膏清热除烦。

医家论粹

1. 柯韵伯："小青龙汤，此与五苓同为治表不解，心下有水气，在五苓治水蓄而下行，故大利其水而微发其汗，是水郁折之也；本方治水之功而不居，故备举辛温以散水，并用酸苦以安肺，培其化源也。又曰：小青龙汤于桂枝汤去大枣之泥，加麻黄以开腠理，细辛逐水气，半夏除呕，五味、干姜以除咳。以干姜易生姜者，生姜之气味不如干姜之猛烈，其大温足以逐心下之水，苦辛可以解五味之酸，其发表即有麻、细之直

锐，更不借生姜之横散也。"（《名医方论》）

2. 尤在泾："此亦外邪内饮相搏之证，而兼烦躁，则挟有热邪，麻桂药中必用石膏，如大青龙之例也。又此条见证与上条颇同，而心下寒饮，则非温药不能开而去之，故不用越婢加半夏，而用小青龙加石膏。温寒并进，水热俱蠲，于法尤为密也。"

3. 陈修园："心下有水，咳而上气，以小青龙方为酌剂，然烦躁则挟有热邪，故加石膏参于青龙之例，寒温并进，两不相碍，石膏宜生用，研末，加倍用之方效。"

医案选录

1. 腺病毒肺炎。冯某，女，6 岁。

1961 年 3 月 14 日会诊。腺病毒肺炎住院三周，发热咳嗽气短，发憋，面青白，下利，肺部啰音较多，舌淡白苔黑，属内饮兼感，治宜宣肺。麻黄 1.5g，干姜 1g，五味子 10 枚，法半夏、桂枝各 3g，生石膏 6g，炙甘草 1.5g，杏仁 10 枚，白芍 1.5g，大枣 2 枚。水 300 毫升，煎 3 次温服。

3 月 16 日复诊：身微热，面红润，喉间有痰，胃口好些，大便次数已减少，舌淡色灰黑已减，脉滑微数，治以调和脾胃，理肺化痰。处方：法半夏 3g，橘 2.4g，炙甘草 1.5g，紫菀 2.4g，五味子 10 枚，细辛 0.9g，炒苏子 3g，前胡 1.5g，生姜 2 片，大枣 2 枚。

3 月 17 日三诊：热退，喘憋减，精神转佳，食纳好，脉缓，舌淡苔减，继服前方而愈。（《蒲辅周医疗经验》）

2. 支气管炎。代某，女，68 岁。

患咳喘 5 年，每于冬季发作，今冬操劳户外，感受风寒，致咳喘复发，咳嗽频剧，入暮尤甚，气急作喘，不能平卧，喉中痰鸣为水鸡声，咯痰量多，质清稀而有泡沫，胸闷、口渴、烦躁、恶寒、发热，有汗不解，舌淡苔腻，脉浮弦而数，已一候，曾用青链霉素、氨茶碱等无效，余无异常发现。

辨证为外感引动内饮，兼郁热，治以温肺化饮，兼清郁热，用小青龙汤加石膏。处方：炙麻黄、桂枝、干姜、五味子各 4.5g，白芍、半夏、杏仁、陈皮、苏子各 9g，生石膏 18g，甘草 3g，生姜 2 片，大枣 7 枚。服 2 剂后，咳喘平，寒热退，夜能平卧，后以华盖散合三子汤加减以善后，调理旬日而安。（《经方应用》）

射干麻黄汤
《金匮要略》

射干 6g，麻黄 6~9g，细辛 3g，半夏、紫菀、款冬花各 9g，五味子 6g，生姜 3 片，大枣 3 枚（开）

上药以水 4 杯，煮取 1 杯，药滓再煮，取汁 1 杯，日分 2 次温服。

功效：温肺化痰，止咳平喘。

主治：寒饮郁肺，咳逆上气，喉中如水鸡声，胸膈满闷，不能平卧，舌苔白滑，脉浮紧或弦滑。

方义：寒饮郁肺，肺气不宣，方用射干、麻黄开肺郁，散痰结，射干有利咽之功，麻黄有平喘之效，生姜、细辛散寒行水，紫菀、款冬、半夏止咳化痰，大枣安中，五味配生姜、细辛一收一散，以收镇咳之效，而防耗散之过，为治肺胀咳逆上气之效。

临床应用

1. 为增强宣肺化痰之效，可再加杏仁、贝母；痰多不利，可加瓜蒌；胸腹胀满可加川朴、莱菔子。

2. 如气逆呕吐者，可加代赭石；小便不利，可加茯苓、泽泻。

3. 若肺或肾不纳气者，均非所宜。

4. 若痰热郁肺之咳喘，亦当忌用。

医家论粹

1. 张璐："上气而作水鸡声，乃是痰碍其气，气触其痰，风寒入肺之一验，故于小青龙汤之内，除桂枝之热，芍药之收，甘草之缓，而加射干、紫菀、天冬、款冬、大枣。专以麻黄细辛发表，射干、五味子下气，款冬、紫菀润燥，半夏、生姜开痰，四法萃于一方，分解其邪，大枣运行脾津以和药性也。"

2. 程云来："内经曰：肺若气上逆，急食苦以泄之，射干、紫菀之苦，所以泄逆气也。以辛泄之，麻黄、细辛、生姜、半夏、款冬之辛，所以泄风邪。以酸收之，以酸补之，五味之酸以补不足，虚则补其母，大枣之甘所以补其母也。"

医案选录

1. 哮喘。刘某，男，15 岁。自幼即患哮喘，近 2 年加重，遇冷即发，发时呼吸迫促，胸闷咳嗽，痰多，咳剧则吐，头面汗出，不能安卧，不思饮食。现呼吸困难，咳有痰鸣，面浮，口闭难张，小便如常，脉滑数，苔白，此寒饮客肺，久留不去，并发哮喘，拟温肺散寒，祛痰行水，宁嗽定喘。射干、杏仁、半夏、五味子、大贝、炒莱菔子、厚朴、赭石各 9g，麻黄 3g，细辛 1.5g，茯苓 15g。服 2 剂，喘定嗽轻，痰已大减，继服上方去赭石，加炒建曲、炙桑白皮各 9g。3 剂后，诸证基本解除。(《中医杂志》1964，12)

2. 百日咳。华某，53 岁。患慢性支气管炎 8 年，发则咳喘，昼夜不休，颇为痛苦，今冬数因感寒而发，咳喘，喉中痰鸣如鸡声，咯出痰涎稀薄，入暮加重，不能平卧，形寒不发热，目胞见浮虚，胸膈满闷，舌淡苔白，脉浮紧而滑，曾用二陈、三子等方，咳痰量虽减，但哮喘依然。辨证为寒饮内停，肺失肃降，属寒饮咳喘证。用射干麻黄汤 3 剂后，咳喘缓解，痰量减少，再守原方增损，又 3 剂，咳喘等证基本控制。

（《经方应用》）

小柴胡汤
《伤寒论》

柴胡 12g，黄芩、半夏各 9g，党参 15g，甘草、生姜各 6g，大枣 5 枚（开）。

上药以水 4 杯，煮取 1 杯，药滓再煮，取汁 1 杯，2 杯合，再煎，日分 2 次温服。

功效：和解少阳，扶正达邪。

主治：伤寒少阳证，寒热往来，胸胁苦满，不欲饮食，心烦喜呕，口苦，咽干，目眩，舌苔薄白，脉弦，妇人感寒热入血室，产后郁冒发热、疟疾、黄疸而见少阳证者。

方义：本方为治伤寒之邪传入少阳的主方。少阳气机郁滞，枢转不利，既不能汗，又不能下，惟有和解一法，以使"上焦得通，津液得下，胃气因和"。方中柴胡透达少阳表邪，疏解气机壅滞；黄芩清少阳里热；生姜、半夏和胃降逆；甘草扶正和中；人参、半夏、生姜、大枣杜绝邪气传里而成虚寒。全方疏热解表和里，以散胸胁郁结为用，为和解总方。

临床应用

1. 本方加减法：若胸中烦不呕，去半夏、人参，加瓜蒌实一枚；若渴去半夏，加人参、瓜蒌根；若腹中痛，去黄芩加白芍；若胁下痞硬，去大枣加牡蛎；若心悸，小便不利，去黄芩，加茯苓；若外有微热，去人参加桂枝；若咳者，去人参、生姜、大枣加五味子、干姜。

2. 疟疾加常山、草果。

3. 妇人热入血室，加生地、丹皮，凉血养阴。

4. 气滞加香附、枳壳。

5. 瘀血腹痛，去参、甘草、大枣，加元胡、归尾、桃仁以祛瘀止痛，兼寒者加肉桂。

6. 柴胡加芒硝汤：本方加芒硝治大便秘结。

医家论粹

1.《名医方论》："方中柴胡以疏木，使半表之邪得从外宣；黄芩清火，使半里之邪得从内彻；半夏能开痰结，豁浊气以还清；人参能补久虚，滋肺金以融木；甘草和之，而更加姜枣助少阳生发之气，使邪无内向也。"

2.《金匮发微》："小柴胡汤重用黄芩，令人大便泄，屡验。"

医案选录

1. 胆石症。李某，男，42岁。右胁痛，放射至背半年余，伴口苦咽干，头目眩晕，午后潮热，面色萎黄，右胁拒按，舌苔薄白，根部黄腻，脉弦滑。B超示：胆囊内可见黄豆大小光点及声影，诊断为胆石证，治宜解郁散火，利胆排石。处方：柴胡25g，黄芩、半夏、党参各12g，金钱草30g，鸡内金、枳壳各10g，白芍18g，生姜、甘草各10g。重煎，顿服。以上方加减，连服60余剂，先后排出绿豆样结石数十枚，诸症消失，B超复查胆囊阴性。〔《江苏中医》1988.（7）.20〕

2. 急性胰腺炎。用小柴胡汤加减治疗急性胰腺炎50例，人均服药6~8剂，自觉症状和腹部体征消失，尿淀粉酶恢复正常。处方：柴胡15g，木香12g，赤芍15g，丹参18g，黄芩15g，炙甘草12g。水煎成200ml，日服3次。〔《中医杂志》1982（9）：40〕

麻黄杏仁甘草石膏汤

《伤寒论》

麻黄6g，杏仁9g，甘草6g，石膏24g。

上药以水3杯，煮取1杯、药滓再煮，取汁1杯，日分2

次温服。

功效：辛凉宣泄，清肺平喘。

主治：外感风邪，身热不解，有汗或无汗，咳逆上气，甚或鼻煽，口渴，舌苔薄白或黄，脉浮数。

方义：由表邪化热，热壅于肺，汗出而喘，无大热者，肺热炽盛，热蒸汗出，肺气热闭而喘。治以辛凉宣泄，清肺平喘。方中石膏，辛甘而寒，清泄肺胃之热以生津液；麻黄辛苦温，宣肺平喘解表；炙甘草调和诸药；杏仁苦降。全方辛凉宣肺，清泄肺热，止咳平喘。

临床应用

1. 若汗出发热而喘甚，石膏可多用，或大于麻黄 3 倍以上用之。

2. 麻疹或透或未透而出现身热，烦渴，汗出或无汗，咳喘，气粗，属于麻毒内陷，察其形，可重用石膏、大青叶、连翘、黄芩、瓜蒌等。

3. 急性气管炎、肺炎、肺热痰阻，可酌加葶苈子、枇杷叶、知母、瓜蒌，清泄肺胃之热。

4. 如高热不退可加黄芩、双花、连翘、鱼腥草、公英、山栀子。

5. 咯痰黄厚者，可加川贝母、天竺黄、桔梗等。

6. 对恶寒、发热、口不渴，肺虚咳喘，不宜应用本方。

医家论粹

1. 吴谦："其意重在存阴，不必虑其亡阳也，故于麻黄汤去桂枝之监制；取麻黄之专开，杏仁之降，甘草之和，倍石膏之大寒，除内外之实热。斯溱溱汗出，而内外烦热与喘悉除矣。"

2. 柯韵伯："石膏为清火之重剂，青龙、白虎皆赖以建功，然用之不当，适足以招祸，故青龙以无汗烦躁，得姜、桂以宣内外之阳，白虎以有汗烦渴，须粳米以存胃中之津液也。此但热无寒，故不用姜、桂。喘不在胃而在肺，故不须粳米……"

医案选录

姚某，男，6岁。去冬今春，断续咳喘，每每注射青霉素等以却其热。近来感冒再喘，仍以前方治疗10余日，病不瘥，转中医治疗。患儿面色红润，目光炯炯，咳声粗扬，咳带黄痰，身热38℃，大便经常干燥，小便时黄时清，脉浮数，舌红苔薄黄。证属风热蕴结肺络，宣降失司，治以宣肺清热，佐以通腑，方用麻杏石甘汤加味。处方：麻黄6g，杏仁6g，甘草6g，石膏30g，瓜蒌20g。

二诊：上药服3剂，肺气得宣，腑气得通，咳喘十去其七，仍守上方续服。7日后，咳喘基本平复，嘱患家仍以原方隔日服药1剂，六七天后，咳喘悉平。(《经方临证录》)

桑菊饮

《温病条辨》

杏仁6g，连翘6g，薄荷3g，桑叶8g，杭菊8g，桔梗6g，甘草3g，芦根8g。

上药以水3杯，煮取1杯，药滓再煮，取汁1杯，日分2次温服。

功效：疏散风热，宣肺止渴。

主治：伤风感冒初起，咳嗽鼻塞，身热不甚，微有恶寒恶风，口微渴，苔薄白，脉浮。

方义：本方为辛凉解表轻剂，风温初起，只见咳嗽微热微渴等证，此乃风热之邪外伤皮毛，上犯于肺所致。由于病情尚轻，故取疏风解表，宣透风热，清宣肺气。方中桑叶、菊花、薄荷疏风解表，宣透风热；杏仁、桔梗、甘草轻宣肺气，祛痰止咳；连翘清热解毒，芦根清热生津。合用而有疏风清热、宣肺止咳之效。

临床应用

1. 本方可用于急性支气管炎轻度寒热的患者，咳而气逆者，可加前胡、苏子、牛蒡子等；痰多、苔白腻可加陈皮、半夏、茯苓宣化痰湿；痰多而黄者，可加黄芩、桑皮、瓜蒌清化热痰。

2. 如热邪较盛，气粗而喘，可加知母、石膏、黄芩，以清肺胃之热；津伤口渴者，可加天花粉生津止渴；咳嗽咯血者，可加白茅根、藕节炭、茜草根，凉血止血。

3. 本方加元参、牛蒡子、板蓝根、桔梗、射干等、可治咽喉肿痛。

医家论粹

吴鞠通："此辛甘化风、辛凉微苦之方也。盖肺为清虚之脏，微苦则降，辛凉则平，立此方所以避辛温也。今世合用杏苏散，通治四时咳嗽，不知杏苏散辛温，只宜风寒，不宜风温，且有不分表里之弊。……风温咳嗽，虽系小病，常见误用辛温重剂，销铄肺液，致久咳成劳者，不一而足。"又曰："此方独取桑叶、菊花者：桑得箕星之精，箕好风，风气通于肝，故桑叶善平肝风；春乃肝令而主风，木旺金衰之候，故抑其有余，桑叶芳香有细毛，横纹最多，故亦走肺络而宣肺气。菊乃晚成，芳香味甘，能补金水二脏，故用之补其不足。"

医案选录

风湿。张某，男，30岁，2月，余杭。

身热3日，汗出未解，头痛恶风，咳嗽痰稠，口渴喜饮，脉浮而数，舌苔微黄，时当仲春，厥阴风木当令，风温袭肺，治以辛凉透表。青连翘二钱半、黑栀三钱、冬桑叶三钱、炒牛蒡子二钱、淡豆豉二钱半、荆芥穗钱半、知母四钱、天花粉三钱、杏仁三钱（杵）、蜜炙前胡二钱、炙橘红钱半。

〔二诊〕前方服后，身热已退，头痛恶风已杳，尚有数声咳嗽、脉微数，舌转薄白，再拟清宣肺气。杏仁三钱（杵），炒牛蒡子三钱，桔梗钱半，炙枇杷叶四钱（包），浙贝三钱，炙前胡二钱，知母四钱，生甘草一钱，淡子芩钱半，天花粉三钱，炙橘红钱半。

〔按〕风温上袭于肺，肺主皮毛而主卫表，故证见恶风发热，咳嗽，口渴。盖风为阳邪，因而初起即有汗出，治用辛凉透表，此乃正治之法。（《叶熙春医案》）

银翘散
《温病条辨》

连翘 30g，金银花 30g，苦桔梗 18g，薄荷 18g，淡竹叶 12g，生甘草 15g，荆芥穗 12g，淡豆豉 15g，牛蒡子 18g。

上药以水 4 杯，煮取 1 杯半，药滓再煮，取汁 1 杯半，日分 3 次温服。

功效：疏风散热，清热解毒。

主治：外感热病初起，发热无汗，或有汗不畅，微恶风寒，头痛口渴，咳而咽痛，舌薄白或薄腻略黄，或舌尖略红，脉浮而数。

方义：本方辛凉透表为主，佐以薄荷、荆芥、豆豉发散表邪，荆芥虽属辛温，加入辛凉药中，有增强发散之功，无温燥之弊；桔梗、牛蒡子、甘草能宣肺祛痰利咽，竹叶清热除烦，芦根清热生津。本方清热解毒与解表药同用，既可解表热又可清热毒，合成辛凉透表、清热解毒之效。

临床应用

1. 本方常用于感冒风热，流感，急性扁桃体炎，麻疹初起，乙脑，流脑，腮腺炎。

2. 如发热较高者，可加黄芩、生石膏，清泄里热；津伤渴者，可加天花粉生津止渴；烦躁者加生栀子清心除烦；肺气不宣而咳嗽甚者，可加杏仁、川贝母、前胡清宣肺气；麻疹透发不齐，法宜宣透，可加浮萍、蝉衣、西河柳，透疹达邪；咽喉肿痛者，可加马勃、元参、板蓝根清热解毒。

3. 本方为辛凉平剂，适应于温病初起。如病势较重者，则须通过加减，或另选他方为宜。

医家论粹

吴鞠通："本方谨遵《内经》'风淫于内，治以辛凉，佐以苦甘；热淫于内，治以咸寒，佐以甘苦之剂'，又宗喻嘉言芳香逐秽之说，用东垣清心凉膈散，辛凉苦甘，病初起，且去入里之黄芩，勿犯中焦；加银花辛凉，芥穗芳香，散热解毒，牛蒡子辛平润肺，解热散结，除风利咽，皆手太阴药也。……此方之妙，预护其虚，纯然清肃上焦，不犯中下，无开门揖盗之弊，有轻以去实之能，用之得法，自然奏效。"（《温病条辨》）

医案选录

方某，男，40岁，余杭。恶寒壮热，汗出未解，咳嗽气急，喉间痰声辘辘，胸部隐痛，脉浮滑，苔白腻，根微黄。风温夹痰，热不速解，有化燥之虑。青连翘三钱，杏仁三钱，淡豆豉钱半，鲜石斛三钱，桑叶二钱，桔梗八分，天花粉钱半，浙贝三钱，枳壳八分，炒杷叶四钱，陈皮钱半。

〔二诊〕服前方后，痰热未清。咳嗽胸痛，口渴索饮，更衣秘结，脉滑数，苔根黄腻。痰热相并，交阻肺胃，再拟前方佐以润下。青连翘三钱，鲜石斛三钱，杏仁三钱，全瓜蒌八钱，桃仁一钱，郁李仁三钱，元参四钱，橘红各钱半，丹皮钱半，生蛤壳五钱，浙贝三钱。

〔三诊〕壮热悉退，大便已下，虽不化燥，津液未还，脉滑苔白，太阴郁热已解，阳明秽浊得行，尚有小咳胸痛，乃余热未清耳。杏仁三钱，川贝二钱，桃仁八分，冬瓜仁四钱，知母钱半，生蛤壳五钱，麻仁三钱，蜜炙橘红钱半，茯神五钱。（《叶熙春医案》）

葛根汤

《伤寒论》

葛根 12g，麻黄 9g，桂枝 6g，杭芍 6g，炙甘草 6g，生姜9g，大枣 7g。

上药以水 4 杯，煮取 1 杯，药滓再煮，取汁 1 杯，日分 2次温服。

功效：解表发汗，升津濡筋。

主治：发热恶寒，无汗，头痛身痛，项背强几几，苔薄白，脉浮紧；并治下利有上述之证者。

方义：本方即桂枝汤加葛根、麻黄组成，是治太阳病津不上润，筋脉失养，见项背强急者而设。恶寒、无汗、头痛，是太阳表实证，项背强几几，乃邪犯阳明，津液不得上承所致，表邪内迫而下夺，故兼下利。葛根升阳生津以治项背强急；麻黄发汗散寒以治表实无汗；桂枝调和营卫以解肌；葛根既能升阳又能止泻，所以亦治下利之兼有表证者。

临床应用

1. 本方亦可用于感冒，流感之属于风寒表实而见恶寒发热无汗、头项强痛者。

2. 可用于风湿寒凝所致之表实性肩背疼痛之肩凝证者。

3. 外感风寒表虚有汗者禁用。

医家论粹

1. 《医宗金鉴》："是方也，即桂枝汤加麻黄、葛根。麻黄佐桂枝发太阳营卫之汗，葛根佐桂枝解阳明肌表之邪，不曰桂枝汤加麻黄、葛根，而以葛根命名者，其意重在阳明，以呕利属阳明多也。二阳表急，非温服复而取汗，其表未易解也。或呕或利，里已失和，虽啜粥而胃亦不能输精于皮毛，故不须啜粥也。"

2. 柯琴："而于桂枝汤方加麻黄倍葛根以去实，小变麻桂之方也。盖葛根为阳明主药，凡太阳有阳明者，则佐入太阳药中，凡少阳有阳明者，则佐入少阳药中，无不可也。李杲定为阳明主药。张洁古云：未入阳明者不可便服。岂二人未读仲景书乎？要知桂枝、葛根俱是解肌和里之药，故有汗、无汗，下利、不下利，俱可用，与麻黄之专于发表者不同也。"

医案选录

1. 眩晕。李某，女，38 岁。头目眩晕一周，曾服半夏白术天麻汤、杞菊地黄汤未效。症见头目眩晕，闭目俯案，耳鸣项强，舌淡红，苔薄白，脉缓。证属邪阻经络，清窍失养。治宜舒筋通络，升津濡窍。处方：葛根 18g，丝瓜络 18g，麻黄、桂枝、甘草各 6g，赤芍、白芍各 9g，生姜 4 片，大枣 4 枚。煎服 1 剂，得微汗，项强缓，眩晕减，守方续服 2 剂，病瘥。〔张清运《新中医》1986（10）：45〕

2. 肩关节周围炎。黄某，男，52 岁。右肩疼痛 3 天，夜间尤甚，上举曲伸均受限，局部无肿胀，肱二头肌短，头压痛明显。X 片示：肩部未见骨质变化，诊为肩周炎，舌质净，脉细。处方：葛根 9g，桂枝、白芍各 6g，甘草 3g，麻黄 2g，大枣 10 枚，生姜 6 片。煎服 4 剂，并配合按摩，药后活动如故，肩痛消失。〔盛淦新《浙江中医杂志》1986.（6）：284〕

葛根黄芩黄连汤

《伤寒论》

葛根 15g，甘草 3g，黄芩 9g，黄连 9g。

上药以水 3 杯，煮取 1 杯，药滓再煮，取汁 1 杯，日分 2

次温服。

功效：清里解表。

主治：外感表证未解，热邪入里，证见身热下利，口干，口渴，舌红，苔黄，脉数。

方义：伤寒表证未解，误下邪陷阳明而成热痢，里热炽盛，又见身热，口渴，胸脘烦热，舌红脉数。治宜外解肌热之表邪，内清肠胃之热。方中重用葛根，既能清热解表，又能升发脾胃清阳之气而治下利；佐黄芩、黄连性寒清胃肠之热，苦以燥胃肠之湿，如此表解里和，身热下利得止；使甘草甘缓和中，协调诸药，共奏解肌清里之效。

临床应用

1. 对于热利、热泻，无论有无表证，皆可用之。

2. 兼呕吐者，加半夏降逆止呕；兼食滞者，加山楂以消食化滞；腹痛者，加木香、白芍以行气止痛。

3. 急性肠炎，属湿热者，可加银花、连翘、云苓等以清热解毒。

4. 如细菌性痢疾、阿米巴痢疾，见腹痛、发热或下脓血，里急后重者，可加白头翁、双花、木香、槟榔清热解毒，缓急止痛。

医家论粹

尤在泾："邪陷于里者十之七，而留于表者十之三，其病为表里并受之病，故其治亦宜表里双解之法……葛根解肌于表，芩、连清热于里，甘草则合表里而并和之耳，盖风邪初中，病为在表，一入于里，则变为热矣，故治表者，必以葛根之辛凉，治里者，必以芩、连之苦寒也。"

医案选录

痢疾兼外感。周某，女，58岁，1982年8月12日诊。

操劳棉田，渴饮生水，夜间腹痛，腹泻6次，并身热头疼，服去痛片、土霉素 1 天，头痛身痛好转，而环脐作疼，里急后重续发，大便日行 30 余次，脉象弦数，苔薄黄。证为痢疾兼外感，治以葛根黄芩黄连汤，虑其黄连苦敛，又厚肠胃，以白芍易之，加焦楂、炒莱菔子，以防腐止疼。处方：葛根 30g，黄芩 15g，甘草 15g，白芍 20g，焦楂 20g，炒莱菔子 30g，车前子 30g（布包）。上 7 味，以水 3 碗，先煮葛根去白沫，再加水 1 碗，纳诸药，煮取 2 碗半，日分 3 次温服。禁忌酒、肉、黏滑、生冷之品。

8 月 15 日二诊：上药服 1 剂，腹痛身热均除，痢下轻甚而后重缓。继服两剂，后重由缓而止，脉已和缓，病将瘥，宜小制其方。处方：黄芩 10g，甘草 10g，白芍 10g，焦楂 10g，炒莱菔子 10g，当归 10g，车前子 10g（布包）。上 7 味，以水 3 碗煮取 1 碗，药滓再煮，取汁 1 碗，日分 2 次温服。（《经方临证录》）

葱豉汤
《肘后方》

葱白头（连须）3～7 个（15～24 克），豆豉 15g。

上药以水 4 杯，煮 15～20 分钟，取汁 3 杯，日分 3 次温服。

功效：通阳解表。

主治：外感风寒，恶寒发热，无汗、头痛，鼻塞流涕，咳嗽、声重。

方义：葱白辛温，能宣通阳气卫阳，疏达肌表，以散风寒之邪，为主药；辅以豆豉，外能解肌透表，内能除烦退热。二药合用，有通阳解表之功。

临床应用与附方

1. 本方为发汗解表之轻剂，根据临床不同表现，予临证加味，如恶寒、无汗、头痛，可加羌活、芥穗、防风、葛根，以加强透表的功能。

2. 如发热，口苦，扁桃腺肿大，舌红少苔，可加黄芩、栀子、双花、连翘、公英、板蓝根以增强清热解毒。

3. 如咳痰不爽、声音嘶哑者，可加牛蒡子、薄荷、桔梗、象贝、杏仁等以宣肺止咳。

4. 活人葱豉汤（《类证治人书》）：即葱豉汤加麻黄 3～6g，葛根 9～12g。治伤寒 1～2 日，头项腰脊痛，恶寒，脉紧，无汗者。

5. 葱豉桔梗汤（《通俗伤寒论》）：葱豉汤加桔梗、薄荷各 6g，山栀、连翘、淡竹叶、甘草各 5g。治风温初起，头痛身热，微恶风寒，咳嗽咽痛者。

6. 神白散（《卫方家宝方》）：葱豉汤加白芷 6g，甘草 3g，生姜 3 片。水煎分服，治风寒感冒，症状轻微，恶寒发热，无汗，头痛，舌苔薄白，脉浮。

7. 葱姜红糖方（民间验方）：葱白头连根 3～7 个，生姜 3～5 片。浓煎后加红糖适量，热服取汗，治感冒初期之轻证。

医案选录

周某，男，11 岁。秋暇时节，去野外放羊，羊放于草坡，自己在桥下读书，天天如此。后患腹泻，一日七八次不等，又迁延治疗，日子久了，一日突然感冒头痛，鼻塞流涕，咳嗽，但病不重，仍天天去放羊，昨夜恶寒身热，周身酸软，其父带来就诊。体温 38℃，面淡白，身瘦，脉细数，舌淡少苔。诊为感冒初起，仍有腹泻，一日四五次不等。治以葱豉汤加味，通阳解表。处方：葱白连根须 6 个，豆豉 10g，葛根 10g，杭菊 10g，甘草 6g。上药以水 3 杯，煮取 1 杯半，药滓再煮，取汁 1 杯，日分 3 次温服，勿食凉食。

二诊：上药服 2 剂，其身溱溱汗出，恶寒已轻，鼻塞已通，不流鼻涕，唯腹泻每日仍有两三次。再变通上方，予3剂。葱白头连根须5个，豆豉10g，葛根15g，甘草6g。煮服方法同上。

桂枝加葛根汤
《伤寒论》

桂枝、炒白芍、炙甘草、生姜（切片）、甘草各6g，大枣（开）5枚，葛根12g。

上药以水3杯，煮取1杯，药滓再煮，取汁1杯，日分2次温服。服后饮热开水或米汤1杯，覆盖薄棉被，以微微汗出为佳。

功效：解肌祛风，调和营卫，升提津液，濡养筋脉。

主治：外感风寒，发热头痛，汗出恶风，项背强痛，挛急不舒，舌苔薄白，脉象浮缓。《伤寒论》云："太阳病，项背强几几，凡汗出恶风者，桂枝加葛根汤主之。"

方义：本方即桂枝汤减量加葛根而成，用桂枝汤解肌祛风，调和营卫。葛根甘辛性凉，气质轻扬，具有升散之性，入脾胃二经，以阳明为主，阳明主肌肉，故能解肌退热，又善鼓舞胃中清气上行以输津液，使肌解热退，清阳得升，津液得以上行，筋脉得以濡养，故能缓解项背肌肉之挛急，配之以使表邪得散，营卫调和，筋脉柔润，则诸症自罢。

临床应用

1. 本方服后，再服姜汤1杯以助药力，以缓解其肢倦。

2. 本方加防风，可治疗顽固性荨麻疹。

3. 本方可治落枕，头不能转侧，项板硬。

4. 本方加白芷、芥穗可治剧烈性头痛。

5. 本方亦可治风凉痢疾初起。

医家论粹

1. 《医宗金鉴》："太阳病，项背强几几，无汗恶风者，邪实也，今反汗出恶风者，虚邪也，宜桂枝加葛根汤，解太阳之风，发阳明之汗也。"

2. 汪琥云："太阳病，项背强也，复几几然，颈不得舒，颈之经属阳明，项背与颈几几然，其状当无汗，今反汗出恶风。仲景法：'太阳病，汗出恶风者，桂枝汤主之。'今因其几几然，故将葛根加入桂枝汤中，以兼阳明经之风也。"

医案选录

1. 面部偏侧浮肿。安某，女，38岁，1984年11月24日就诊。

患者平素体虚，多年来时有左侧头痛，余曾用八珍汤治疗，效果颇佳。就诊当日晨起，发现左侧面部浮肿，且有胀麻之感，伴有恶风，神疲懒动，舌淡红，苔薄白，脉浮缓无力。询其诱因，方知昨日汗出洗澡，证属脉络空虚，汗出入水，水湿痹阻所致。治以解肌祛湿，通络行痹。处方：葛根30g，桂枝10g，炒白芍10g，生姜10g，大枣4枚，炙甘草6g，地龙6g，防己6g，白术12g。水煎服，三日而愈，因虑其素日气虚，复以八珍汤调之。（《经方研究》）

2. 面神经麻痹。孟某，52岁，1982年4月10日就诊。

两月前患面神经麻痹，曾内服中西药和针刺治疗，虽有所好转，但未痊愈。诊见口歪眼斜，谈笑时更为明显，局部有肌肉跳动之感，舌质淡，苔薄白，脉沉涩无力。证属风中经络，日久气血虚滞，治宜调和营卫，益气活血，佐以通络之品。处方：葛根30g，桂枝10g，炒白芍10g，生姜10g，大枣4枚，甘草6g，黄芪15g，当归6g，红花6g，地龙6g，全蝎6g。水煎服，守方连服12剂而愈。〔《河南中医》1986（1）：7〕

桂枝麻黄各半汤

《伤寒论》

桂枝 5g，麻黄、芍药、炙甘草、生姜各 3g，杏仁 5g，大枣 4 枚。

上药以水 3 杯，煮取 1 杯，药滓再煮，取汁 1 杯，日分 2 次温服。

功效：疏达肌腠，清解表邪，调和营卫。

主治：太阳表证，日久不解，发热恶寒，热多寒少如疟，一日二三度发，不呕，清便自可，面赤，无汗，身痒，苔薄白，脉弱而迟。

方义：本方只取桂枝汤与麻黄汤分量的三分之一组成之小发其汗的轻剂。发热恶寒表证乃在，热多寒少如疟状，一日二三度发，邪气不盛，正与邪气争而非疟，不呕，非少阳证，清便自可非阳明证，乃邪未内传，胃气尚和，面赤，是阳气怫郁在表，身痒是汗欲出而不得，乃微邪在表。方以桂枝汤和营卫，麻黄疏达皮毛，小制其剂，以解轻微之邪，故用于余邪郁于肌表不能透达，既不可不汗，又不可过于发汗证。

临床应用

1. 本方乃合麻桂二方为一方，变大方为小方，既解表发汗而不伤正，又调营卫而不留邪，是为一个良好的轻发汗剂。

2. 本方对于身体虚弱以及老年人患伤寒表证者可以适用。

3. 疟疾如属轻证，热多寒少，肢体疼痛，有桂麻二证者，宜用本方以疗之。

4. 本病虽轻微，适当予桂枝麻黄各半汤，可以收到良好的治疗效果。

医家论粹

1.《医宗金鉴》："表阳气虚，故脉浮迟，邪气怫郁，故面热赤，正虚邪盛相争，故战惕也。至六七日，则邪当衰，应汗出而解，若反发热，是邪未衰，故差迟也，迟者正不胜邪也，阳微怫郁，其身必痒，以无阳气，不能宣发作汗故也。"

2. 日人大冢敬节云："荨麻疹而有本方证之目标时，选用本方有卓效。"

医案选录

1. 顽固性荨麻疹。张某，男，52 岁。

每逢冬季受凉即发荨麻疹 10 年余，曾经多方治疗无效。昨日因气温突降，感寒后荨麻疹又发，症见颈项、胸腹、四肢泛发风疹团，色淡红，成块成片，此起彼伏，瘙痒甚，恶风无汗，自觉全身紧束，头昏痛，口淡不渴，少食，二便正常，舌紫暗，苔白根腻，脉细弦。辨证为风寒郁表，营卫失和，治以发汗解表，祛风止痒，佐以活血通络，方用桂枝麻黄各半汤加味。处方：桂枝 10g，赤芍 10g，麻黄 10g，防风 15g，苍术 12g，红花 10g，土鳖虫 10g，地龙 15g，当归 12g，蜂房 15g，生姜 6g，甘草 6g。煎服上方 6 剂后，诸证愈除，后黄芪桂枝五物汤加味巩固之，随访至今未复发。〔《新疆中医药》1988（1）：60〕

2. 感冒。姚某，女，46 岁。

半年来常患感冒，时发寒热，微咳，流清涕，头晕身痒，与桂枝、麻黄、甘草、生姜（切片）各 3g，白芍、杏仁各 6g，大枣 4 枚。2 剂后，微微汗出，寒热渐退，身亦不痒，仅有微咳，再与沙参麦冬汤调理而愈。（《成都中医学院院刊》1981，6）

桂枝加厚朴杏子汤

《伤寒论》

桂枝三两，甘草二两，生姜三两，芍药三两，大枣十二枚，厚朴二两，杏仁五十枚。

上七味，以水七升，微火煎取三升，去滓。温服一升，覆取微似汁。

功效：解肌疏风，下气平喘。

主治：素有哮喘的病人，因患外感，触动宿疾而咳喘，本方加厚朴以下气消痰，杏仁以宣肺降气。

方义：方中桂枝汤，解肌疏风，调和营卫，杏仁苦平，可宣肺降气平喘，厚朴下气消痰，理气宽中。

临床应用

1. 本方为中风而有宿喘患者而设，具有解表宣肺、化痰定喘之功用。

2. 患者内有水饮者不可应用。

医家论粹

1. 魏念庭："凡病人素有喘症，每感外邪，势必作喘，谓之喘家，亦如酒家等有一定治法，不同泛常人一例也。"

2. 黄坤载："平素喘家，胃逆肺阻，作桂枝汤解表，宜加朴、杏降逆而破壅也。"

3. 钱天来："气逆喘急……皆邪壅上焦也。盖胃为水谷之海，肺乃呼吸之门，其气不利，则不能流通宣布，故必加入厚朴、杏仁乃佳，杏子，即杏仁也，前人有以佳字为仁字之讹者非也。"

医案选录

1. 寒咳。曹方红介绍：用本方治疗寒嗽23例，咳剧者加百部，表虚者加生黄芪。23例中，14岁以下者10例，13～34岁者8例，30岁以上者5例，病程最长者2个月，最短者3天，咳而有痰者18例，无痰者5例，有表证者9例，均无热象，服药最多者6剂，最少者1剂，平均2.5剂，结果23例全部治愈。〔《湖北中医杂志》1987（2）：6〕

2. 冠心病。张志远教授介绍：男，60岁，素有冠心病史，近日因感冒诱发心绞痛，低热不退，胸骨后闷痛，向左肩放射，伴汗多恶寒，舌紫，苔白腻，脉沉紧。证属心阳不振，痰阻瘀遏。治以温通心阳，祛痰化瘀。处方：桂枝、芍药各15g，川厚朴12g，杏仁、丹皮、丹参各9g，甘草6g，细辛4.5g，生姜3片，大枣5枚，琥珀1.5g（分吞）。服药4剂，心绞痛已止，唯胸闷未除，微汗恶风，守方去细辛，加炙黄芪15g，当归12g，连服7剂，诸证悉除。〔《浙江中医》1988（4）：175〕

3. 胃溃疡。张志远教授介绍：高某，女，25岁。胃溃疡3年，时有发作，服解痉剂可安。近来发作月余，诊见胃脘痛固定，按之尚安，时泛清水，胃纳便秘，苔白腻，脉弦滑。证属中虚湿阻，气滞血瘀，治宜温中益气，燥湿化浊。处方：桂枝12g，赤白芍、党参、元胡各15g，甘草、苍术、厚朴、杏仁、姜半夏、高良姜各4.5g。服药5剂后，胃痛减轻，原方高良姜易生姜3片，去苍术、元胡，又服7剂，告安。〔《浙江中医》1988（4）：175〕

桂枝二麻黄一汤
《伤寒论》

桂枝1两17铢，芍药1两6铢，麻黄16铢，甘草1两2铢，杏仁16个，大枣（开）5枚，生姜1两6铢。

上7味，以水5升，先煮麻黄一二沸，去上沫，纳诸药，煮取2升，去滓，温服1升，日再服。本方桂枝汤2分，麻黄汤1分，合为2升，分再服，今合为1方，将息如前法。

功效：调和营卫，祛风解表。

主治：服桂枝汤，大汗出，脉洪大，病仍不解，若证见恶寒发热，如疟状，一日二发者，可予桂枝二麻黄一汤治之。

方义：本方为桂枝汤与麻黄汤2比1用量的合方，以桂枝汤调和营卫，麻黄汤祛风散寒，两方合一，为辛温轻剂，微发营卫之汗，比桂枝麻黄各半汤发汗之力史轻微。

临床应用

1. 大汗出，脉洪大，当与白虎汤别。白虎汤是阳明里热熏蒸，表证已除，必有口舌干燥，烦渴引饮。本条是汗不如法，恶风寒发热，头项强痛等症仍在，而口和不渴，可以证。

2. 与漏汗当别：漏汗是表阳不固，恶风，四肢拘急，难以屈伸，脉象微弱，决不洪大。本条是汗出不彻，恶寒而头痛发热，脉宽洪满指，是之特别。

医家论粹

1. 《医宗金鉴》："服桂枝汤，大汗出，病不解，脉洪大，若烦渴者，则为表邪已入阳明，是白虎汤证。今虽脉洪大而不烦渴，则为表邪仍在太阳，当更与桂枝汤如前法也。服汤不解，若形如疟，日再发者，虽属轻邪，然终是为风寒所持，非汗出必不得解，故宜服桂枝二麻黄一汤，小发荣卫之汗。其不用麻黄桂枝各半者，盖因大汗已出也。"

2. 尤在泾："服桂枝汤汗虽大出而邪不去，所谓如水淋漓，病必不除也，若脉洪大而邪尤甚，故宜更为桂枝汤取汗，如前法者，如啜热稀粥，温覆取汗之法也。若其人病形如疟，而一日再发，则正气内胜，邪气欲退之征，设得汗出，其邪必从表解，然非重剂所可发者，桂枝二麻黄一汤，以助正而兼散邪，而又约小其制，乃太阳发汗之轻剂也。"

医案选录

风水。孙浩介绍：毛某，女，48岁。因外出淋雨，初起寒战发热，疑为疟疾，覆被而卧汗出，寒战减轻，3日后忽见面目、四肢浮肿，尿少，查体温37.8℃，血压16.0/10.7KPa。面色白，畏寒，无汗，咳嗽，呼吸稍促，舌淡胖，苔白腻，脉沉濡，尿常规：蛋白（++）、红细胞（+），颗粒管型0~2。

证属风水，治以温阳化气，宣肺行水为法。处方：桂枝、茯苓、薏仁各12g，白芍、杏仁、炒白术各9g，甘草3g，炙麻黄6g，生姜2片，大枣5枚。水煎服，药后汗出寒热尽解，小便清长，服完6剂，水肿全消。改服参苓白术丸（上午服9g）、金匮肾气丸（下午服9g），1周后，尿蛋白转阴。

越婢汤

《金匮要略》

麻黄六两，石膏半斤，生姜三两，甘草二两，大枣十五枚。

上药五味以水六升，先煮麻黄，去上沫，纳诸药，煮取三升，分温三服。

功效：宣肺散水，清泄郁热。

主治：风水病，一身悉肿，发热，续自汗出，脉浮弱。

方义：方中麻黄发汗、宣肺、利水为主药，佐石膏以清泄郁热，配生姜宣散水气，配甘草、大枣补脾安中。风水而有郁热证者，用之适宜。若水湿过重，再加白术以健脾渗湿；若汗多伤阳，恶风不止，可加附子以温经、复阳、止汗。

临床应用

1. 越婢汤与防己黄芪汤的应用区别

越婢汤 }
防己黄芪汤 } 脉浮汗出 { 一身悉肿——发越水气。
身重腰下肿——扶表利湿。

2. 《巢氏病原》：妇人脚气肿，若外盛者，宜作越婢汤加白术四两。

3. 《圣惠方》：麻黄散治风水遍身肿满，骨节酸痛，恶风脚弱，皮肤不仁，于越婢汤内加术附，汤内去甘草，加汉防己，桑根白皮。

4. 《方舆𫐐》："一身悉肿，脉浮而渴，自汗出，恶风，小便不利，或喘者，越婢汤主之……"

医家论粹

1.《金匮要略译释》："风水因于风邪，故怕风，水溢皮肤，所以一身悉肿，风水相搏，内热壅盛，故脉浮而续自汗出。无大热由于续自汗出，非表虚汗出可比，故用越婢汤发越水气，兼清里热。"

2. 徐忠可："上节身肿则湿多，此一身悉肿则风多，风多气多热亦多，故欲以猛剂以铲之。"

3. 尤在泾："此与上条（防己黄芪汤）证候颇同，而治特异。麻黄发阳气，十倍防己，乃反减黄芪之实表，增石膏之辛寒何耶？脉浮不渴句，或作脉浮而渴，渴者热之内炽，汗为热逼，与表虚汗出不同，故得以石膏清热，麻黄散肿而无事兼其表邪。"

医案选录

1. 急性肾小球肾炎。史某，男，8岁。

1月前，继患感冒高热数日后，全身浮肿，某医院尿检，蛋白（++++）、红细胞（+）、颗粒管型1%~2%（高倍视野）。诊断为急性肾小球肾炎，服西药半月余无效。症见头面四肢高度浮肿，眼睑肿势尤甚，形如卧蚕，发热汗出，恶风口渴，咳嗽气短，心烦溲赤，舌质红，苔薄白，脉浮数，体温39.5℃。证属风水泛滥，壅遏肌肤。治以宣肺解表，通调水道，方用越婢汤加减。处方：麻黄10g，石膏20g，炙甘草6g，生姜4片，大枣4枚，杏仁10g。煎服1剂后浮肿见消，咳嗽大减，仍汗出恶风，体温38.5℃，尿蛋白（++），未见红细胞及管型，舌苔转白，脉象浮缓，原方加苍术8g，3剂后热退肿消，诸症悉除，尿检正常。（《北京中医杂志》1985（5）：20）

2. 声哑。患者，女，17岁。低热，咽干痛，声哑一周，晨起面肿，咳嗽，痰黄黏稠，舌苔薄黄，脉浮。证属外感风湿，浊痰内壅。治以解表清里，理肺祛痰。麻黄 8g，生石膏 50g，杏仁、桔梗、赤芍、甘草各 10g，射干 15g，生姜 3 片，大枣 2 枚。服药 6 剂后，咳嗽减轻，声哑已瘥。继服 6 剂，诸症皆除。（《经方研究》吕延亭介绍）

越婢加术汤

《金匮要略》

麻黄六两，石膏半斤，生姜二两，甘草二两，白术四两，大枣 15 枚。

上六味，以水六升，先煮麻黄，去上沫，纳诸药，煮取三升，分温三服。恶风加附子一枚，炮。

功效：发越水气，健脾渗湿。

主治：风水病，一身悉肿，肌肉消瘦乏力，发汗欲脱，或将大泄，风入荣为厉痹，身重，脚弱。

方义：方中麻黄配生姜宣散水气，佐石膏清肺胃郁热，甘草、大枣补中益气，加白术以健脾除湿，表里同治。诸药配合共奏发越水气、健脾利湿之功。

临床应用

1. 本方亦适应于风水证，因水气重加白术以健脾利湿。

2. 若恶寒甚者，可加炮附子以宣发阳气。

3. 实践证明服药 1 小时，或 1 时半则发汗，继则尿量加多，肺气宣发肃降，水流入肾，入膀胱，水道通调。

医家论粹

吴仪洛："此治风极变热之方也。谓风胜则热胜，以致内热极而汗多，必将津脱，津脱而表愈虚，则腠理不能复固，汗泄不已，将必大泄，风入营为厉。《内经》曰：厉者，有营气热胕，今风入营为热，即是厉风气矣。盖风胜气浮，下焦本虚，至厥阳独行，而浊阴不降，无以养阴而阴愈虚，则下焦脚弱。故以麻黄通痹气，石膏清气分之热，姜、枣以和营卫，甘草、白术理脾家之正气。汗多而用麻黄，赖白术以扶正，石膏之养阴以制之。故曰越婢加白术汤，所谓用人之勇，去其暴也，汗大泄而加恶风，故须防其亡阳，故加附子。"

按："肉极"为六极之一，谓肌肉极端清瘦，汗为心液，汗过多，则津必脱，所厉风气，指不正常气候所发生的恶风。方中石膏协麻黄、附子协白术，皆所以逐水祛湿，水湿去则汗止，而肌肉不再被销铄。

医案选录

1. 王琦介绍："岳美中老中医治疗急性肾炎，凡症见汗出恶风，一身尽肿，小便不利，证属风水而有郁热者，均投本方以发越阳气，清热散水。越婢汤是仲景治疗'风水'证的主要方剂之一，加白术名越婢加术汤。《古今录验》谓其增强祛湿作用，陆渊雷称为逐水发汗之主剂，是肺脾两治之剂。本方对肾炎辨证为肺热内郁、通调失职、水湿内滞者，投之颇宜。"〔《陕西中医》1982（6）：17〕

2. 慢性肾炎。杨培生介绍：陈某，男，42岁。患水肿，经医院诊断为肾炎，住院治疗四月无效。现症：全身浮肿，腹部较重，脉沉有力，舌苔薄白。尿蛋白（＋＋），红白细胞（＋）。拟用越婢加术汤3剂，服药1剂后，尿量增多，3剂服后，肿已全消。尿蛋白微量，血球，管型均消失，继服3剂而愈。〔《河南中医》1984（4）：25〕

3. 疱疹。杨培生介绍：高某，男，44岁。患者周身起大小不等水疱4月余，虽经治疗，却外出见风即发，全身水疱大小不等，透明，疱破流水清稀，微痒，上半身较多，身体健壮，食欲正常，脉大有力，舌红润苔少。此乃外风里水，风水相搏，壅于皮肤而发水疱，治宜散风清热，宣肺行水，方用越婢加术汤，煎服 1 剂，夜尿增多，继服 6 剂而愈，未再复发。
〔《河南中医》1984（4）：25〕

麻黄连翘赤小豆汤
《伤寒论》

麻黄 6g，连翘 12g，杏仁 10g，生梓白皮 10g，赤小豆 30g，炙甘草 6g，生姜 6g，大枣 6 枚（开）。

上 8 味，以潦水一斗，先煮麻黄再沸去上沫，纳诸药，煮取 3 升，去滓，分温 3 服，半日服尽。即上药以水 3 杯，煮取 1 杯半，药滓再煮，取汁 1 杯半，日 3 服。

功效：解表散邪，清利湿热。

主治：身目俱黄，皮肤瘙痒，小便不利，无汗，恶寒，体痛，苔薄黄腻，脉浮数。

方义：本方乃麻黄汤加减之方，而是湿热郁蒸发黄有表邪者而设，方中以麻黄、杏仁宣肺气以散表邪，连轺（即指连翘之根，今用连翘）、赤小豆、梓白皮（可用桑白皮，或白鲜皮代之）以清热利湿，生姜、大枣辛甘以化阳，即调营卫，又和脾胃，甘草调和诸药，合之则有宣散表邪、清泄湿热之功，为表里双解之剂。

临床应用

1. 方中梓皮，肆中无货，如内湿可加以桑白皮代之；如偏治外湿之疹，可用白鲜皮代之。

2. 本方可用于治疗疮毒浮肿或喘而满闷者，亦有良好的治疗效果，亦可治内湿肿满者。

3. 本方可治黄疸性肝炎、肾炎、荨麻疹、湿疹、水痘等疾病。

医家论粹

《医宗金鉴》："湿热发黄，无表里证，热盛者清之，小便

不利者利之，里实者下之，表实者汗之，皆无非为病求去路
也。用麻黄汤以开其表，使黄从外而散。去桂枝者避其湿热
也，佐姜枣者和其营卫也，加连翘、梓皮以泻其热，赤小豆以
利其湿，共成治表实发之效也。"

医案选录

1. 黄疸伴皮疹。魏千里介绍：张某，16 岁。初起全身无
力，右胁胀闷时痛，继而出现目黄，小便黄赤，症见患者额及
胸部皮疹色红，高出皮肤，压之褪色，舌红苔腻，两脉俱弦。
肝功能：黄疸 15 单位，谷丙转氨酶 >300 单位，麝浊 4 单位，
锌浊 10.5 单位，麝絮（一）。

证属湿热蕴阻肝胆，胆汁排泄不畅，内迫血分，外发肌肤
所致，用麻黄连翘赤小豆汤加大黄、赤芍、丹皮、龙胆草、土
茯苓。连进 10 余剂，目黄尽退，苔腻化薄，皮疹消失，遂改
用泻肝调肝兼清余邪之属，选药如丹参、鸡血藤、黄精、当
归、白芍、石斛、郁金、龙胆草、炒薏米仁、焦山楂等，前后
调治 40 余日，肝功恢复正常。〔《辽宁中医》1987（5）：30〕

2. 疱疹。沈惠善介绍：王某，男，11 岁。头面部疱疹，
根盘红色，头灌白色脓浆，伴有痛痒之感，兼有身热尿黄，舌
尖红，苔薄腻，脉浮数。此为水湿郁阻肌肤，久郁化热，湿热
相搏而成。治以本方加蝉衣，丹皮、蛇床子、地肤子、土茯
苓、金银花、黄连、冬瓜皮，减甘草、姜枣。煎服 3 剂后，疱
疹消退，痛痒已除。〔《浙江中医杂志》1985（5）：213〕

四、宣可决壅类方

提要：风寒湿之邪中于人之经络痹阻壅滞，周身或四肢疼痛，法宜宣达决壅，方宜宣痹汤、蠲痹汤、九味羌活汤；其气壅滞于头宜苍耳子散、川芎茶调散；壅滞于脏腑宜桑杏汤、杏苏散、逍遥散；热毒内壅宜普济消毒饮、甘露消毒丹，或瓜蒂散、三圣散等等。

宣痹汤
《温病条辩》

防己、杏仁、滑石各 15g，连翘、山栀、半夏、蚕砂各 9g，生薏仁、赤小豆各 30g。

上药以水 4 杯，煮取 1 杯，药滓再煮，取汁 1 杯，日分 2 次温服。

功效：清利湿热，宣通经络。

主治：骨节烦痛，寒战热炽，面目萎黄，小便短少，舌红，苔灰滞或腻。

方义：湿热郁于经络，热盛寒战，经络痹阻，骨节烦痛，活动不利，因湿郁而面萎黄。方以防己苦寒降泻，利水清热，因味兼辛可以宣痹祛风，亦可泄下焦血分之湿热；杏仁宣肺益气，可发散水气；薏米仁可祛湿，宣痹止痛；蚕砂燥湿化浊；连翘、山栀、滑石、赤小豆清利湿热，使之从小便排出。诸药通利三焦，清除湿热，有宣痹止痛之效。

临床应用与附方

1. 其痹若痛甚，可加片姜黄、海桐皮、桑枝以加强宣痹止痛之效。

2. 本方合三妙散（苍术、黄柏、牛膝）治湿热下注之腰腿痹痛，关节红肿热痛。

医案选录

杨某，50 岁，1998 年 5 月 5 日初诊。患风湿痹痛 2 年，每以西药维持治疗，服西药，打针无数，时轻时重，未能痊愈。近来骨节烦痛，恶风寒，心烦，不欲食，昼夜不能安卧，无奈来诊，吃中药看看如何再说。症见脉弦滑，舌质偏红，苔黄薄腻。证属湿热郁阻经络，治以宣痹通络，祛湿止痛，方以宣痹汤加减。处方：汉防己 15g，杏仁 15g，鸡血藤 30g，丝瓜络 15g，半夏 15g，薏米仁 24g，连翘 18g，赤豆 18g，桑枝 30g，红花 9g，滑石 30g，赤小豆 15g，栀子 9g，甘草 6g。上药以水 4 杯，煮取 1 杯，药滓再煮，取汁 1 杯，日分 2 次温服，忌食鱼虾腥臭之品。

二诊：上方连服 7 剂，胸脘见宽，饮食转佳，舌红不若前甚，苔亦浅薄，四肢痹痛显减，白天痹痛不若前甚，夜寐较前好转，仍守上方再进。汉防己 15g，杏仁 15g，鸡血藤 30g，苡米仁 30g，桑枝 50g，枳壳 15g，丝瓜络 15g，连翘 25g，木通 12g，乳香 6g，没药 6g，骨皮 9g，防风 6g。上药以水 4 杯，煮取 1 杯，药滓再煮，取汁 1 杯，日分 2 次温服，禁忌同上。

三诊：上方连服 12 剂，每服 3 剂，休息 1 日再服，目前骨节烦痛十去其七，夜寐好转，饮食增加，周身痹疼已去大半，脉来较为和缓，循续进之。

四诊：患者连服中药 24 剂，已无骨节烦痛之感，心中烦热得安，饮食逐渐好转，再以上药加减化裁，研末配成丸剂续服。3 月后，患者骑自行车来告，病愈。

蠲痹汤

《杨氏家藏方》

羌活、防风、赤芍、片姜黄各6g，当归9g，黄芪15g，甘草3g，生姜6片（切片）。

上药以水4杯，煮取1杯，药滓再煮，取汁1杯，日分2次温服。

功效：益气和营，祛风除湿。

主治：风寒湿痹，身体烦痛，项背拘急，举动困难及手足麻痹等证。

方义：本方所治之证为营卫两虚，风寒湿三气乘袭所致。《素问·逆调论》所说"荣气虚则不仁，卫气虚则不用"，即此三气之中，尤以风气偏重，所以只须和营卫，通经络，祛风除湿，使气血流通，营卫宣畅，三气自无留着之处。方用黄芪、甘草益气，而以防风、羌活疏风除湿，使补而不滞，行而不泄；当归、赤芍和营活血，而以片姜黄温经散寒，除风燥湿，行气止痛，营卫兼顾，除湿祛风之功。

临床应用与附方

1. 方中羌活善治上肢上半身风寒湿痹，片姜黄善治肩臂痛，所以本方对营卫两虚，又受风寒湿而致的肩臂痛及上肢风湿性关节炎疼痛者最宜，可酌加桂枝、威灵仙、丝瓜络。

2. 本方若治下肢痹痛，可加牛膝、杜仲、川断；若湿重者，可加苍术、防己、苡米；若寒重者，可加附子、肉桂等。

3. 程氏蠲痹汤（《医学心悟》）：羌活、独活、秦艽、当归、桂枝各9g，海风藤、桑枝各30g，川芎、乳香各6g，木通、甘草各5g。上方适于上肢，下方适于上下肢营卫不虚者。

4. 桑枝汤：桑枝30g，防己9g，黄芪30g，当归、茯苓、威灵仙、秦艽各6g，川芎、升麻各3g，适用于风湿性肩臂手指关节疼痛麻木者。

防风汤

《宣明论方》

防风、当归、杏仁、茯苓、秦艽、葛根各 9g，桂枝、麻黄、羌活各 6g，黄芩、甘草各 3g，生姜 3 片，大枣 5 枚。

上药以水 4 杯，煮取 1 杯，药滓再煮，取汁 1 杯，日分 2 次温服。

功效：祛风通络，散寒除湿。

主治：行痹。肢体关节痛，游走不定以及各个关节屈伸不利，或见寒热表证，舌苔薄白，脉浮数。

方义：风寒湿热客于经络、筋脉、关节以致气血运行不畅，不通则痛，气血失于濡润，屈伸不利，游走不定。方用防风、秦艽以祛风，茯苓以祛湿，羌活、桂枝、麻黄、葛根散寒解肌，以治寒热表证，当归养血和营，通络止痛，杏仁以宣肺行气，黄芩以燥湿，生姜、大枣调和营卫，共奏祛风通络、散寒除湿之效。

临床应用与附方

1. 临床表现若无热象者，可去黄芩。

2. 痛在上肢者，可加片姜黄、威灵仙；在下肢者，可加杜仲、牛膝。

3. 它如鸡血藤、赤芍、桃仁、豨莶草、千年健、海风藤，都可根据当时情况予以加入。

4. 蛇蚯煎：乌蛇、地龙、木瓜、伸筋草、鸡血藤等，水煎服。或配酒中，每日 10g，2 日 1 服，以治风湿痹痛，经久不愈者。

九味羌活汤

《此事难知》引张元素方

羌活、苍术、川芎、白芷、黄芩各9g, 防风9g, 生地12g, 甘草3g, 细辛1.5g, 生姜3片, 葱白3茎。

上药以水4杯, 煮取1杯, 药滓再煮, 取汁1杯, 日分2次温服。

功效: 祛风解表, 除湿镇痛, 宣清里热。

主治: 外感风寒湿邪、兼有里热, 恶寒发热, 肌表无汗, 头痛项强, 周身酸痛, 口苦而渴者。

方义: 方用羌活、防风发汗解表, 祛风胜湿; 苍术、细辛、白芷、川芎协羌防以散风寒湿邪; 生地、黄芩清其里热; 甘草和中。姜葱以助发散。寓清热于辛散之中, 清热而不恋邪发散, 合之以发表祛风胜湿止痛之效。张洁古立此方代麻桂以解表, 于当时的用药风格有了进一步的发展。

临床应用

1. 上证的湿邪轻微者, 可去苍术。

2. 上证如头痛轻者, 可去川芎、细辛。

3. 若无内热燥渴者, 可去生地、黄芩。

4. 若里热甚, 而烦渴者, 可加石膏、知母。

医家论粹

1. 《医方集解》: "此足太阳例药, 以代桂枝、麻黄、青龙各半等汤也。药之辛者属金, 于人为义, 故能匡正黜邪, 羌、防、苍、细、芎、芷, 皆辛药也, 羌活入足太阳, 为拨乱反正之主药。苍术入足太阴, 辟恶而去湿。白芷入足阳明, 治头痛在额。川芎入厥阴, 治头痛在脑。细辛入足少阴, 治本经头痛。皆能祛风散寒, 行气活血, 而又加黄芩入手太阴, 以泄气中之热。生地入手少阴, 以泄血中之热。防风为风药卒使,随所引而无所不至，治一身尽痛为使；甘草甘平，用以协和诸药也。药备六经，通治四时，用者当随证加减，不可执一。"

2. 易老自序云："此方冬可以治寒，夏可以治热，春可以治温，秋可以治湿，是诸路之争兵也。用之以治四时瘟厉诚为稳当，但于阴虚气弱之人，在所当禁。"

医案选录

1. 痹证。徐某，男，24 岁，昌化。

风湿内滞经络，四肢关节酸痛，游走不定，每遇气候不齐，痛势更甚，脉浮缓，苔白腻。治拟疏风燥湿，佐以通络。羌独二活各钱半，桂枝一钱，炒苍术二钱，茯苓四钱，炒苡仁四钱，防风钱半，炒天虫三钱，炒秦艽二钱，威灵仙三钱，五加皮四钱，海风藤四钱，蠲痛活络丹一粒（临睡服后避风）。

二诊：前方服后，风邪渐驱，寒湿亦得温化，形寒散冷亦除，四肢流痛大减，惟腰膝犹感酸楚，脉缓不浮，苔黄薄润。再以祛风化湿，养血和络。独活二钱，桑寄生二钱，酒炒当归三钱，威灵仙三钱，秦艽钱半，五加皮四钱，川断三钱，炒杜仲四钱，怀牛膝三钱，炒苡仁四钱，炒苍术二钱。（《叶熙春医案》）

防风通圣散（丸）
《宣明论方》

防风、荆芥、连翘、麻黄、薄荷、当归、川芎、白芍、白术、黑山栀、酒蒸大黄、芒硝各15g，生石膏、黄芩、桔梗各30g，滑石90g，甘草60g。

共为细面，水泛为丸，绿豆大，每服 6 ~ 9g，每日 1 ~ 2 次。

功效：解表通里，泻热解毒。

主治：风邪壅盛，内热怫郁，表里俱实，憎寒壮热，头目昏眩，目赤睛痛，口苦口干，咽喉不利，胸膈痞闷，咳呕喘满，便秘尿黄，肿疡初起，丹斑、瘾疹等证。

方义：方中防风、麻黄、荆芥、薄荷疏风解表，使风邪从汗而解；大黄、芒硝荡热于下，配伍山栀、滑石泄火利湿，使里热从二便而解；更以桔梗、石膏、黄芩、连翘清解肺胃之热，上下分消，表里同治；当归、川芎、白芍，活血止痛，祛风；白术、甘草健脾和中。如此攻邪而不伤正，从而达到解表通里、清热解毒之效。

临床应用

1. 本方可用常用剂量加葱姜作汤剂口服。

2. 如表证较重者见头痛如裂者，面赤目红，可加牛蒡子、桑叶、杭菊。

3. 如无便秘者，可用制大黄，不用芒硝。

4. 有汗者可去麻黄。

5. 如有痰涎者，可加姜半夏。

6. 可用于头面部小疖肿，或流脑后遗前额头痛者。

医家论粹

《医方考》："防风、麻黄解表药也，风热之在皮肤者，得之由汗而泄；荆芥、薄荷清上药也，风热之在巅顶者，得之由鼻而泄；大黄、芒硝通利药也，风热之在肠胃者，得之由后而泻；滑石、栀子水道药也，风热之在决渎者，得之由溺而泄。风淫于膈，肺胃受邪，石膏、桔梗清肺胃也，而连翘、黄芩，又所以去诸经之游火。风之为患，肝木主之，川芎、当归、白芍和肝血也，而甘草、白术所谓和胃而建脾。"

医案选录

邵某，男，30岁，平原，1983年秋。

初患感冒，服桑菊感冒片，迁延7日不愈，而症见风热壅盛，憎寒壮热，体温39.3℃，头痛，目赤涩痛，时感头晕，

口苦咽干，咽喉肿痛，咯痰，胸闷，腹痞胀，咳嗽似喘，大便
4 日未下，小便短赤，舌偏红，苔黄而薄腻。

辩证治疗：感冒未净，风热入里，表见壮热不解，故头痛
头晕，憎寒不汗。外邪入里，口苦咽干，咽喉肿痛，胸中满
闷，腹痞，似喘，大便秘滞不下，小便短赤等，此表里俱实，
乃风热壅盛之实者，治以防风通圣散化为汤剂服之，以解表泻
热于里，佐以解毒。处方：防风 6g，荆芥 3g，连翘 10g，豆豉
15g，薄荷 6g，白芍 10g，山栀子 6g，大黄 6g，芒硝 6g，石膏
30g，黄芩 6g，桔梗 10g，瓜蒌 20g，苇根 30g。上药以水 3 杯，
煮取 1 杯，药滓再煮，取汁 1 杯，日分 2 次温服。

上药连服 3 剂，周身汗出，壮热消失，大便通下，小便转
清长，头痛，头晕，口苦咽干，咽喉肿痛等症均减大半，续服
4 剂而愈。

人参败毒散
《小儿药证直诀》

党参、茯苓、前胡、桔梗各 9g，独活、柴胡、川芎、枳
壳各 6g，羌活、甘草、薄荷各 3g，生姜 3 片。

上药以水 3 杯，煮取 1 杯，药滓再煮，取汁 1 杯，日分 2
次温服。

功效：益气发汗，宣肺祛湿。

主治：身体素虚，感冒风寒湿邪，壮热恶寒，头痛项强，
周身酸痛，无汗，鼻塞，咳嗽有痰，苔白，脉浮。

方义：本方益气解表，方中羌活、独活、川芎、生姜以发
散风寒湿邪；羌、独、芎可除头身之痛；柴胡、薄荷升清透
表，可散肌肉之热；前胡、枳壳、桔梗以下气化痰以除咳嗽胸
闷；参、苓、草以益气健脾，可鼓邪外出时行疫毒等证，故以
"败毒"名方也。

临床应用与附方

1. 如时疫、痢疾、疟疾、疮疡等证而兼有风寒湿邪者，均可应用本方治疗。

2. 本方药性偏于温燥，外感风邪兼有湿邪者，并兼有身体虚弱者，方可适用。

3. 若兼热盛者，不可应用。

4. 形体俱实者，亦不可应用。

5. 荆防败毒散（摄生众妙方）：即本方去人参加荆芥、防风，可治流行性感冒，外感初起的表证，如怕冷、发热、剧烈头痛、肌肉酸痛，无汗、鼻塞、苔白、脉浮数等。对于关节酸痛，有表寒者，亦可应用。

医家论粹

1. 赵羽皇："东南地土卑湿，凡患感冒，辄以伤寒二字混称。不知伤者，正气伤于中，寒者，寒气客于外，未有外感而内不伤者。仲景医门之圣，立法高千古。其言冬时严寒，万类深藏，君子固密，不伤于寒。触冒之者，乃名伤寒，以失于固密者而然。可见人之伤寒，悉由元气不固，肤腠之不密也。昔人常言伤寒为汗病，则汗法其首重也。然汗之发也，其出自阳，其源自阴，故阳气虚，则营卫不和而汗不能作；阴气弱，则津液枯涸而汗不能滋，但攻其外不顾其内可乎？表汗无如败毒散、羌活汤，其药如二活、二胡、芎、苍、辛、芷，群队辛温，非不发散，若无人参、生地之大力者君乎其中，则形气素虚者，必至亡阳；血虚挟热者，必至亡阴，而成痼疾矣。是败毒散之人参，与冲和汤之生地，人谓其补益之法，我知其托里之法。盖补中兼发，邪气不至于留连；发中带补，真元不至于耗散，施之于东南地卑气暖之乡，最为相宜，此古人制方之义，然形气俱实，或内热炽盛，则更当以河间法为是也。"

临床报道

用人参败毒散治疗痢疾 2 例，均于盛夏之季，过食生冷所致。症见憎寒壮热、无汗、胸腹微觉满痛、下痢赤白相杂、里急后重、昼夜 20～30 次不等、舌苔白滑、脉浮紧，均属暑湿风寒杂感于外，饮食生冷积滞于内之证。用本方一剂后，汗出，外证悉解，下痢次数亦减，再服 2 剂而愈。(《江苏中医》1962.8)

栀子豉汤
《伤寒论》

栀子、香豉各 9g。

上药以水 2 杯，煮取 1 杯，药滓再煮，取汁 1 杯，日分 2 次温服。

功效：清热除烦。

主治：身热，心胸烦闷懊侬，虚烦不眠，甚则反复转侧，卧起不安，胸脘痞满，心下腹部按之软而不硬，嘈杂似饥，但不欲食，舌红，苔微黄者。

方义：《伤寒论》："发汗，吐下后，虚烦不得眠。若剧者必反复颠倒，心中懊侬。"意为实邪已去，但仍有余热留于胸膈，窒塞不通，以致出现身热，懊侬。方中栀子苦寒去热，除烦，香豆豉辛香升散，能宣邪畅中，二药配合，能宣发心胸之郁热，和胃解闷之效。

临床应用

1. 阴虚劳复，兼感外邪者，本方加葱白、薄荷、细生地、淡竹叶、麦冬、地骨皮等。

2. 汗下后正气虚弱，痰涎滞气，凝结上焦者，可用本方宣通之。

3. 暑热霍乱，兼解暑证，又为宣解秽毒恶气之圣药。

4. 栀子性苦寒，易伤脾胃，故脾胃阳虚，大便溏者，不可与服。《伤寒论》中指出："凡用栀子豉汤，病人旧微溏者不可与服之。"即是此意。

5. 凡温热病邪在气分出现心下郁闷不舒、心烦不眠者，均可应用本方治疗。

6. 若口干口苦、舌红、苔黄、里热较重者，可加连翘、黄芩。

7. 如胸闷泛恶，舌苔黄腻，湿热较重者，可加藿香、厚朴、半夏、枳壳等。

8. 前人运用本方，若少气者，可加甘草益气，名甘草栀子豉汤。若呕者，加生姜止呕，

名栀子生姜豉汤
《医家论粹》

张锡驹："栀子豉汤，旧说指为吐药……本草并不言栀子能吐，奚仲景用为吐药？此皆不能思维经旨，以讹传讹……且吐下后虚烦，岂有复吐之理呼？"

陆渊雷："栀子豉汤而呕者，加生姜以止呕，可知栀子豉汤绝非吐剂。"

医案选录

心中懊侬。沈某，男，30岁。患热性病，发热三四日不退，烦满欲吐，不食，口喜热饮。医初以为表寒，投辛温之药无效，延先父诊之。症见身热不退，烦躁不宁，欲吐，自觉心胃闷有说不出的难过感，喜饮置于火炉上的热茶，且须自壶嘴中不时啜之始觉松快，小便短赤，舌苔白而滑，脉数而有力。先父诊之语曰：从心胃部烦满不安，按之柔软，舌苔白滑，烦渴不眠，欲吐等证候言，乃懊侬证。主以经方栀子豉汤。处方：栀子9g，淡豆豉18g。如法煎汤，分2次温服。翌日复

诊：热退脉平，诸证若失，仅精神疲软，食思不振耳，以其体质素虚，改进补中益气汤，以善其后。（《江西医药杂志》1965.2）

逍遥散

《太平惠民和剂局方》

北柴胡、当归、炒白芍、炒白术各9g，茯苓12g，甘草4.5g，薄荷1.5g，煨姜2片。

上药以水3杯，煮取1杯，药滓再煮，取汁1杯，日分2次温服。

功效：疏肝和脾，养血调经。

主治：肝郁血虚，脾不健运，胸胁胀痛，寒热往来，头痛目眩，口燥咽干，神疲少食以及月经不调，经来腹痛，乳房胀痛，并治骨蒸劳热。

方义：《内经》说"木郁达之"，故治疗方法，必先顺其条达之性，开其郁遏之气，并养血健脾，达到治肝调脾的目的。方中柴胡疏肝解郁，以治致病之因；当归、白芍养血和营以柔肝；茯苓、白术、甘草、煨姜健脾和中；并佐以薄荷协同柴胡以条达肝气。凡是肝郁血虚情志不悦，食欲减退，或胸胁胀满，月经不调等证，用本方均可取得良好的效果。

临床应用与附方

1. 慢性肝炎、慢性胃炎、神经虚弱、胸膜炎以及妇科经前紧张证，见有胸胁不舒，体倦乏力，情绪激动均可应用本方。

2. 柴胡与薄荷，重用则发散解表，轻则疏肝理气，故二药用量一般较轻。

3. 加味逍遥散，即本方加栀子、丹皮，应用于肝郁化火，骨蒸劳热，潮热盗汗等。

4. 黑逍遥散（《医略六书、女科指要》）：逍遥散加生地或熟地，功能疏肝健脾，养血调经，适用于经前腹痛等。

医家论粹

费伯雄："逍遥散于调营扶土之中，用条达肝木，宣通胆气之法，最为解郁之善剂。五脏惟肝为最刚，而又于令为春，于行为木，具发生长养之机，一有怫郁，则其性怒张，不可复制；且火旺则克金，木旺则克土，波及他脏，理固宜然，此于调养中，寓疏通条达之法，使之得遂其性而诸病自安。加丹参、香附二味，以调经更妙，盖妇人多郁故也。"

医案选录

孟某，女，21岁，三月，上海。

肝郁气滞，冲任失调，经来超前，量少色褐，乳房作胀，少腹疼痛，腰膂酸楚，五心烦热，脉弦小数，口苦苔黄。治拟养血疏肝调经，丹栀逍遥散加减。炙当归三钱，炒赤芍三钱，柴胡一钱，茯苓四钱，丹皮二钱，黑山栀三钱，炙青皮钱半，川郁金二钱，甘草八分，四制香附二钱半，薄荷纯梗钱半。

二诊：此次经来，瘀滞减少，量亦多，乳胀腹痛，不若前甚，脉象弦滑，再拟疏肝调经。当归三钱，丹参三钱，赤白芍各二钱，柴胡八分，炙青皮钱半，丹皮二钱，川郁金二钱，制香附钱半，益母草三钱，路路通二钱，炙甘草八分。

〔按〕肝气抑郁，郁则化火，火盛迫血，因而经水超前，量少色褐，乳头属厥阴，乳房属阳明，故而乳胀腹痛，方用丹栀逍遥散清热疏肝，养血调经，使木气条达则血得畅行。（《叶熙春医案》）

苍耳散

《三因方》

炒苍耳、辛夷各9g，白芷30g，薄荷10g。

上药共为细末，每日服2次，每次6g，每日饭后，葱茶煎汤送服。

功效：祛风散热，宣通清窍。

主治：鼻渊，流黄浊鼻涕，如脓而腥，鼻窍不闻香臭，头痛以额部为甚。

方义：鼻渊，俗名脑漏，为风热之邪郁结日久，上扰清窍，以致清阳不升，浊阴上逆所致。苍耳子上通脑顶，专散风气，治鼻渊头痛；白芷上行面部，通窍祛风，善治头目鼻齿诸痛，又能排脓治浊涕；辛夷通九窍兼散风热；薄荷宣散风热，清利头目；葱白升阳通气；茶叶泻火降浊，清升浊降，风热得散，则鼻渊自可向愈。

临床应用与附方

1. 本方可用于慢性鼻炎、副鼻窦炎、过敏性鼻炎属于风热者。

2. 如病人气虚，可佐以补中益气汤；如阴虚者，宜佐以六味地黄汤，标本兼治，奏效较快。

3. 辛夷散（《济生方》）：辛夷、细辛、木通、川芎、防风、藁本、升麻、白芷、羌活、甘草各等分。共为细末，每日服 2 次，每次 6g，饭后茶水送服。功能疏散风热，通利鼻窍，治鼻生息肉，气息不通，不闻香腥。

4. 藿胆丸（《医宗金鉴》）：藿香 240g，猪胆汁 270g。制丸，梧子大，每服 6g，日二次。乃治鼻渊之验方，主治鼻塞不通，常流浊涕，不闻香臭，前额头痛，慢性鼻炎，鼻窦炎。

医家论粹

吴昆："鼻渊者，此方主之。鼻流浊不止者，名曰鼻渊。乃风热在脑，伤其脑气，脑气不固，其液自渗泄也。此方四味皆属辛凉之品，辛可以祛风，凉可以散热。其气轻清，可使透于巅顶。巅顶气清，则脑液自固，鼻渊可得而治也。"

医案选录

付某，男，18 岁，学生，1981 年 11 月 26 日就诊。

因在学校操场受凉，患鼻炎已近半年，西医治疗时轻时重，不能根除，今日特来求中医治疗。症见鼻塞不通，每遇天气寒凉，其症则重，天气暖和则又好些，有时不闻香臭，头额胀痛，影响学习，还有时头如蒙闭，思维不好，脉细缓，舌质淡红，少苔。辨证为鼻渊，初由感受风寒引起，治以祛风散邪，宣通清窍，方选苍耳子散加减治之。苍耳子 15g，辛夷 15g，白芷 15g，薄荷 15g，川芎 6g，防风 10g，升麻 10g，藁本 10g，细辛 6g，羌活 6g，甘草 10g，僵蚕 10g。上药共研细末，每日服 2 次或 3 次，每次 5g，每服药时以白水送服。

1983 年 6 月患胃痛来诊，问之鼻炎，答说以上方只服药 2 剂，约月余鼻炎基本好转，又配制了 1 剂，鼻子通气好转，现已痊愈。

川芎茶调散
《太平惠民和剂局方》

川芎、荆芥各 120g，薄荷 240g，白芷、羌活、甘草各 60g，防风 45g，细辛 30g。

共研细末，每服 6g，茶水调服，亦可用饮片酌减为常用量，以水煎服。

功效：疏风止痛。

主治：外感风邪，偏正头痛，或巅顶作痛，恶寒发热，头目眩晕，鼻塞，舌苔薄白，脉浮滑者。

方义：本方为散风止痛剂，凡外感风邪或风热上攻头痛的常用方剂，本方集祛散风邪之品，以散风邪而止痛。汪昂说："头痛必用风药者，以巅顶之上，惟风药可到也。"方中川芎治少阳头痛（头顶两侧痛），羌活治太阳经头痛（后脑痛），白芷治阳明经头痛（眉棱骨、额部痛），细辛治少阴经头痛（晕痛连两颐），均为主药；薄荷、荆芥、防风升散上行，以清利头目，疏散风邪，协助川芎、羌活、白芷、细辛以增强疏风止痛之效，并能解表，均为辅药；甘草和中益气，调和诸药，使升散不致耗气，用茶水调服，乃取茶之清寒之性，即能上清风热，又能防止升散之药过于温燥、升散。使升中有降为佐，诸药之合以奏疏风止痛之效。

临床应用

1. 本方风寒、风热之头痛均可用。如恶寒较重者，或呕吐者，可加生姜、苏叶以增散寒止呕之效。

2. 本方是一首镇痛剂，临床可用于感冒，偏头痛，神经性头痛，慢性鼻炎所引起的头痛，而属风邪者。

3. 本方多辛散，凡久痛气虚、血虚，或因肝风、肝阳上亢引起之头痛，均非本方所宜。

医家论粹

1. 费伯雄："轻扬解表，三阳并治。兼用细辛，并能散寒，惟虚宜去此一味，盖细辛善走，诚恐重门洞开，反引三阳之邪内犯少阴，此不可以不虑也。"

2. 张秉成："治风邪上攻，留而不去，则成头风，或偏或正，作止无时，盛者憎寒壮热，或肝风上乘，头目眩晕等证。夫头痛久而不愈，即为头风……斯时如不先去风热，徒与滋水柔肝，无益也。故以薄荷之辛香，能清利头目、搜风散热者，以之为君；川芎、荆芥，皆能内行肝胆，外散风邪，其辛香走窜之性，用之治上，无往不宜，故以为臣；羌防散太阳之风，白芷散阳明之风，以病在于巅，唯风药可到也，以之为佐；细辛宣邪透窍，甘草和药缓中，茶性苦寒，能清上而降下，以之为使也。食后服者，欲其留连于上，勿使速下耳。"

医案选录

付某，男，30 岁，工人。

患头痛 9 月余，每服去痛片以止痛，久已无效。曾去某医院检查，诊为神经性头痛，治疗一周无效，特转中医科治之。现症见头之前后两侧均痛，甚则欲呕，或鼻塞，舌淡苔白，脉弦滑。此风邪头痛，治以川芎茶调散加减。处方：川芎 60g，荆芥 60g，薄荷 60g，白芷、羌活各 40g，防风 30g，细辛、甘草各 30g，辛夷 30g，苍耳子 30g，生姜片 30g（打烂取汁）。共为细末，每服 6g，日服 3 次。患者服此药 3 日，以茶水送服，病减过半。继服 1 周，病愈。

越鞠丸
《丹溪心法》

苍术、香附、川芎、六曲、炒栀子各等分。

上药共为细末，水泛为小丸，每服 6g，日服 2 ~ 3 次。温开水送服，若作汤剂，可酌量水煎服。

功效：行气解郁。

主治：气、血、痰、火、湿、食诸郁，胸脘痞闷，嗳气不舒，吞酸呕吐，消化不良等证。

方义：本方统治六郁，以行气解郁为主，脾胃气机不畅升降失常，以致湿、食、痰、火、气血郁滞，腹胸痞闷，嗳气吞酸，消化不良等症。方中香附行气开郁，治气郁胸腹胀满；川芎活血行气，治血郁刺痛；苍术燥湿健脾，治湿郁胸痞痰多；栀子清热泻火，治火邪嘈杂吞酸；六曲消食和胃，治食郁不思饮食。痰郁多因气、火、湿、食诸郁所致，气行通畅，湿去火清，则痰郁而解，故不用化痰之品。本方治六郁，着重调理肝脾气机，气畅则痰、火、湿、食诸郁自解。临证须按六郁之偏重，灵活化裁，方可提高疗效。

临床应用

1. 本方对慢性胃肠病、慢性肝炎以及妇女痛经、精神抑郁证属于气郁者，皆可加减应用。

2. 如气郁偏重者，可以香附为主，再加木香、郁金等。

3. 若加肝郁甚者，可加柴胡、白芍、川楝子。

4. 若血瘀为重，以川芎为主，再加桃仁、红花。

5. 若湿重者，以苍术为主，再加川朴、茯苓。

6. 火郁重者，以栀子为主，再加黄连、青黛。

7. 食滞偏重者，当以六曲为主，再加山楂、麦芽。

8. 痰郁偏重者，可加半夏、胆星、瓜蒌，兼寒者可加吴茱萸、干姜。

9. 若痞闷胀满者，可加川朴、槟榔、枳壳、青皮。

10. 无火郁去栀子，无湿郁去苍术，无血郁去川芎，无食郁去六曲。

医家论粹

吴昆："诸郁者，此方主之，越鞠者，发越鞠郁之谓也，香附理气郁，苍术开湿郁，川芎调血郁，栀子治火郁，神曲疗食郁。此以理气为主，乃不易之品也。若主湿郁，加白芷、茯苓。主热郁，加青黛。主痰郁，加南星、海石、瓜蒌。主血郁加桃仁、红花，主食郁加山楂、砂仁。此因病而变通之，如春加防风，夏加苦参，秋冬加吴茱萸，乃经所谓升降浮沉则顺之，寒热温凉则逆之耳。"

医案选录

胃扭转。林某，女，36岁。初诊时，感觉脘腹胀满不舒，隐痛，作恶心，腹泻，经及时治疗，但总感上腹部隐约作痛，有时恶心，食后胀满加重，每餐只能吃 1～2 两稀饮，便溏日 1～2 次，症状逐渐加重，人亦逐渐消瘦。经本院钡透，诊为胃扭转，外科会诊，考虑手术，俱未接受，要求中医治疗。经服越鞠丸加减 10 余剂，再经透视，胃扭转已转正，胃肠功能轻度紊乱，又随证改用异功散加味，益气健脾，理气和胃以善后。(《浙江中医药》1977，3)

杏苏散

《温病条辩》

杏仁 9g，苏叶、半夏、茯苓、前胡、桔梗、枳壳各 6g，橘红 5g，甘草 3g，生姜 3 片，大枣 2 枚 (开)。

上药以水 4 杯，煮取 1 杯，药滓再煮，取汁 1 杯，日分 2 次温服。

功效：宣肺化痰，温散风寒。

主治：外感凉燥，头微痛，恶寒无汗，咳嗽痰稀，鼻塞，咽干唇燥，苔薄，脉弦。

方义：凉燥多由秋深气凉，外感风寒所致，较严冬风寒为轻，凉燥性质偏寒，外伤于表则头微痛，恶寒无汗；内郁于肺，肺气不宣，则鼻塞咳嗽痰稀；咽干口燥为燥伤津液的特点。治以温散风寒，宣肺化痰。方中苏叶、前胡宣肺达表，微发其汗；杏仁、桔梗、枳壳宣降肺气；半夏、橘红、茯苓、甘草理气化痰；姜枣调和营卫。共收发表宣化之功，以使表解痰化，肺气畅调，诸证自愈。

临床应用

1. 临床适用于一般风寒感冒，属风寒较轻而咳痰比较轻微者。

2. 对秋季燥气流行所患的伤风咳嗽之证更为适宜。

3. 如恶寒较重者，可加葱白、豆豉以解表。

4. 如头痛较甚者，可加防风、川芎以祛风止痛。

5. 咳嗽痰多，或素有痰饮者，可重用半夏、茯苓、橘红，或再加紫菀以温润化痰，痰不多可去半夏、茯苓。

医家论粹

1. 吴鞠通："此苦温甘辛法也。外感燥凉，故以苏叶、前胡辛温之轻者达表；无汗脉紧，故加羌活辛温之重者，微发其汗。甘、桔从上开，枳、杏、前、芩从下降，则嗌塞鼻塞宣通而咳可止。橘、半、茯苓逐饮而补胃之阳，以白芷易原方之白术者，白术中焦脾药也，白芷肺胃本经之药也，且能温肌肉而达皮毛。姜、枣为调和营卫之用。若表凉退而里邪未除，咳不止者，则去走表之苏叶，加降里之苏梗。泄泻腹满，金气太实之里证也，故去黄芩之苦寒，加术、朴之苦辛温也。"

2. 张秉成："夫燥淫所胜，平以苦温，即可见金燥之治法。《经》又云：阳明之胜，清发于中，大凉肃杀，华英改容。当此之时，人身为骤凉所束，肺气不舒，则周身气机则为之不利，故见以上等症。方中用杏仁、前胡苦以入肺，外则达皮毛而解散，内可降金令以下行。苏叶辛苦芳香，内能快膈，外可疏肌。凡邪束于表，肺气不降，则内之津液蕴聚为痰，故以二陈化之。桔枳升降上下之气，姜、枣协和营卫，生津液，达肌理，则寓攘外安内之功，为治金燥微邪之一则耳。"

医案选录

吴某，男，8岁，9月，余杭。感受秋燥，肺失清肃，形寒身热，咳嗽气逆，胸部隐痛，肺热移于大肠，大便燥结，脉数，苔燥白。治燥以滋润为主，如今表邪未解，仍须辛凉透达。桑叶钱半，白杏仁三钱，青连翘二钱，薄荷八分，豆豉二钱，甘草五分，桔梗八分，扁斛三钱，杷叶四钱，苡仁三钱，橘红钱半。

二诊：见汗热退，咳嗽已稀，胸痛已减，而唇舌干燥如故，大便未落，矢气频作，脉见小弦。热退津液未还，再拟润肺疗咳。原干扁斛三钱，天花粉三钱，枇杷叶四钱，象贝三钱，冬瓜仁四钱，苡仁四钱，杏仁三钱，生蛤壳五钱，生甘草

六分，桔梗八分，橘红钱半。(《叶熙春医案》)

桑杏汤
《温病条辨》

桑叶、杏仁、沙参、象贝母、豆豉各9g，山栀6g，梨皮1个。

上药以水4杯，煮取1杯，药滓再煮，取汁1杯，日分2次温服。

功效：轻宣燥热，润肺止咳。

主治：外感燥热，头痛身热，干咳无痰，口渴，舌红，苔薄白而燥，脉浮数者。

方义：本方证系秋季久晴无雨，燥热伤肺为治。燥热犯肺，则肺气先伤，耗津灼液，故见口渴，身热，干咳无痰；舌质红，苔薄白，脉浮数，为燥热仍在肺卫。方用桑叶、豆豉轻宣燥热之邪，配山栀清泄肺热，杏仁、象贝母宣肺，化痰止咳，沙参、梨皮以润肺生津，共收轻宣肺热、润肺止咳之效。

临床应用

1. 本方可用于秋季发生之呼吸道感染。

2. 头痛发热重者，加薄荷、连翘、蝉衣；咳嗽不爽者加桔梗；咽干而痛去豆豉加元参、牛蒡子、射干。

3. 若鼻衄者，去豆豉，加白茅根、生地、小蓟。

4. 口渴甚者，加芦根、天花粉，头痛者加蔓荆子、菊花。

5. 对于燥热犯肺，深入肺络所致之咯血，亦可用本方但需酌加茅根、炒山栀、茜草炭、生地以宁络止血。

6. 本方亦常用于急性支气管炎，麻疹后期以及肺炎余邪未清之口渴，干咳无痰。

7. 燥气过甚，气阴两虚，症见心烦，气逆而喘，本方之药力不足，亦可应用清燥救肺汤。

医家论粹

1. 张秉成："此因燥邪伤上，肺之津液素亏，故见右脉数大之象。而辛苦温散之法，似又不可用矣，只宜清宣解外、凉润清金耳。桑乃箕星之精，箕好风，故善搜风，其叶轻扬，其纹象络，其味辛苦而平，故能轻解上焦脉络之邪。杏仁苦辛温润，外解风寒，内降肺气。但微寒骤束，胸中必为不舒，或痰或滞，壅于上焦，久而化热，故以香豉散肌表之邪，宣胸中之陈腐，象贝化痰，栀皮清热，沙参、梨皮养阴降火，两者兼之，使邪去而津液不伤，乃为合法耳。"

2. 周凤梧："杏苏散与桑杏汤同属轻宣外燥之方，但杏苏散是属于温法，桑杏汤则属于凉法。故杏苏散适应外感燥凉，肺气不宣，症见头痛恶寒，咳嗽痰稀，鼻塞嗌塞，苔白脉弦；桑杏汤适应于外感温燥，肺阴受灼，症见头痛身热，干咳痰少，口渴舌红，脉浮数。临床须当鉴别。"

医案选录

周某，男，25 岁，河北景州，1989 年 10 月 11 日初诊。

在外打工，不慎感受风邪，病来一候，头痛身痛，发热，干咳无痰，口渴，咽干，心烦，舌红，苔薄白而燥。辨证为外感风邪化燥之象，治以清热宣散，润肺止咳。处方：桑叶 15g，杏仁 15g，川贝 10g，豆豉 15g，山栀子 10g，沙参 10g，元参 10g。梨一个削为片，水煮 2 遍，取汁 3 大杯，日服 3 次。

二诊：诸症均减，惟身热不退，上方加石膏 30g，瓜蒌 30g，上药服 3 剂，热退身凉，大便通畅。

按：张子和云："休治风兮休治燥，治得火时风燥了，信乎。"

苇茎汤

《备急千金要方》

苇茎（鲜者佳）、苡仁各 30g，冬瓜仁 24g，桃仁 9g。

上药以水 3 杯，煮取 1 杯，药滓再煮，取汁 1 杯，日分 2 次温服。

功效：清肺祛痰，化瘀排脓。

主治：肺痈，咳吐脓血臭痰，胸中隐隐作痛，咳时尤甚，烦热面赤，微热或发热，口干咽燥，舌红，苔黄腻，脉来滑而数。

方义：肺痈，多因风热、痰热内结，致痰热瘀血郁结而为之肺痈，治以清热化痰，化瘀排脓。方中以苇茎或芦根清肺泻热为主，冬瓜仁祛痰排脓，苡仁清热利湿，桃仁活血祛瘀，全方性味虽属平淡，但具有清热化痰、逐瘀排脓之效。

临床应用

1. 本方为治疗肺痈的常用之方，疗效确切。若肺痈脓成或咯血，宜加鱼腥草、蒲公英、紫地丁、双花、连翘、小蓟、白及等。

2. 麻疹中期，疹已透发，见发热咳嗽、痰多、口渴、呼吸较粗者，为肺热已甚，本方可去桃仁，加桑白皮、黄芩、贝母等。

3. 热病后，余热未清，而见咳嗽痰多，可用本方去桃仁，加丝瓜络、瓜蒌皮、枇杷叶以清泄肺热。

4. 对于肺炎咳喘，可随证不同，也可加入麻杏石甘汤予以清热。

医家论粹

1. 徐忠可："此清肺痈之阳剂也。盖咳而有微热，是在阳分也，烦满则挟湿矣；至胸中甲错，是内之形体为病，故甲错独见于胸中，乃胸上之气血两病也，故以苇茎之轻浮而甘寒者，解阳分之气热，桃仁泻血分之结热，薏苡仁下肺中之湿，瓜瓣清结热而吐其败浊，所谓在上者越之耳。"

2. 尤在泾："此方具下热结通瘀之力，而重不伤峻，缓不伤懈，可以补桔梗汤、桔梗白散二方之偏，亦良法也。"

医案选录

马某，农民，34 岁。1954 年 8 月 10 日初诊。

感冒并发肺炎，咳久延成脓疡，胸痛烦热，汗多如淋，大吐脓血，臭痰，形瘦纳废。鲜苇茎一两，桃仁三钱，苡仁四钱，冬瓜仁三钱，滑石四钱，生石膏五钱，枯芩二钱，象贝二钱，银花四钱，竹茹三钱。

8 月 14 日二诊：体热较退，咳痰仍恶臭。鲜苇茎一两，桃仁三钱，生苡仁四钱，滑石四钱，冬瓜仁四钱，银花三钱，黑栀三钱，枯芩二钱，杏仁三钱，象贝二钱。

8 月 19 日三诊：咳呛较稀，臭痰已无，热退汗止。北沙参三钱，生苡仁八钱，冬瓜仁三钱，滑石四钱，苇茎八钱，枯芩二钱，寸冬三钱，甘草一钱，杏仁三钱，紫菀二钱，枇杷叶三钱。

8 月 25 日四诊：气平咳稀，痰少纳旺，精力日复，清补互施为宜。西党参二钱，麦冬三钱，紫菀二钱，野百合二钱，生苡仁六钱，冬瓜仁三钱，鲜苇茎一两，仙半夏二钱，甘草一钱，枇杷叶三钱。〔摘自《浙江中医杂志》1957，10（19）〕

葶苈大枣泻肺汤
《金匮要略》

葶苈子 12g，红大枣 12 枚。

用法：先煮枣，待枣熟汤成，再加葶苈子，煮取 2 杯。

功效：泻痰除水，下气平喘。

主治：支饮或肺痈，痰饮积于胸膈，肺实气闭，咳嗽喘息不得卧，胸胁胀满，或兼浮肿、苔白腻、脉滑数或弦而滑者。

方义：本方为治痰水壅滞于肺之剂。方中葶苈子味辛苦，性寒滑，为气分肺家之药，功能祛痰平喘，下气行水，兼泻大便，为主药，大枣甘温缓中补脾以和药力，制葶苈子之峻而不伤正，为佐药；痰水去则痰咳喘平，浮肿自愈。

肺痈初起，乃风热壅滞于肺，气机受阻，因而喘不能平卧，与支饮不得息属于肺实气闭的病理是一致的，由于病属阳证、实证，必须峻药攻利，故亦可用葶苈大枣泻肺汤急泻肺中实邪。

临床应用

1. 本方药虽 2 味，便药简力专，只要对证用之，疗效甚佳，为增强疗效，亦常配合其他药物应用。如痰饮咳嗽常与小青龙汤合用。若用治肺痈，脓尚未成，或脓已成之实证，可配合清热解毒之药或排脓之药用之，如苇茎汤、银翘散、桔梗汤，或鱼腥草、鲜苇茎、白茅根、贝母等。

2. 本方可用于小儿头面肿，或四肢肿、小便不利者。

3. 本方可用于肺心病、肺气肿、支气管哮喘、慢性支气管炎等。

4. 本方为泻痰逐水之利，可用于形证俱实者，若肺虚喘促或脾虚肿满者以及孕妇者，均当忌用。

5. 表证未解者，当先解表，以防引邪入里。

医家论粹

1. 程云来："痈在肺则胀满，肺朝百脉而主皮毛，肺病则一身面目浮肿也，肺开窍于鼻，肺壅滞，但清涕渗出，而浊脓犹塞于鼻肺之间，故不闻香臭酸辛也。以其气逆于上焦，故有喘鸣迫塞之证，与葶苈大枣泻肺。"

2. 辑义："千金、外台，此条接于前泻肺汤条，而外台引千金方后云：仲景伤寒论，范汪同、脉经亦载此条，明是仲景旧文，今列于附方之后，必后人编次之误也。程氏、金鉴再揭原文，删注册二字为是。沈、魏、尤诸家以为防方，盖不识耳。"

医案选录

中毒性肺炎。刘时尹介绍：余某，男，3 岁。

高热两天后喘促不安，喉鸣痰涌，鼻翼噏动，咳吐黄黏痰，舌质红，苔黄腻，脉滑数。两肺闻及湿啰音，体温39.5℃。诊断为中毒性肺炎，经用青链霉素，症状未见明显缓解。辨证为肺热痰阻，治以泻肺平喘，清热化痰。处方：葶苈子 6g，芦根 10g，桔梗 3g，黄芩 5g，地龙 6g，银花 6g，杏仁 4g，大贝母 6g，大红枣 3 枚。水煎服。3 剂后，体温 38℃，咳嗽喘促大减，上方继用 6 剂，呼吸平稳，脉静身凉，半月之后，康复。〔《湖南中医杂志》1987（5）：33〕

普济消毒饮
《东垣试效方》

酒炒黄芩、元参、牛蒡子各 9g，连翘、板蓝根各 12g，酒炒黄连、桔梗、柴胡、甘草各 6g，陈皮、马勃、僵蚕、薄荷各 5g，升麻 3g。

原方为散剂，每服 15～30g，水煎服。

化为汤剂：上药以水 4 杯，煮取 1 杯，药滓再煮，取汁 1 杯，日分 2 次温服。

功效：清热解毒，疏风消肿。

主治：流行性热病，症见恶寒发热，头面红肿，触之即痛，目不能开，口渴烦躁，咽喉肿痛，脉浮数有力。

方义：本方原为治大头瘟的要方。大头瘟多为头面部丹毒，是因感受风热疫毒之气，壅于上焦心肺，上攻头面所致。

本方主用黄芩、黄连清泄上焦心肺之热毒；辅以牛蒡子、连翘、薄荷、僵蚕疏散上焦头面之风热；并以陈皮理气，疏通壅滞；升麻、柴胡升阳散火，发散郁热，协诸药上达头面，合用清热解毒，疏风消肿。凡流行性热病，见有头面、咽喉风热肿毒，均可加减应用。

临床应用

1. 本方可用于颜面丹毒、急性腮腺炎、急性扁桃体炎，以及头面痈疮肿毒而有上述之症者，皆可应用本方治之。

2. 本方症如兼见气虚者，可加党参益气；便秘者，可加大黄以通便泻热。

3. 小儿伴有惊跳等惊厥先兆之时，可加钩藤、蝉衣以平息肝风。

4. 如腮腺炎，并发睾丸炎者，可酌加川楝子、荔枝核、橘核、龙胆草以泻肝经之实火。

5.《温病条辨》：以本方去升麻、柴胡、陈皮、黄连、黄芩，加银花、荆芥、芦根等，以治瘟毒咽痛、喉肿、耳前后肿、颊肿、大头瘟等。

医家论粹

冉雪峰："上十四味，为末，汤调，时时服之，或蜜拌为丸，噙化。一方无薄荷，有人参三钱，亦有大黄治便秘者。"

按此方，东垣用治大头天行，初觉憎寒体重，次传头面肿甚，目不能开，上喘，咽喉不利，口渴苦燥等症。

查此方为清头目头面最上之方。方中药虽重浊，而为末调服，是以散剂为汤剂，又用轻宣升发之品，浮而上之，散而散之，其中煞费匠心。据传太和间多大头瘟，送以承气加板蓝根下之稍缓，翌日下之又缓，终莫能救。东垣视之曰：夫身半以上，天之气也，身半以下地之气也，此邪热客于心肺之间，上攻头面，而为肿甚，以承气泻胃之实热，是为诛伐无过，病宜适至甚所为宜。遂以此方，全活甚众，名曰普济，昭其实也。

东垣"十书"中所拟各方，无论燥湿埋脾，温寒益胃，多有柴胡、升麻或防风、葛根一二味，参于其间。东垣学力生平，得力在此。学者对此，当猛下一参，求其所以然之故，而又变通不拘，庶可融合古人精蕴，而不为一家言所愚。

临床报道

用普济消毒饮治疗急性扁桃腺炎 69 例，全部病例均有发热、咽痛、汗出、便干或便秘、食欲减退、尿黄而少、舌红、苔白厚或黄厚、脉浮数等证，69 例全部咽部充血，扁桃体 I 度者 9 例，II 度者 60 例，有脓点者 53 例，以本方为主治疗，结果：治愈 65 例，好转 3 例，无效 1 例，总好转率 98.6%。（《西安医学院学报》1975，3）

甘露消毒丹
《温热经纬》

飞滑石 450g，茵陈 360g，石菖蒲 180g，木通、黄芩、川贝母各 150g，藿香、薄荷、白蔻仁、连翘、射干各 120g。

上药共为细末，瓶装。或以神曲为丸，如小豆大，每服 9g，白开水送下，一日三次。

功效：利湿化浊，清热解毒。

主治：湿温初起，邪留气分交阻。湿温并重，症见身热困倦，胸闷腹胀，无汗而烦，或有汗热不退，尿赤便秘，或泻而不畅，有热臭气，舌苔黄腻。

方义：湿热交阻，邪留气分，故身热不退；湿蕴于内，脾为湿困，故胸闷腹胀，肢体困倦；热为湿遏，熏蒸于内，不得外越，故无汗而烦；湿热互结，上下不通，故溺赤便秘，或大便热臭，舌苔黄腻为湿热之象。投以本方，以芳香清利为法。方中藿香、石菖蒲、蔻仁芳香化浊，开泄气机为主药；黄芩、连翘清热解毒；贝母、射干清肺化痰；滑石、木通、茵陈清热利湿均为佐药；更用薄荷一味，辛凉透热，可使湿热之邪，从表而散，用为使药。诸药合用，清热不致碍湿，渗湿不致伤阴，湿热并治，气机畅利，则诸症自除。

临床应用与附方

1. 本方在夏季使用机会更多，是治疗湿温、时疫的常用方剂。

2. 肠伤寒，传染性肝炎，急性胃肠炎，咽喉炎，属于湿热阻滞、湿热并重者，可加减应用。

3. 用本方去白蔻，加石膏、大黄、栀子、茅根治疗钩端螺旋体病，出现高热，口渴，身目发黄，肢体酸痛，二便不畅，属于湿热并重者。

4. 用治胆道感染，症见低热不退，胸闷，纳呆，体倦，口苦口黏，小便短赤，脉滑数，可酌加金钱草、青蒿、柴胡、川朴、苍术等。

5. 本方有可以预防传染性肝炎的作用，可用甘露消毒丹9g 连服5 日。

6. 连朴饮（《霍乱论》）：川朴6g，黄连、石菖蒲、姜夏各3g，山栀、豆豉各9g，芦根60g。有清热燥湿，行气宽中之效。

7. 蚕矢汤（《霍乱论》）：蚕砂、木瓜各9g，苡米、豆卷各24g，炒栀子、黄芩各6g，黄连、半夏、通草各3g，吴茱萸2g。适用于霍乱，湿热，吐泻，腹痛，转筋，口渴，烦躁等。

医家论粹

冉雪峰："此方乃雍正癸丑疫气流行，叶天士制此方，活人甚众……查此方治湿热郁蒸，挟秽浊搏于气分，原书所叙证象，发热，目黄，胸满，丹疹，泄泻，此为共同症，再查其舌色，或淡白，或舌心干焦者，用此方。此方茵陈、滑石、木通，皆利湿药；薄荷、藿香、菖蒲、蔻仁、射干、神曲，均芳香通利，疏里宣外。黄芩清热，贝母豁痰，加连翘者，症见丹疹，虽在气分为多，而一部分已袭营分也。此方较普济消毒饮尤为清超，彼侧重通外，此侧重清内；彼为清中之浊，此为清中之清。细译方制，微苦而不大苦，清利而不燥利，举重若轻，妙婉清灵，迥非庸手所能企及。普济方通外，而不遗清内，本方清内，而不遗通外，学者深维其所以然之故，则因应咸宜，头头是道矣。"

临床报道

用本方治疗 26 例小儿急性传染性肝炎，26 例患者均有黄疸、食欲不振、肝脾肿大等症状，以及肝功能检查异常（如谷丙转氨酶增高），以甘露消毒丹原生药为粗末煎服为主，并口服葡萄糖、维生素 B、C 等，疗效较好。（《上海中医杂志》1965，4）

瓜蒂散
《伤寒论》

甜瓜蒂（炒黄）、赤小豆各 15g。

上药，共为细末，每服 1~3g。用淡豆豉 15g 煎汤送服，如急于催吐，服药后，可用洁净鹅羽探喉助吐。

功效：涌吐痰食。

主治：痰涎宿食，壅塞胸脘。症见胸中痞硬，懊恼不安，气上冲咽不得息，寸脉微浮者。

方义：本证乃由痰涎壅塞胸中，或宿食停于上脘所致。痰食壅塞，气不得通，故见上属诸症。治以因势利导，以酸苦涌泄之品引导而越之，使病邪从吐而解。方中瓜蒂味苦，善吐痰食；赤小豆味酸，能祛湿除满。两药配伍，酸苦涌泄，相须为用，能疏胸中实邪；以豆豉煎汤送服，取其轻清宣泄，以宣导胸中之邪气。并借谷气以保胃气，三者合用，能使壅塞胸中上脘的痰食邪气，一并吐出而解，故为吐剂中之第一方也。

临床应用与附方

1. 本方可用于食物中毒于胃脘，症见胸脘胀满，欲吐出为快者，可急投之以防吸收加深中毒。

2. 本方去豆豉，加山栀子，亦名瓜蒂散（《温病条辨》）。主治太阳温病，痰涎涌盛，心烦不安，胸中痞闷，欲吐等症，方中加入栀子者，以清热痰而除心烦。

3. 本方去豆豉，又名瓜蒂散（《外台秘要》）。引"延年秘录"瓜蒂散，治疗急黄，心下坚硬，烦渴欲得水饮，气粗喘满，眼黄等证。

4. 方中瓜蒂苦寒有毒，易伤气败胃，非形气俱实者，不可乱用。

5. 若宿食已入胃肠，痰涎不在胸脘，及吐血、衄血者，不当应用。

6. 中阳极虚，膈上有寒饮，干呕者，不可吐，当温之。

7. 用本方时，要切掌握剂量，如服之不吐，可少少加之，切不可过量服，更要中病即止，不可再服。

医家论粹

1. 汪讱庵："卒中痰迷，涎潮壅盛，癫狂烦乱，人事昏沉，五痫痰壅；及火气上冲，喉不得息，食填太阴，欲吐不出，量人虚实服之。吐时须全闭目，紧束肚皮，吐不止者，葱白汤解之。良久不出者，含砂糖一块即吐。"

2. 程应旄："邪气蕴蓄于胸间，此谓胸中有寒也，痞硬一证，因吐下者为虚，不因吐下者为实，实邪填塞心胸，中下二焦为阻绝，不得不从下焦为出路，所谓'在上者，因而越之'是也。"

医案选录

1. 痰厥不语。某女，素无病，忽一日，气上冲，痰塞喉中，不能语言，此饮邪横胸中，当吐之，投以瓜蒂散，得吐后即愈。

2. 哮喘。信州老兵之女 3 岁，因食盐虾过多，得齁喘之疾，乳食不进，贫而无力医治。一道人过门，见病女，喘不止，使教取甜瓜蒂 7 枚，研为细末，用茶水半盏许，调澄取清汁呷一呷，如其言，才饮竟，即吐痰涎，若黏胶状，胸次即宽，齁喘亦定，少日再作，又服之，随手愈。凡三进药，病根如归。（《名医类案》）

三圣散
《儒门事亲》

甜瓜蒂、防风各 60g，藜芦 30g。

共为细末，每服 15g，以蕰汁 3 茶杯，先用 2 杯，煎 3～5 沸，去蕰汁，次入一杯，煎至 3 沸，却将原 2 杯同煎 3～5 沸，去滓澄清，徐徐服之，不必尽剂，以吐为度。亦可鼻内灌入，吐出涎，口自开。

功效：涌吐风痰。

主治：中风闭证，失音闷乱，口眼歪斜，或不省人事，牙关紧闭，脉象滑实者，癫痫有浊痰壅塞胸中，上逆时发者，误食毒物，时间未久，神志尚清者。

方义：方中瓜蒂涌吐，防风祛风升散，藜芦专吐风痰，三药合用，涌吐风痰，其力益著。

本方是治疗中风闭证，为开闭之法。卒中之后，痰浊壅盛，气道不通，既难入药，又虑窒息，此时，急当涌吐风痰，开其闭塞，使痰去咽通，后则用药服之。癫痫一证，亦取其祛风涌痰之功。

急救稀涎散
《圣济总录》

猪牙皂角（炙，去皮）4 挺，白矾 30g。

共研极细末，如轻者服 1.5g，重者服 3g。温开水灌之，吐出痰涎，神志苏醒即可。

功效：开窍催吐。

主治：中风闭证，体质壮实，忽然仆倒，不省人事，喉部痰涎涌盛，或痰鸣如拽锯，呼吸不畅，脉滑实有力。

方义：本方为急救之法，方中皂角辛咸，祛痰通窍；白矾酸苦泄，祛风开窍，软顽痰。二药合，涌吐痰涎，祛风开窍。本方只应用于实证，若中风虚证，不可应用。

盐汤探吐方
《备急千金要方》

食盐适量，开水化开，极咸汤 3 碗，热饮 1 碗，探吐痰食令尽，不快更服，吐讫复饮，3 吐乃止。

功效：涌吐宿食。

主治：干霍乱，欲吐不得吐，欲泻不得泻，腹中痛，宿食不化，本方在《本经》食盐条下早有"令人吐"之说。张璐说："咸能下气，过咸则引涎水聚于膈上，涌吐以泄之。"汪讱庵说："方极简易，而有回生之功，不可忽视。"

医家论粹

吴仪洛："单用烧盐，热水调饮，以指探吐，名烧盐探吐法，治伤食，痛连胸膈，痞闷不通……咸润下而软坚，能破积聚，又能宣涌，使不化之食，从上而出，则塞者通矣。"（《成方切用》）

参芦汤

《丹溪心法》

人参芦 15g。

研为细末，每次 3～5g，温水调服，或加竹沥汁和服，服后不吐者，可用洁净鹅翎探喉间以助之。

功效：虚人吐剂。

主治：虚弱之人，痰涎壅盛，胸间满闷，嗢嗢欲吐，脉来虚弱者。

方义：参芦味苦性温，其性缓和，能吐虚弱之人之虚证痰壅。汪讱庵曰："病人瘦羸，故以参芦代瓜蒂、藜芦，宣犹带补，不致耗伤元气也。"若偏热痰壅盛者，可加竹沥汁以清热滑痰。

五、通可行滞类方

提要：无论寒湿与湿热，郁滞于脏腑经络，均可采用通可行滞之法调之，《证类本草》云"滞即留而不行之义"，方用八正散、五苓散、五皮饮、萆薢分清饮、茵陈五苓散、导赤散、六一散、茵陈蒿汤、三金排石汤、冬葵排石汤等。

八正散
《太平惠民和剂局方》

萹蓄、瞿麦、车前子、滑石各9g，生山栀、熟大黄各6g，木通5g，甘草梢3g，灯心草2g。

上药以水4杯，煮取1杯，药滓再煮，取汁1杯，日分2次温服。

功效：清热泄火，利尿通淋。

主治：湿热下注所致之热淋、石淋、尿血。小便涩痛，刺痛，频数，淋沥不畅，或癃闭不通，小腹胀痛，胀急，口渴心烦，或兼大便秘结等。

方义：湿热下注之淋证，湿热下注膀胱，则水道下利不畅，尿频涩痛，或癃闭不通，而见小腹胀急；邪热上炽，津液被灼，而口渴心烦；下焦积热，故大便秘结，治以清热通淋为主。方中用瞿麦利水通淋，清热凉血；木通降火为主，辅以萹蓄、车前、滑石、灯心清热利湿，通淋利窍；而治热淋涩痛，佐以栀子、大黄清热泻火，引热下行；甘草调和诸药，并能缓急尿道涩痛，为清热利湿的首方。

临床应用

1. 本方可用于膀胱炎、尿道炎及泌尿道结石，如身热、脉数、便秘，熟大黄改为生大黄，加一见喜、蒲公英、双花，以清热解毒；如尿血，可加小蓟、旱莲草、白茅根，以凉血止血；如有结石涩痛，可加金钱草、海金沙、冬葵子、石韦、鸡内金，以通淋化石；小腹胀痛，可加乌药、川楝子，以理气消胀止痛。

2. 本方用于急性肾炎、急性肾盂肾炎疗效较好，如便溏者去大黄；血压高者，加桑寄生、杜仲、白芍；若浮肿者，加茯苓皮；气血虚者加当归、川芎、枸杞子，石淋加海金沙、琥珀、金钱草。

3. 本方为苦寒通利之剂，属于实火可用，若淋证日久，体质虚弱及孕妇禁用。

医家论粹

1. 汪切庵："此手足太阳手少阳药也。木通、灯草清肺热而降心火，肺为气化之源，心为小肠之合也；车前清肝热而通膀胱，肝脉络于阴器，膀胱津液之府也；瞿麦、萹蓄降火通淋，此皆利湿而兼泄热者也；滑石利窍散结，栀子、大黄苦寒下行，此皆泄热而兼利湿者也；甘草合滑石为六一散，用梢者，取其径达茎中，甘能缓痛也；虽治下焦而不专于治下，必三焦通利，水乃下行也。"

2. 朱丹溪："小便不通，有热、有湿、有气结于下，宜清宜宣宜燥升，有隔二、隔三之治。如不因肺燥，但膀胱有热，则泻膀胱，此正治也。"

医案选录

患儿6岁，1969年8月就诊。

患感冒10余日，咳嗽，发热，服桑菊饮病将愈，忽1日，小便涩痛，经某医院诊断为膀胱炎证。现症见小便涩痛，小便频数，尿如茶，甚则小便色红紫，大便不下 3 日，口苦咽干，心烦躁动，脉数，舌红苔薄黄。此湿热下注，而发热淋之证。治以八正散加减以清热泻火，利尿通淋。处方：扁蓄、瞿麦、滑石、木通各 6g，灯心草 5g，甘草 3g，小蓟 5g，生地 12g。3 剂。

二诊：上服 3 剂，诸症减却大半，继服 3 剂后，病愈。

五苓散
《伤寒论》

茯苓、猪苓、泽泻、白术各 9g，桂枝 4.5g。

上药以水 4 杯，煮取 1 杯，药滓再煮，取汁 1 杯，日分 2 次温服（原书：右五味，为末，白饮服方寸匕，日三服，多服暖水，汗出愈）。

功效：健脾渗湿，化气行水。

主治：内停水湿，外有风寒所致之头痛、发热、小便不利、烦渴欲饮、水入即吐、苔白腻、脉浮。水湿内停所致的水肿、身重、小便不利或泄泻，以及暑湿吐泻等症。

方义：本方主治水湿内停，膀胱气化功能减弱，以致口渴、水入即吐、小便不利，并有表证未解之头痛发热诸症。因表邪未解，外循太阳经脉，内传太阳膀胱之府而致膀胱气化不利，水蓄下焦形成太阳经腑两病，所以外则头痛发热、脉浮，内则小便不利。水蓄下焦，津液不能输布，故烦渴欲饮，这是蓄水证。若水停于胃，则水入即吐，名为"水逆"，脾虚不运，脾不制水，水湿流于肌肤、经脉，故水肿身重，水注大肠则泄泻，但总之之因属于水饮停蓄为患，所以方用茯苓、猪苓、泽泻通调水道，泻湿利水，用白术健脾燥湿，四药同用，具有祛湿利尿的作用。桂枝一药，一方面能温通阳气，增强膀胱的气化功能，以使小便通利，另一方面解除头痛、发热的表证。本方化气利水于膀胱，运脾阳之机以治水，输津于皮毛以发汗，蒸化津液于口舌而止渴。

临床应用

1. 临床若无表证，可去桂枝，加肉桂 3g，以增强化气、行水、利尿功能。

2. 本方可用于急性肾炎，心脏病，肝硬化出现的小便不利、面目浮肿、下肢浮肿、轻度腹水，也可适当加入桑白皮、陈皮、大腹皮、赤小豆化气行水之品。

3. 本方亦可用于腹部手术后因排尿功能不足，或膀胱括约肌麻痹引起之尿潴留，以及急性肠炎，症见水泄、口渴、心烦、小便不利。

4. 本方偏于渗泻，中病即止，否则会引发头晕、心悸。

医家论粹

1. 汪昂："五苓散通治诸湿腹满，水饮水肿，呕逆泄泻，水寒射肺，或喘或咳，中暑烦渴，身热头痛，膀胱积热，小便不利而渴，霍乱吐泻……"

医案选录

1. 水肿。一例 7 岁男儿，全身浮肿，伴发热，尿少色黄，经中医西医治疗数月，屡有反复，两目四肢皆肿，按之没指，腹胀膨隆，阴茎肿亮，苔腻脉弦。用五苓、五皮加苡仁、六一散、陈葫芦、车前子解表利水，2 剂后，小便增多，又 3 剂，肿渐消，食欲精神转佳，前方加防己再服 5 剂，又将桂枝改肉桂，白术改苍术，葫芦改牵牛子，并加黄芪，继服 3 剂，身肿消，诸证悉退。(《上海中医药杂志》1964，3)

2. 尿潴留。患者因中耳炎服磺胺剂中毒，导致尿闭，已延 5 日，因思其尿闭前有尿血，故投五苓散合四苓汤，服药 1 小时 50 分钟，则小便通畅，一夜之间排尿达 3000 毫升以上，再服 1 剂，遂告痊愈。(《广东中医》1957，2)

猪苓散

《伤寒论》

猪苓、茯苓、泽泻各 9g，滑石、阿胶各 12g。

上药先煎前 4 味，取汁 1 杯，再煎取汁 1 杯，去滓，烊化阿胶，日分 2 次温服。

功效：滋阴抑阳，清热利水。

主治：阴虚水热互结而见发热，小便不利，渴欲饮水，心烦不得卧，不得眠，咳嗽而呕，下利，舌质红，脉浮或细数，以及淋病、尿血、小腹作满或作痛等症。

方义：本方乃水热互结而见发热、小便不利、渴欲饮水，主要病机是即有伤津，又有水停，错综复杂，水气停蓄，津气不布，则已伤之阴愈亏，津液不能正常输布，即蓄之水愈蓄，形成干、渴不匀的局面，也就是体液代谢发生障碍，或表现局部不足或有余的情况。若单纯滋阴则水蓄更甚，但用利水则阴液更伤，这样反使病情加重，故必须滋阴与利水并用。方中猪苓、茯苓、泽泻、滑石清热利水，而不伤阴；阿胶养血止血而不碍清利。合而用之，使水去热除，淋通血止。

临床应用

1. 方中阿胶乃滋腻之品，若水湿内滋而无虚证象者应忌服。

医家论粹

赵羽皇："方中阿胶质膏养阴而滋燥，滑石性滑去热而利水，佐以二苓之渗泻，既泻浊热而不留其滞壅，亦润真阴而不苦其枯燥，是利水而不伤阴之善剂也。故太阳利水而用五苓者，是太阳职司寒水，故加桂以温之，是暖肾以行水也。阳明、少阴之用猪苓，以二经两关津液，特用阿胶、滑石以润之，是滋养无形以行有形也。利水虽同，寒热迥别，惟明者知之。"

医案选录

1. 乳糜尿。鞠某，男，25 岁，战士。1975 年 10 月，始见尿呈白色，伴有尿频、尿急，未多予介意，继感腰痛，症状渐重，住卫生院治疗 20 余天，好转出院，出院后症状再度出现，特来诊治。检查：舌质淡，苔薄白，脉沉细，左肾叩击痛（＋），余未发现特殊。化验：血微丝蚴，嗜伊红细胞 10%，尿蛋白（＋＋＋），白细胞 1～8 高倍，红细胞（＋＋＋）/高倍，乳糜尿（＋），诊断：膏淋。处方：阿胶 9g（烊化），茯苓、猪苓、泽泻、滑石各 12g，水煎服，每日一剂。服 10 剂后，尿化验转为正常，乳糜转阴，停药观察，未见复发，治愈出院。（《河南中医学院学报》1978，1）

2. 浮肿。杨某，男，5 岁。患尿血浮肿，经部队医院诊为肾病综合征，经服激素并输液多次治疗，仍浮肿不消，伴少尿，恶心呕吐，纳差乏力，卧床不起，舌体肿，尖红，苔黄腻，脉滑数。尿检：蛋白（＋＋＋），红细胞满视野，颗粒管型 3～5 个。证属下焦湿热，治宜清利，猪苓、茯苓、泽泻、滑石、阿胶各 9g，水煎服 3 剂。

二诊：服药后，患者饮食精神好转，开始在床上玩耍，尿量增多，浮肿稍减。尿常规：蛋白（＋），白细胞 30 个，颗粒管型 1～2 个，舌脉同上，继服 3 剂。

三诊：药后尿量多，浮肿退。（《古方新用》）

五皮散（又名五皮饮）

《华氏中藏经》

茯苓皮、桑白皮、大腹皮、陈皮、生姜皮各等分。

上 5 味，共为细末，每服 15g，或上药以水 4 杯，煮取 2 遍，取汁 2 杯，日分 2 次温服。

功效：利湿消肿，理气健脾。

主治：皮水，四肢头面悉肿，按之没指，不恶风，腹部胀满，上气喘急，小便不利，以及妊娠水肿等。

方义：本方证由脾为湿困，不能运化水湿，则水湿不循常道排出，而泛溢皮肤，则产生皮水，水泛皮肤，则面目四肢悉肿，脾郁气滞，运化失职，则脘腹胀满。肺为水之上源，水湿泛溢高原，故上气喘急，肺失清肃，不能通调水道，下输膀胱，水液滞留，故小便不利。方中茯苓皮甘淡渗湿，实土而胜水；生姜皮辛散脾胃水气；大腹皮下气宽中，利水退肿；陈皮理气化湿，醒脾调中；水泛溢高原，肺失宣降，故配桑白皮泻肺以清水源，源清流自洁，气降喘自宁。以上诸药，大多有行气作用，故能消全身之水肿，药性平淡，均不可忽视其作用。

临床应用与附方

1. 《麻科活人全书》载有五皮散，系以五加皮换桑白皮，适应症状相同，桑皮性凉，五加皮略温以通经脉消肿为特点。

2. 外感风寒，腰以上肿，加苏叶、荆芥、秦艽、白芷以祛风散湿。

3. 湿热下盛，腰以下肿，加赤小豆、泽泻、车前子、防己以清热利湿。

4. 肠胃结滞，大便不通，加大黄、枳实以导滞通便。

5. 水湿兼有气滞者，可加党参、白术以健脾补气。

6. 急慢性肾炎和心脏病水肿，属脾虚受湿、气滞水停类型者，可用本方。湿重水肿甚者可合五苓散，肺热可配泻白散，若肾阳虚者常加附子、干姜、肉桂以温阳利水。

医家论粹

1. 张秉成："治水病肿满，上气喘急，或腰以下肿。此亦肺之治节不行，以致水溢皮肤，而为以上诸证，故以桑皮之泻肺降气，肺气清肃，则水自下趋，而以茯苓从上导下，大腹则宣胸行气行水，姜皮辛凉解散，陈皮理气行痰。皆用皮者，因病在皮，以皮行皮之意。肺脾为子母之脏，子病未有不累及其母者，故肿满一症，脾实相关。否则脾有健运之能，土旺自可制水，虽肺之治节不行，绝无肿满之患。是以茯苓、陈皮两味，本为脾药，其功用皆能行中带补，匡正除邪，一举而两治之，则上下之邪，悉皆消散耳。"

医案选录

一儿，男，10岁，故城。麦收之季，去地中劳动，中午身热入池洗澡，一时凉快，第三天，发现身目浮肿，至第4天，全身浮肿，来诊。症见一身悉肿，面目为甚，不恶风，腹部亦觉胀满，有时气短而喘，小便不利。此乃皮水证，治以五皮饮加减。处方：茯苓皮10g，桑白皮10g，生姜皮6g，陈皮9g，大腹皮10g，杏仁9g，连翘20g。上药以水4杯，煮取2遍，取汁3杯，日服3次。

二诊：上药连服3剂，一身悉肿消退大半，精神饮食正常，脉来由浮转缓。再以上方予3剂，告愈。

萆薢分清饮
《丹溪心法》

川萆薢12g，益智仁、乌药各9g，石菖蒲6g（一方加茯苓、甘草）。

上药以水4杯，煮取1杯，药滓再煮，取汁1杯，日分2次温服。

功效：温肾利水，分清去浊。

主治：白浊、膏淋，症见小便频数，浑浊不清，白如米泔，稠如膏糊。

方义：白浊、膏淋，有偏于湿热与偏于阳虚的不同，本方所治之症，是由于阳虚湿浊不化，而下注膀胱，肾气虚弱不能固摄小便而成。故方中用萆薢利湿，治小便浑浊为主；益智仁以温肾阳、缩小便；乌药温肾化气；石菖蒲化浊通窍。诸药合用，有温肾利湿，分清去浊之功。本方通中有涩，利湿而又固肾，涩中有通，更适用于肾气虚弱，湿浊下注，出现的白浊、膏淋之症。

临床应用与附方

1. 如兼中气不足，出现面白、气短、舌质淡、脉虚，可配党参、白术、云苓、甘草等。

2. 肾阳虚弱，面白肢冷，精神疲倦，腰膝酸软，可加菟丝子、韭子，或配合金匮肾气丸以补肾。

3. 妇女寒湿带下，可加附子、肉桂、苍术、茯苓、菟丝子以加强温肾利湿之功能。

4. 本方去乌药加黄柏，与六味地黄丸合用，可治急慢性前列腺炎属于肾阴虚者。若属肾阳不足者，可与济生肾气丸合用。

5. 程氏萆薢分清饮（《医学心悟》）：川萆薢、茯苓、车前子各 12g，黄柏、白术、丹参各 9g，菖蒲 6g，莲子心 3g。水煎服，有清心降火、通淋利湿的作用，治湿热下注膀胱，小便短涩，淋涩刺痛，或白浊症。

医家论粹

1. 吴昆："膏淋频数，溺白如油，光彩不足者，名曰膏淋，此方主之。膀胱者，水渎之区也，胃中湿热乘之，则小便混浊，譬如湿土之令行，而山泽昏暝也。陶隐君曰：'燥可以去湿，故萆薢、菖蒲、台乌、智仁皆燥物也，可以平湿土之敦阜。湿土既治，则天清地明，万类皆洁矣，而况于膀胱乎？'"

2. 汪昂："此手足少阴厥阴阳药也。萆薢能泄阳明厥阴湿热，去浊而分清，乌药能疏邪逆诸气，逐寒而温肾；益智脾药，兼入心肾，固肾气而散结；石菖蒲开九窍而通于心，甘草梢达茎中而止痛，使湿热去而心肾通，则气化行而淋浊止矣。"

医案选录

周某，男，35 岁，四女寺镇人，1981 年 7 月 10 日就诊。

尿如米泔 3 月余，经某医院诊断为乳糜尿，尿检：蛋白（+++），红细胞（++），脓细胞（+），经西药治疗 2 月余无效，转中医治疗。小便仍如米泔，尿道涩痛，脉略数。予萆薢分清饮：川萆薢 20g，乌药 15g，菖蒲 10g，云苓 20g，黄柏 6g，白茅根 30g，生熟地各 20g，车前子 30g，芡实 10g，甘草 6g。上药连服 7 剂，小便混浊不若前甚，尿道涩痛减少，守上方加莲子心又与 10 付，药服 10 剂后，蛋白（-）、红细胞（-），自觉周身仍软弱，与六味地黄丸 20 丸，金匮肾丸 10 丸。每日服 2 次，每次服六味 1 丸，金匮肾气丸半丸以加强巩固，5 月后来告，病瘳。

茵陈五苓散
《金匮要略》

茵陈 15g，茯苓 10g，猪苓 10g，泽泻 10g，白术 12g，桂枝 5g。

上药以水 4 杯，煮取 1 杯，药滓再煮，取汁 1 杯，日分 2 次温服。

功效：健脾渗湿，利水退黄。

主治：湿热黄疸，小便减少，大便溏泻，头痛头晕，腹满，一身尽肿，色黄，尿少或尿黄赤，脉浮。

方义：方中茵陈疏肝利胆，同五苓清热除湿退黄，方中茵陈要大于诸药，因黄疸一症亦湿热瘀郁熏蒸而成，故在五苓外解邪表内疏利湿的基础上，重用茵陈以疏达肝胆之气一并消除黄疸与水湿之邪。

临床应用与附方

1. 五苓散治伏暑，小便不利，烦渴用茵陈煎汤调下（三因方）。

2. 加减五苓散（五苓去桂加茵陈），治饮家伏暑郁而发黄，烦渴，小便不利（严氏济生方）。

3. 茵陈五苓散，治伤寒湿热病后，发为黄疸，小便黑赤，烦渴发热，不得安宁，用生料五苓散一两，加入茵陈半两，车前子一钱，木通、柴胡各一钱半，酒后得证加干葛二钱，灯心五十茎，水一碗，煎八分，连进数剂，小便清利为愈。（《证治准绳》）

医家论粹

陈灵石："五苓散功专发汗利水，助脾转输，茵陈蒿功专治湿退黄，合五苓散为解郁利湿之用也。盖黄疸病由热湿瘀郁熏蒸而成黄，非茵陈蒿推陈致新不足以除热退黄，非五散转输利湿不足以发汗利水，二者之用，取其表里两解，为治黄之良剂也。"

医案选录

黄疸。赵某某，男，15岁，学生，德州市，1964年8月10日初诊。

经常与同学河中洗澡，半月来食欲不振，周身软弱无力，近日发现面目虚浮，下肢浮肿，腹胀，其家长认为消化不良，与消导之药治疗无效。现症见面目色黄，周身已现黄疸，不欲食，有时恶心、泛吐酸水，下午经常发热恶寒，小便色黄，体温37℃，脉浮数，舌质淡红，舌苔白腻，肝功能化验黄疸指数19单位，谷—丙转氨酶3167nmol. SL/L（190单位），麝浊6单位。

综合脉证分析，形成本病的主要原因是：湿邪外渍，内合脾胃，湿邪阻于中焦，肝胆疏泄不利，胆汁外溢形成黄疸。下午经常发热，面浮跗肿，又为外湿留恋之征。方用茵陈五苓散加减调之。处方：茵陈15g，白术9g，枳壳9g，云茯苓15g，猪茯苓各15g，桂枝6g，泽泻15g，麻黄6g，车前子30g（布包）。先煮茵陈，再以水2碗，纳诸药，煮取1碗，药滓再煮，取汁1碗，日分2次温服。

二诊：8月18日，上方服后，当夜浑身微微汗出，小便大增，服第2剂后，面目浮肿消失大半，连服7剂，黄疸基本消除，腹胀虽减而大便每日2~4次，尚感全身乏力。此大病将瘥，中气尚馁，仍须调和脾胃，缓缓扶持中气。处方：白术10g，云苓20g，泽泻10g，茵陈10g，甘草10g，生姜6片。上药煮2遍，取汁2碗，日分2次温服。

上药加减续服17剂，诸症尽除，肝功能化验正常。

导赤散
《小儿药证直诀》

生地黄15g，木通6g，淡竹叶9g，甘草梢3g（一方不用甘草，用黄芩，一方多灯心）。

原为散剂，现多作汤剂。上药以水3杯，煮取1杯半，药滓再煮，取汁1杯半，日分3次温服。

功效：清心利尿。

主治：心经热盛，口渴面赤，口舌生疮，心胸烦热，渴欲冷饮，或心移热于小肠，小便短黄，尿时刺痛等症。

方义：本方为清心火、利小便的方剂。心经热盛，故心胸烦热，心火上炎，故口渴面赤，舌为心之苗，故口舌生疮，心与小肠相表里，心移热小肠，则小便短赤，尿时刺痛。方中以生地清热凉血养阴为主药，木通、竹叶清心降火而利水，二药能导热下行，使小便排出为辅药，甘草梢清热泻火，又能调和诸药为使，四药合用，既有清心养阴、利水导尿之功，又有泻火而无苦寒伤胃、利水而不伤阴之妙。原方原为导赤者，即取其引导心经火热下行之意。一方有黄芩无甘草，取其黄芩清肺以宣通水之上源，一方多灯心，乃增清心利尿导热之功。

临床应用

1. 本方可用于急性肾盂肾炎、小便数急刺痛者，并可加入白茅根、车前子之类。口腔炎、小儿鹅口疮属心经热盛者，亦可应用本方治之。

2. 心胸烦热较甚者，可加黄连、山栀子以清心泻火；小便血淋涩痛者，可加车前子、血余炭、阿胶、小蓟、琥珀末等以清热凉血，去瘀通淋。

3. 本方为清热利尿的轻剂，除治上述症状外，对于暑热伤阴小便不利之症，亦可应用。

医家论粹

《医宗金鉴》："导赤者，导心经之热从小肠而出，以心与小肠相表里也。然所见口糜舌疮、小便黄赤、茎中作痛、热淋不利等症，皆心移热于小肠之证，故不用黄连直泻其心，而用生地滋肾凉心，木通通利小肠，佐以甘草梢，取易泻最下之热，茎中之痛可除，心经之热可导也。此则水虚火不实者宜之，以利水而不伤阴，泻火而不伐胃也。若心经实热，须加黄连、竹叶，甚者更加大黄，亦釜底抽薪之法也。"

医案选录

于某，男，35岁，商人，天津，1982年7月10日初诊。

患口舌生疮半年余，在当地治疗数月，时轻时重，未能痊愈。近来烟酒失度，口舌之疮益甚，口渴面赤，胸中烦热，渴欲冷饮，夜寐不安，小便短赤，舌质红，苔薄白。

脉症互参，此心经热盛，加之烟酒失度，而致火气上炎，舌红，口渴，心烦，口舌生疮之症，未能痊愈。日久而心火下传于小肠，而小便短赤，甚则涩痛，而一时不得痊瘥也。方用导赤散加味调之。处方：生地 30g，木通 10g，淡竹叶 10g，甘草梢 6g，灯心草 6g，黄芩 10g，生石膏 20g，连翘 15g。水煮 2遍，取汁 3 杯，日三服。

7 月 20 日二诊：上药连服 9 剂，心火得降，口渴，心烦，十去其七，口舌之疮，消之见半，夜寐好转，脉来不若前甚，仍与上方 10 剂，回津服之。

8 月 6 日三诊：服药后，口舌之疮痊愈，饮食正常，夜寐得安，脉来平平。处方：生地 15g，元参 15g，淡竹叶 6g，甘草 6g，生薏米 10g。（《孙鲁川医案》）

六一散（又名天水散）
《伤寒标本》

滑石 60g，甘草 10g。

上药分别研为细面，混合调匀，每次服 9g，用蜂蜜少许，温开水或冷开水调服，或布包煎服。

功效：清暑利湿。

主治：感受暑热，发热汗出，心烦口渴，小便不利，或呕吐泄泻，或下利赤白，或小便黄赤淋痛，以及砂淋、石淋、癃闭等症。外敷可以治痱子，加适量白糖，冲水取清汁，可作夏季的清凉剂、饮料。

方义：本方是一首清暑利水之剂，感受暑邪，内蒸外越，见身热汗出心烦，暑热伤津而口渴，小便不利；或挟暑湿，伤于胃肠，而见呕吐泄泻，或热邪注膀胱，而见小便涩痛，淋痛，或石淋、砂淋。治当清热利水，使暑邪从小便排出。滑石味淡性寒，少佐甘草和中，调滑石之寒太过，共奏清暑利湿之效。

临床应用附方

1. 本方是治疗暑病的常用之方，有些清暑方剂，大多本此方化裁而成。

2. 益元散：本方加朱砂而成，治上述之症候而见心烦不安者。

3. 碧玉散：本方加青黛，治上述之症候，兼见肝火，或见口舌生疮者。

4. 鸡苏散：本方加薄荷叶，治暑热兼风热表证者。

医家论粹

1. 张秉成："六一散……治伤暑感冒，表里俱热，烦躁口渴，小便不通，一切泻痢、淋浊等证属于热者，此解肌行水而为却暑之剂也。滑石气滑能解肌，质重能清降，寒能胜热，滑能通窍，淡能利水。加甘草者，和其中，以缓滑石之寒滑，庶滑石之功，得以彻表彻里，使邪去而不伤正，故能治如上诸证。"

2. 汪讱庵："治伤寒、中暑、表里俱热，烦躁口渴，小便不通，泻痢，热疟，霍乱吐泻，下乳，滑胎，解酒食毒，偏主石淋。滑石、甘草为末，冷水或灯心汤调下。丹溪曰：泄泻及呕吐生姜汤送下。此足太阳手太阴药也。滑石气轻能解肌，质重能清降，寒能泄热，滑能通窍，淡能行水，使肺气降而下通膀胱，故能祛暑住泻，止烦渴而利小便也，加甘草者，和其中气，又能缓滑石之寒滑也；加辰砂者，以镇心神，而泻丙丁之邪热也，其数六一者，取天一生水，地六成之之义也。"

医案选录

中暑。薛某，23岁。

夏至以后，奔走于长途赤日之中，前一日自觉头目眩晕，鼻孔灼热，次日即发剧烈之状，身热自汗，神识昏蒙，不省人事，牙关微紧，状若中风，但无口眼㖞斜之症，脉弦散，舌鲜红无苔，此暑热直中脑经，即西医所谓日射病也。前一日头晕目眩，次日病发昏厥之端倪，前哲谓直中心胞者非。

治法：直清脑热为首要，先以诸药行军散搐鼻取嚏，继以犀、地、紫雪为君，桑、丹、益元引血热下行为臣，使以银翘清神志以通灵，使以荷叶露，清暑气以退热也。处方：犀角尖 1~5g，鲜生地 18g，霜桑叶 6g，丹皮 6g，益元散 6g，银花 5g，连翘 9g，荷花露 30g，紫雪丹 1.5g（药汤调下）。一剂即神清，两剂霍然。（《全国名医验案类编》）

藿香正气散
《太平惠民和剂局方》

藿香 9g，白术、茯苓、半夏曲、川朴、陈皮、桔梗、大腹皮各 6g，紫苏叶、白芷、炙甘草各 3g。

原为粗散，每次 15g，加姜 2 片，枣 1 枚，煎汤服。现在多作汤剂，加生姜 3 片，大枣 2 枚，水煎 2 次分服。或将上药研为细末，水丸，小豆大，每次服 6g，每日 3 次，温开水服。

功效：芳香化浊，解表和中。

主治：外感风寒，内伤湿滞，症见恶寒发热，头痛，胸闷，恶心呕吐，腹痛腹泻，口淡苔腻，脉濡缓。

方义：本方为外感表证，内伤湿邪的常用方剂。外感则卫阳被郁，见恶寒发热；湿阻中焦，气机不畅，则胸闷；湿滞胃肠，则见恶心呕吐，腹痛腹泻，口淡苔腻；湿邪尚未发热，湿阻气机，所以脉濡缓。方以藿香芳香化浊、化湿，和中而解表；苏叶、白芷解表化滞；川朴、大腹皮去滞；半夏、陈皮、桔梗理气化痰；茯苓、白术、甘草、大枣益气健脾。各药合用，使风寒得解热除，气机通畅则胸闷舒，肠胃调和则呕吐泄泻止。

临床应用

1. 本方常用于夏秋感冒伴有肠胃症状者，和急性胃肠炎，见有发热恶寒、头痛等表证者。

2. 临床上运用本方每多加入佩兰叶以增加芳香化浊的作用。

3. 如怕冷发热等表证重者，可加荆芥、防风以祛风解表。

4. 如兼食滞、胸闷腹胀，可去炙甘草、大枣之甘壅，加六曲、山楂以消食导滞。

5. 如湿重而见舌苔厚腻者，以苍术代白术，增强其化湿之力。小便短少者，加木通、泽泻以祛湿利水。

6. 如风湿夹热，可去白芷、紫苏、生姜、大枣，加银花、连翘、黄芩、滑石、竹叶。

7. 本方为芳香、辛香温燥之剂，内热较盛以及阴虚而无湿邪者当忌用。

8. 本方若用为汤剂，须用急火武火，久煎则损失药效。

医家论粹

吴昆："内伤者调其中，藿香、白术、茯苓、陈皮、甘草、半夏、厚朴、桔梗、大腹皮，皆调其中药也，调中则能正气于内矣；外感者疏其表，紫苏、白芷，疏表药也，疏表则能正气于外矣。若使表无风寒，二物亦能发越脾气，故曰正气。"

医案选录

暑湿案。蒋某，女，27岁，7月，余杭。

日间冒暑受热，夜来露宿感凉，初起形寒，继而壮热无汗，头胀而痛，胸闷欲吐，周身关节酸痛，脉象浮弦而数，舌苔薄白，暑为表寒所遏，阳气不得伸越，先拟疏表。杜苏叶钱半，防风一钱，广藿香三钱，佩兰三钱，蔓荆子二钱，青蒿二钱，白蒺藜三钱，银花钱半，六月霜三钱，夏枯草三钱，丝瓜络五钱。

二诊：服药后汗出，身热大减，胸闷未宽，脉象转缓，舌苔薄腻，暑热尚未尽除，再拟宣化继之。广藿梗二钱，佩兰二钱，川朴钱半，炒枳壳钱半，陈皮二钱，云苓四钱，青蒿二钱，丝瓜络三钱，淡竹叶三钱，八一散三钱，夏枯草三钱。（《叶熙春医案》）

白虎加人参汤
《伤寒论》

生石膏 30～60g，知母 12g，生甘草 12g，粳米 30g，人参 6g（可用党参 18g 代）。

先煮石膏，再入他药同煮，米熟汤成，分 2 次温服。

功效：清热涤暑，益气生津。

主治：暑热伤气，汗出过多，口舌干燥，大渴引饮，心中烦躁，身无大热，时时恶风，背微恶寒，倦怠少气，舌红少津，苔干白或黄，脉洪无力，或白虎汤见气阴不足者。

方义：暑热伤中，表里俱热，汗出伤津，口舌干燥，阳明热盛，大渴引饮，烦渴心烦，身无大热，汗多肌疏，故时时恶风，背微恶寒，倦怠乏力，为气阴两伤之证，故用白虎汤大清阳明之热，加人参补气救阴，本方以祛邪为主，扶正为辅。

临床应用

1. 凡湿热病，症见大汗、大渴、大烦、脉洪大而芤软，气虚体倦者，四大不必悉具，皆可应用本方治之。

2. 本方可用于伏暑身热口渴、消渴（糖尿病）、疟疾、尿崩、麻疹合并肺炎、小儿夏季热，以及白虎汤证为心下痞硬。

3. 如气虚发热，身热有汗，渴喜热饮，头痛恶寒，少气懒言，脉虽洪大，按之而虚软者，不当与白虎加人参汤，治当与甘温除热法。

医家论粹

1. 钱天来："大渴，舌上干燥而烦，欲饮水数升，则里热甚于表热也，谓之表热者，乃热邪已结于里，非尚有表邪也，因里热太甚，其气腾达于外，故表间亦热，即《阳明篇》所谓蒸蒸发热，自内达外之热也。"

2. 王晋三："阳明热病化燥，用白虎加人参者何也？石膏辛寒，仅能散表热，知母甘苦，仅能降里热，甘草、粳米仅能载药留于中焦。若胃经热久伤气，气虚不能生津者，必须人参养正回津，而后白虎汤乃能清化除燥。"

3. 张锡纯："伤寒法，白虎汤用于汗吐下后，当加人参。究之脉虚者，即宜加之，不必在汗吐下后也。余自临证以来，遇阳明热炽，而其人素有内伤，或元气虚弱，其脉或虚数，或细微者，皆投以白虎加人参汤。"

医案选录

1. 暑厥。林某，女，38岁。夏月午睡后，昏不知人，身热肢厥，汗多，气粗如喘，不声不语，牙关禁闭，舌苔黄燥，脉象洪大而芤，证属暑厥，此为火热之邪燔灼阳明，故见身热炽盛；暑热内蒸，迫津外泄，则多汗而见气粗如喘；热郁气机，所以四肢反见厥冷；邪热内迫，扰于心神，正不胜邪故神昏不语，脉见洪大而芤。治以清暑泄热，益气生津，投白虎加人参汤。朝鲜白参、知母、粳米各15g，生石膏30g，甘草9g。服1剂后，脉静汗止，手足转温，神识清爽，频呼口渴，且欲冷饮，再投1剂而愈。（《浙江中医杂志》1965，8）

2. 中暑。陈某，男，30岁。盛夏暑热，辛劳野外，初微恶寒，继而发热，汗多，头晕而痛，口渴喜冷饮，神烦不安，胸闷气短，呼吸短粗，小便短赤，面红，苔薄白质红，脉细数。辨证：中暑，热灼阳明，耗伤气阴，治以辛寒清热，益气养阴，用白虎加人参汤加味。生石膏30g，知母9g，甘草3g，太子参30g，粳米9g，益元散9g，西瓜翠衣30g，竹叶30片，鲜荷叶1角，活水芦根2尺，以西瓜汁饮服。2剂后，身热已退，诸症渐减，惟觉心慌，气短神疲，继以清暑益气汤，又进

2 剂，诸症悉瘥。（《经方应用》）

香薷散

《太平惠民和剂局方》

香薷 6～10g，白扁豆 12g，川厚朴 6g。

上药以水 3 杯，煮取 1 杯，药滓再煮，取汁 1 杯，日分 2 次温服。

功效：祛暑解表，化湿和中。

主治：夏秋之节，外感于寒，内伤于湿，恶寒发热，头痛，无汗，脉浮，胸闷，泛恶，甚或呕吐，腹痛，腹泻，苔白腻等。

方义：本方即后世所谓三物香薷饮，是暑季感寒发热的解表剂，夏秋之季，乘凉饮冷，感受寒湿，阳气被阴气所遏，风寒客于表，腠理闭塞，故见恶寒发热，无汗头痛，脉浮，暑湿阻于里，伤及脾胃，故见胸闷泛恶，甚则腹痛、腹泻。方中之香薷，气味辛温，有较强之发汗解表之力，同时兼能利湿、祛暑，是为暑湿当令外感寒邪常用之解表药，香薷配厚朴，苦温燥湿，宽胸下气，白扁豆芳香化湿，健脾和胃，就使本方不仅是一个单纯的解表药，而且还有化湿滞、和肠胃的功能。

临床应用与附方

1. 本方是夏秋之季感寒伤湿常用之方剂。

2. 四味香薷饮：即本方加黄连，以苦寒燥湿，清热除烦。

3. 五味香薷饮：本方加茯苓、甘草，泻湿盛腹胀，以利水导湿。

4. 十味香薷饮：即本方加党参、白术、黄芪、陈皮、木瓜，以治中气虚弱、汗出过多、精神倦怠等。

5. 若表邪重者，可加青蒿 9g，以加强清暑解表之力；兼鼻塞流涕，可合葱豉汤以通阳解表；若胸闷腹胀较重者，可加木香、砂仁、枳壳，以理气消胀；湿热内滞而见下痢，里急后重者，可加木香、槟榔、黄芩，以调气化滞清热。

6. 暑热病，发热汗出不恶寒，心烦口渴者，当忌服。

医家论粹

叶仲坚："香薷芳香辛温，能发越阳气，有彻上彻下之功，故治暑者君之，以解表利小便。佐厚朴以除湿，扁豆以和中，合而用之为饮。饮入于胃，热去而湿不留，内外之暑证悉除矣。"

医案选录

王某，男，15岁，5月，余杭。

湿困太阴，热伏阳明，旬日不化，日晡发热，微汗恶寒，四肢酸重，胸闷纳减，精神疲乏，大便溏薄，小便短赤，脉来濡数，舌苔黄腻，治用芳香合淡渗法。淡子芩钱半，飞滑石四钱，佩兰钱半，大豆卷四钱，白蔻仁八分，带皮苓四钱，炒枳壳七分，大腹皮二钱，制苍术钱半，陈青蒿二钱，白蒺藜三钱。

二诊：前进苦辛清热，淡渗利湿，服后湿去热减。胸闷肢酸亦除，惟胃气未复，脉濡缓，再以和中舒胃。大豆卷三钱，佩兰钱半，仙半夏二钱半，赤苓四钱，白蒺藜三钱，苡仁四钱，炒麦芽四钱，陈皮钱半，白蔻仁八分。

三诊：诸恙悉平，胃纳已有馨味，再用香砂平胃，调理继之。（《叶熙春医案》）

麻杏薏甘汤
《金匮要略》

生麻黄6g，苦杏仁9g，薏苡仁30g，炙甘草3g。

上药以水3杯，煮取1杯，药滓再煮，取汁1杯，日分2次温服，取微汗，避风寒。

功效：疏风祛湿，蠲痹止痛。

主治：风湿伤表，一身尽痛，下午发热，傍晚时发热加剧，脉浮而数，舌苔薄腻。

方义：汗出当风，或劳累汗出贪凉，形成一身尽痛发热无汗的表实证。凡风湿发热与湿家发热不同，湿家发热，早晚不分轻重；风湿发热，日晡必剧。病既风湿在表，所以用麻黄、杏仁解表宣肺以疏风散邪，苡仁《本经》云"除筋骨之邪气"，甘草调和诸药，合而成了祛风散湿、蠲痹止痛之剂。本方实为麻黄汤以苡仁易桂枝而成，变辛温解表而为辛平解表，剂量上较麻黄汤为轻，故发汗力弱，符合"微汗"祛风湿之意。

临床应用

1. 本方证如发热较甚者，可加双花藤、桑枝、晚蚕砂等，以清热通络。

2. 风湿在表引起发热，肌肉、关节疼痛以及荨麻疹、多发性疣等症。

3. 本方用于下部肿毒或水肿，屡有效果。

医家论粹

1. 程林："一身尽痛发热，风湿在表也，日晡、申酉之时，阳明旺于申酉戌，土恶湿，今为风湿所干，当其旺时，邪正相搏，则反剧也。"

2. 《医宗金鉴》："湿家一身尽痛，风湿亦一身尽痛，然湿家痛，则重着不能转侧；风湿痛，则轻掣痛不可屈伸。此痛之有别者也。湿家发热，早暮不分微甚；风湿之热，日晡必剧……原其由来，或为汗出当风，或为久伤取冷，相合而致"。

3. 尤在泾："以麻黄散寒，苡仁除湿，杏仁利气，助通泄之用，甘草补中，予胜湿之权也。"

医案选录

风湿痹痛。陈某，男，32 岁。

入夏以来，贪凉露卧，习以为常。始则微感酸痛，一身尽痛，身热，午后加重，无汗，口渴，不多饮，舌苔薄白，脉沉。一医见其身痛，误作寒湿，用羌活等药，痹痛不已；一医见其身热体痛，午后加重，误作白虎加桂枝汤证，服 2 剂后，不惟身热不退，且痹痛加剧，始延余诊。详察病情，一身尽痛，身热而口渴不多饮，且舌苔薄白而脉浮，即病者一身尽痛，发热日晡所剧者，名风湿。此病伤于汗出当风，或久伤取冷所致也，乃用麻杏苡甘汤（麻黄 6g，杏仁 9g，苡仁 15g，甘草 3g，防己 9g，络石藤 9g，桑枝一尺余）。服 2 剂，得微汗，身热退，痹痛减，续与原方加减，连服 2 剂痊愈。

防己黄芪汤
《金匮要略》

防己 9g，生黄芪 30g，白术 12g，甘草 3g，生姜 9g（切），大枣 6 枚。

上药以水 4 杯，煮取 1 杯，药滓再煮，取汁 1 杯，日分 2 次温服。

功效：益气健脾，利水退肿，祛风止痛。

主治：（1）湿痹：一身重着，肢节疼痛，麻木，不得屈伸，倦怠乏力，汗出恶风，不欲衣，脉浮。（2）风水：肢体浮肿，腰以下肿甚，汗出恶风，小便不利，气短心悸，食少便溏，舌淡苔白，脉浮虚。

方义：本方所治湿痹、风水，属于表虚湿胜之证。脉浮为病在肌表，身重是湿在经络，汗出恶风为卫虚不固，小便不利则为湿无出路，表虚湿胜，是两者共同的病机。表既虚故不得以祛邪为主，但邪在表，自当邪正兼顾。方中以防己祛风止痛，利水退肿；黄芪补气固表，利水消肿，是为主药。白术、甘草健脾和中，姜枣调和营卫，以辅助防己，对于气虚水肿，最为适宜。由于防己有祛风湿、通痹止痛的作用，故对风湿重者，汗出怕风之症，亦为适宜。

临床应用

1. 本方若兼见腰痛者，加白芍以缓急止痛。兼气喘者，加麻黄、杏仁以平喘逆。气上冲逆者，加桂枝以平冲逆。若寒盛者，加细辛以温散寒邪。若湿重腰痛者，加茯苓、苍术以健脾燥湿。若胸腹胀满而痛者，加陈皮、枳实、枳壳、苏梗以行气宽中宽胸。

2. 本方加桂枝、茯苓等，可用治风湿性心脏病。症见心悸、气粗、四肢微肿、关节痛、肢体麻木、小便不利、舌淡白，属气虚身重者。

3. 本方目前常用于慢性肾炎，心脏病水肿而见气虚身重，小便不利之症，可与五苓散、五皮饮加减合用，若气虚甚者可加人参。

4. 本方治气虚水肿，若水肿实症，兼有恶心、腹胀，非本方所宜。

医家论粹

尤在泾："风湿在表，法当从汗而解，乃汗不待发而自出，表尚未解而已虚，汗解之法不可守也。故不用麻黄出之皮毛之表，而用防己驱之肌肤之里……然非芪、术、甘草，焉能使卫阳复振，而驱湿下行哉。"

医案选录

1. 湿痹。李某，脉小弱，当长夏四肢痹痛，一旬以后，筋骨不能伸展。此卫阳单薄，三气易袭，先用阳明流通气血方，黄芪、白术、防己、独活、苡仁、茯苓。（《临证指南医案》）

2. 慢性胃炎。岳美中老中医每以本方治肺脾气虚，卫气不固之风水证。岳老曾治某慢性肾炎，浮肿、恶风、舌质淡、脉浮虚、尿蛋白（＋＋＋），诊断为气虚水停之风水，先后用本方，益气实脾利水，历时一载，守方不更而获治愈。治肾炎病后期蛋白尿，岳老亦擅用此方，并认为黄芪不应小于30g，坚持服之必有效。岳老说："本症乃风与水相乘，但用治风逐水健脾之品。若肾阳虚者，附子、杜仲亦可加入。"（《经方研究》）

防己汤

《备急千金要方》

防己、制川乌各9g，党参18g，生白术、茯苓各12g，肉桂、炙甘草各6g，生姜9g（切片）。

上药以水4杯，煮取1杯，药滓再煮，取汁1杯，日分2次温服。

功效：益气健脾，温经散寒，祛湿止痛。

主治：风寒湿痹，全身关节疼痛，痛甚难忍者。

方义：这是一首素体气虚，复感寒湿导致成痹的方剂。防己为有力的祛风除湿通络止痛的药，配肉桂甘辛大热温经助阳散寒止痛，有鼓舞气血生长的功能，且抑防己苦寒之性；川乌功专散在表之风邪，逐在里之寒湿，祛风通痹之力，独擅其长，善治风寒湿痹，酸痛麻木之症；参、术、苓、草乃四君汤，功能健脾益气，以顾后天之本；使生姜一味助防己发散在表之风寒，且能益脾开胃。诸药合，具有温经除湿、逐寒通痹之效。

胜湿汤
（周凤梧教授方）

生苡米 30g，苍术、防己、防风、羌活、独活、威灵仙、五加皮各 9g。

上药以水 4 杯，煮取 1 杯，药滓再煮，取汁 1 杯，日分 2 次温服。

功效：祛风燥湿，通络止痛。

主治：肢体关节疼痛重着，肌肉麻木不仁，手足沉重，活动不便，痛有定处，苔白腻，脉濡缓。

方义：本方是治疗痹证偏于湿胜（着痹）的方剂。

湿合风寒之邪，痹阻肌表、经络、关节，而为着痹，故见肢体关节重着，肌肤麻木不仁，活动不利，痛有定处，苔白，脉濡缓。方中苡仁、苍术、防己着重除湿；羌活、独活、防风走肌表；威灵仙辛散化湿，通经达络，善走窜，宣导在里之湿；五加皮祛风强筋，并可温肾。诸药配合，则有祛湿通络止痛之效。

独活寄生汤
《备急千金要方》

独活 9g，桑寄生 15～30g，秦艽、防风、当归、白芍、杜仲、牛膝、茯苓、党参各 9g，细辛 3～6g，桂心 3g，川芎 6g，地黄 20g，甘草 6g。

上药以水 4 杯，煮取 1 杯，药滓再煮，取汁 1 杯，日分 2 次温服。

功效：祛风湿，止痹痛，益肝肾，补气血。

主治：肝肾不足，气血两虚，风寒湿痹，腰膝酸痛，四肢乏力，关节疼痛，或麻木不仁。

方义：方中独活、细辛、防风、秦艽以祛风止痛，党参、茯苓、甘草以益气，熟地，当归、白芍、川芎补血活血，肉桂助阳散寒，杜仲、牛膝补肝肾、壮筋骨，全方用于体质虚弱、腰膝酸痛为宜。

临床应用与附方

三痹汤（《妇人良方》）：即本方去寄生，加黄芪、川断、生姜以补虚散寒。

医家论粹

张秉成："此亦肝肾虚而三气乘袭也，故以熟地、牛膝、杜仲、寄生补肝益肾，壮骨强筋，归、芍、川芎和营养血，所谓治风先活血，血行风自灭也。参、苓、甘草益气扶脾，又所谓祛邪先补正，正旺则邪自除也。然病因肝肾先虚，其邪必乘虚深入，故以独活、细辛之入肾经，能搜伏风，使之外出。桂心能入肝肾血分而祛寒，秦艽、防风为风药卒徒，周行肌表，且又风能胜湿耳。"（《成方便读》）

三金排石汤

《孙朝宗临证试效方》

郁金 30g，醋炙香附 20g，内金 20g，柴胡 15g，炙金铃子 20g，赤芍 15g，醋炙三棱、莪术各 6g，炒山甲 6g，胡黄连 10g，元胡 10g，黄芩 10g，五味子 6g，茵陈 30g，甘草 10g。

上药以水 4 杯，煮取 1 杯，药滓再煮，取汁 1 杯，日分 2 次温服。

功效：清热利湿，疏胆排石。

主治：胆囊结石、肝内胆管结石、胆囊炎等。

方义：结石证，大多由脏腑积热，久久蕴结而成。前贤有方："犹汤瓶久在火中，底结白碱也。"此病大多发生于胆及肝内胆管以及肾与膀胱输尿管内。发病于胆及肝内管者，宜辛以散之，酸以泻之。方中郁金一药，辛苦寒有凉血行血止痛之功，郁金与香附，为肝及三焦之专药，胆之枢机闭止，故多病肝胆之病。内金为良好的消导药，穿山甲性善走窜，不畏砂石，尤能搜风通络，攻坚积而排脓，散瘀血而消肿痞。三棱、莪术，有行气、破结、消瘀之功。胡连又专入肝胆，与吴萸亦辛开苦降之意。元胡、金铃子活血止痛，五味子酸苦利胆，赤芍活血通络，黄芩清利湿热，茵陈、甘草利肝胆之气血。全方无坚不摧，临床用之又当权之用之。

医案选录

1. 胆囊结石。郝某，女，49 岁，1986 年 4 月 10 日就诊。

患者性情暴躁，遇事多怒，月前患胸胁支满胀痛，自服木香顺气丸、逍遥丸 10 余日，其病不减反增，去某医院检查，B 超诊断为胆囊炎、胆内结石。现症见：右胁下胀痛拒按，心中烦热，精神郁闷，口苦，有时呕吐苦水，夜不得寐，舌质红绛，苔黄腻，脉来弦滑有力，此肝胆湿热郁结之象，治以疏肝理气，清热排石为治。处方：郁金 20g，香附 20g，鸡内金 20g，川楝子 20g，柴胡 15g，黄芩 20g，赤白芍各 20g，胡黄连 10g，吴茱萸 5g，元胡 15g，炒山甲 8g，茵陈 20g，甘草 10g。上药以水 3 杯，文火煮取 1 杯，药滓再煮，取汁 1 杯，日分 2 次温服。

患者服药 6 剂，大便泻下数次，脘腹胀满减轻大半，右胁胆区作痛，十去其七，惟口苦，尚有时呕吐少量苦水，原方加生枣仁 30g，大黄炭 10g，继服药 12 剂，口苦止，精神饮食转佳，B 超复查：胆无结石及炎症。（《孙朝宗临证试效方》）

2. 胆囊炎，胆结石。杜某，男，40 岁。1972 年 10 月 6 日初诊。

患右胁下胀痛已半年，经省地市医院检查，诊断为胆囊炎、胆结石，经多方治疗，时好时歹，未能得痊，前数日，右胁下作痛尤甚，特来门诊。余参考所查情况，予三金排石汤加减服之。处方：郁金 20g，醋香附 20g，鸡内金 20g，柴胡 10g，川楝子 20g，炒穿山甲 10g，茵陈 30g，胡黄连 10g，吴萸 6g，甘草 10g，槟榔 20g。上药水煮 2 遍，取汁 2 碗，日分 2 次温服。

二诊：10 月 16 日，患者服药 8 剂，右胁下疼痛减轻过半，继予上方加减，予 7 剂。

三诊：10 月 23 日，患者连服 7 剂后，右胁下痛止，饮食精神转好。

四诊：11 月 2 日，患者略有胁下痞胀，予加味逍遥汤，痊愈。（《孙朝宗临证试效方》）

冬葵排石汤

《孙朝宗临证试效方》

冬葵子 30g，石斛 15g，石韦 15g，滑石 10g，瞿麦 10g，金钱草 30g，泽泻 10g，牡蛎 10g，白芍 10g，甘草 10g，熟地 20g，山甲珠 6g，云茯苓 6g。

上 13 味，以水 4 大杯，煮取 1 杯，药滓再煮，取汁 1 杯，日分 2 次温服。

另：琥珀 3g，海金沙 2g，血余炭 2g。共为细末，分作 2 包，每次随汤药冲服 1 包。

主治：肾结石，输尿管结石，膀胱结石。

按：结石一证，其特征为小便涩痛，欲便而尿不得出，或腹满小便不下，甚则滴沥难出，属中医五淋中之石淋。究其因，内经为脾湿郁热，巢元方为肾虚膀胱生热，亦有谓心移热于小肠，肾虚不能约束脂液。治疗方法，不胜枚举，有主通利者，有主清热者，有主化结者，有主滑利者，有主固涩者以及升阳者等。这种病，更有痛不可忍者，或溲如砂石而伴尿血者，此无论膀胱发热心移热于小肠、郁热伤脾者等，其总因为肾虚加积热，煎熬津液而形成结石。调补肾虚，清除积热又为治病之总法则。具体措施，又非大量冲荡之品，不能为功，化石之力不足言也。由是此方葵、斛、韦、瞿、泽、苓、金钱草大队利水冲荡而排其石，肾虚已久，有不任其涤荡者，故佐熟地、白芍、甘草以固之。至于该方之化裁，腰痛甚者，加杜仲、寄生；茎溲痛不可忍者，加黄柏、肉桂少许，以引火归原；腹部冷痛者加元胡、茴香、乌药。排石将出而尿血者，加茜草、茅根炭等。

医案选录

1. 输尿管结石。朱某，男，25岁，1978年4月20日初诊。

患者3月以来，经常腰痛，小便淋痛，轻则吃药暂缓疼痛，重则打针输液，医者以肾盂肾炎为治。前3天旧病又发，小便涩痛，短赤。尿检：红细胞（＋）、白细胞（＋＋）、脓细胞（＋），医仍按肾盂肾炎处方治疗。昨日上午小腹剧痛，腰部疼楚难支，经X线拍片检查，输尿管上1/3处有结石阴影，直径4mm×3mm，密度不匀，拟诊为右侧输尿管结石，输液一昼夜，病不减，遂邀中医治疗，以中药排石。目前患者精神急躁，少腹作痛拒按，腰痛如折，小便黄赤灼热，尿道涩痛，脉弦数，舌质偏红，苔黄，拟清热利湿，凉血排石。处方：冬葵子30g，石韦20g，滑石20g，萹蓄20g，瞿麦20g，海金沙10g，云苓20g，泽泻20g，血余炭10g，生地30g，白芍20g，甘草10g，元胡10g，茅根30g。上药以水3大杯，煮取1杯，药滓再煮，取汁1杯，上午服1杯，下午服1杯，晚煮第二剂，今晚明晨分服。

二诊：服药后，患者尿道突然有物堵塞，用力排出血尿，痛稍减，遂发现排出蒺藜样结石一块，痛也渐渐减轻，此佳象也，西医即与消炎之药再次输液继续消炎止痛。

三诊：疼痛缓解，精神好转，尿血变浅，排泄通畅，脉来弦细仍数，舌质舌苔如前，拟清热凉血中药 3 剂，以善后。处方：生地 15g，白芍 15g，丹皮 10g，白茅根 10g，藕节 20g，血余炭 10g，泽泻 15g，云苓 15g，冬葵子 15g，甘草 10g，山萸肉 20g，石斛 20g，生龙骨、生牡蛎各 10g。上药以水 3 杯，煮取 1 杯，药滓再煮，取汁 1 杯，日分 2 次温服。(《孙朝宗临证试效方》)

六、泄可去闭类方

提要：闭即闭塞不通之义，可用开泻之品，以治脏腑便秘、肺实气急等郁闭之证，方可用大承气汤、小承气汤、调胃承气汤、抵当汤、下瘀血汤、大小陷胸汤、血府逐瘀汤、桂枝茯苓丸等等。

大承气汤
《伤寒论·金匮要略》

生大黄12g（酒洗），川朴15g，枳实12g，芒硝9g（冲）

先煮枳、朴，次入大黄，后冲芒硝，煮2遍，分2次温服。如服后便通，即可停服。

功效：峻下热结。

主治：（1）阳明腑实证。症见不恶寒，反发热，腹部胀满，硬痛拒按，大便秘结，矢气频作，手足溅然汗出，烦躁谵语，甚则神志不清，循衣摸床，惕而不安，目睛不和，视物不清，微喘直视，舌苔焦黄起刺，或焦黑燥裂，脉沉实，或滑数有力。

（2）热病，里有燥实，大便不通，以致热厥，神志不清，扬手掷足，烦躁渴饮，小便黄赤，头汗出，脉滑实。

（3）热结旁流，下利清水秽臭，腹部作痛，按之坚硬有块，口舌干燥，脉滑数或滑实有力。

（4）痉病，角弓反张、手足抽搐、口噤齘齿、腹满腹胀，脉弦劲而数者。

（5）狂证，狂言骂詈，登高弃衣，不避亲疏，大便秘结，属于黑热结石者。

方义：方中大黄苦寒泄热通便，荡涤胃肠为主药，辅以芒硝咸寒泻热，软坚润燥，厚朴、枳实行气散结，消痞除满并助硝黄加速积滞排出，共为佐使。

临床应用

1. 对于急性肠梗阻，胆囊炎，阑尾炎见有便秘脉实者，以某些疾病出现高热、神昏、惊厥、发狂有肠胃燥实者，可用本方加减治疗。

2. 对于严重肠梗阻，肠腔积液较多者，可用本方加甘遂有较好效果。

医家论粹

《医宗金鉴》："诸积热结于里而成满痞燥实者，均以大承气汤下之也。满者，胸胁满急膜胀，故用厚朴以消气壅；痞者，心下痞塞硬坚，故用枳实以破气结；燥者，肠中燥屎干结，故用芒硝润燥软坚；实者，腹痛大便不通，故用大黄攻积泻热。然必审四证之轻重，四药之多少适其宜，始可与也。若邪重剂轻，则邪气不服；邪轻剂重，则正气转伤，不可不慎也。"

医案选录

阳明腑实证。杜某，男，59岁。患病20余天，初起发热恶寒，未得适当治疗，潮热不退，病情加重，面急黧黑，两目直视，神昏不识人，口不能言语，喘促，四肢僵硬，家人代述已5天不食，8天无大便，已为准备后事。视其全身干涩无汗，腹部坚硬，可扪及硬块，撬开口腔，舌苔焦黑起刺，脉沉迟有力。方用大黄15g（后下），川朴、枳实各12g，芒硝15g（冲），石膏30g，水煎分2次灌肠（间隔2小时），药后约3小时，患者目已能合，精神好转，但不能言语，腹中有肠鸣，但仍无大便，次晨又按上方与1剂，上午10时下燥屎1便盆，病人遂神志清醒，口能言语，呼吸平稳，四肢能动，仍烦躁，口渴，不食，此为热毒已下，余热未清，改用白虎汤合生脉散治之，服药 5 剂而获痊愈。(《新医药学杂志》1976，11)

小承气汤
《伤寒论·金匮要略》

大黄 12g（酒洗），川朴、枳实各 9g。

上药以水 3 杯，煮取 1 杯，药滓再煮，取汁 1 杯，日分 2 次温服。如服后便通，不可再服。

功效：泻热通便，消胀除满。

主治：热结胃肠，身热汗出，脘腹痞满，便硬不通或热结旁流，甚则神昏谵语，舌苔黄厚或老黄，脉滑有力。

方义：方中大黄苦寒，泻热通便，荡涤胃肠为主药，配枳实、厚朴行气散结，消痞除满，并助大黄排泻郁滞为佐。三味同煮，共奏泻下热结之效。

临床应用

1. 本方为轻下剂，适用于症情较轻的阳明内实者，如大叶性肺炎，流行性脑膜炎而出现腹胀高热，甚则谵语者。

2. 本方虽为泻下剂，轻剂，而毕竟是攻毒攻邪之剂，为较实证而设，临床且勿妄用。

医家论粹

柯韵伯："诸病皆因于气，秽物之不去，由于气之不顺矣，故攻积之剂，必用气分之药，因以承气名之。方分大、小者，有二义焉：川朴倍大黄，是气药为君，名大承气；大黄倍川朴，是气药为臣，名小承气。味多性猛，制大其服，欲令大泻下也，因名曰大；味寡性缓，制小其制，欲微和胃气也，因名曰小。且煎法更有妙义，大承气用水 1 斗，煮枳朴，取五升，去滓，内大黄，再煮取 2 升，内芒硝，何哉？盖生者气锐而先行，熟者气纯而和缓，仲景欲使芒硝先化燥屎，大黄继通地道，而后枳、朴除其痞满。若小承气以三味同煮，不分次第，同一大黄，而煎法不同，此可见仲景微和之意也。"

医案选录

1. 热结旁流。一人伤寒至五日，下利不止，懊㤖目张，诸药不效，有以山药、茯苓与之，虑其泻脱也。李士材诊云："六脉沉数，按其脐痛，此协热自利，中有结粪，小承气汤倍大黄服之，果下结屎数枚，利止，懊㤖亦止。"（《续名医类案》）

2. 痢疾。患者，男，35岁。夏秋间因饮食不节，下利红白冻结，一日夜20余次，腹痛作胀，胸闷拒按，里急后重，至数圊而不能通，窘迫颇甚，壮热口渴，脉滑数有力，舌苔老黄厚腻而干，口微臭。前医曾用葛根黄芩黄连汤2剂，病情未见挫减，按脉症合参，显系肠腑热结里实，遵《内经》"通因通用"之法，用小承气汤，大黄12g，厚朴6g，枳实9g，黄连3g。服1剂后，下痢转畅，里急后重减轻，身热稍退，复用原方再进1剂，诸症均安。（《经方应用》）

3. 肠梗阻。常某，女，67岁。腹痛，大便不通，无矢气四天，X线透视可见数个液平面，腹肌紧胀，肠型明显，白血球 10×10^9/L，中性81%，淋巴19%，诊为肠梗阻，经保守治疗无效，准备手术，患者不愿手术，要求中医治疗。症见痛苦病容，时而烦躁，潮热，腹痛腹胀，舌苔黄厚而干，脉沉数，此乃热结胃肠，腑气不通，治以泻热通里。处方：生大黄12g，厚朴9g，枳实9g，木香6g，赤芍10g，桃仁10g，代赭石30g，生栀子12g，丹皮10g。药后约1时许，解出羊粪样便3次，诸症减，后用竹叶石膏汤合益胃汤，调治1周而愈。〔《陕西中医》1984（9）：25〕。

调胃承气汤

《伤寒论》

大黄 12g（酒洗），芒硝 9g，炙甘草 6g。

先煎大黄、甘草，后入芒硝（烊化），缓缓服下。

功效：泻下燥实，调和胃气。

主治：阳明腑实证。蒸蒸发热，濈然汗出，口渴心烦，腹痛胀满，大便不通，舌苔黄，脉滑数。

方义：本方既大承气汤去枳朴加甘草而成，为治阳明腑实证之缓剂。因为病机主要为燥热内结，而痞满之证不显，故欲用大黄、芒硝以泻下热结，而不用消痞除满之枳实、川朴，所配甘草者，以缓中调胃，使泻下而不伤正气也，合之共奏泻下燥实、调和胃气之效。

临床应用与附方

1. 本方在临床应用上，以少量频频服之为宜，以俾药力持续，意在泻热结，和胃气，而不在峻下热燥之屎。

2. 本方虽为泻下缓剂，但若正气虚弱，脾胃虚寒以及孕妇，忌用或慎用。

3. 大、小调胃三承气汤均为寒下剂，同是治疗阳明腑实的主要方剂，但因各个方剂的药味及剂量不同，故作用亦同中有异。大承气汤为峻下剂，适应于痞、满、燥、实、坚，小承气汤适应于痞满为主；调胃承气汤，适应于燥实为主。王好古说："大满大实用大承气，小满小实用小承气。"

4. 复方大承气汤：大黄 15g（后下），芒硝 9～15g（冲），赤芍 15g，桃仁、枳壳各 9g，川朴、炒莱菔子各 30g。功效导滞，活血下气，适用于一般性肠梗阻、气胀较重者。

医家论粹

1. 徐灵胎："芒硝善解结热之邪。大承气用之。解已结之热邪。此方用之,以解将结之热邪。其能调胃,全赖甘草也。"

2. 《医宗金鉴》:"三承气汤之立名,而曰大者,制大其服,欲急下其邪也。小者,制小其服,欲缓下其邪也。曰调胃者,则有调和承顺胃气之义,非若大、小专攻下也。经曰:热淫于内,治以咸寒;火淫于内,治以苦寒。君大黄之苦寒,臣芒硝之咸寒,二味并举,攻热泻火之力备矣。更佐甘草之缓,调和于大黄、芒硝之间,又少少温服之,使其力不峻,则不能速下而和也。

医案选录

1. 阳明腑实证。症延40余日,大便不通,口燥渴,此即阳明之中土,无所复传之明证。前日经用泻叶下后,大便先硬后溏,稍稍安睡,此即病之转机,下后腹中仍痛,余滞未清,脉仍滑数,宜调胃承气汤小和之。(《伤寒论译释》)

2. 牙周炎。张某,男,23岁。患上齿牙周炎5月余,牙龈红肿疼痛,出血,并有脓液,口臭,身热,口渴,烦躁,夜不安寐,大便秘结,已6日无便,脉滑数有力,舌苔黄厚,舌质红。此胃火实热,用清胃泻火法,方用调胃承气汤加味。处方:大黄9g,元明粉9g,甘草3g,玄参15g,黄连3g。服2剂后,得泻数次,牙龈肿痛减轻,身热渐退,继以清胃散加减,以善其后。(《经方应用》)

3. 《类聚方广义》载:"疔疮,麻疹,痈阻,疔毒内攻冲心,大热谵语,烦躁闷乱,不大便,或下利,或大便绿色者宜本方"。《试效方》谓本方"治消中",亦不失为清胃泻火之意。

桃核承气汤

《伤寒论》

桃仁12g,大黄9g(后下),桂枝9g,芒硝(冲)、甘草各6g。

上药以水3杯，煮取1杯，药滓再煮，取汁1杯，日分2次温服。

功效：破血逐瘀。

主治：下焦蓄血，少腹胀满，疼痛拒按，大便色黑，小便自利，至夜发热，甚则谵语如狂，脉沉实等证。

方义：方中桃仁破血去瘀，大黄下瘀泄热，桂枝通行经脉，助桃仁破血去瘀，芒硝泄热软坚，助大黄下瘀泄热，甘草益气和中，使瘀去而不伤正，为佐之药，五药配合，共奏破血下瘀之效。

临床应用

1. 血瘀经闭：或产后恶露不下，小腹胀满疼痛者，若增强破血去瘀止痛之药之失笑散，效果更好；若兼气滞，可加香附、青皮、木香。

2. 跌打损伤蓄血停瘀于内，疼痛不能转侧，大便秘结；或火旺而血郁于上所致之头痛、头胀、目赤、齿痛、鼻衄，或吐血紫黑者，皆可减应用。

3. 近年来有以本方加归尾、赤芍、红花、苏木、牛膝、䗪虫等活血去瘀之药而用于胸部，腰椎骨折初起，腰痛甚，腹胀、尿闭、便结等症。

4. 有本方加红藤、败酱草、黄芩、黄连治急性盆腔炎，也有以本方加川朴、枳实以治肠梗阻者。

5. 本方可用于子宫炎、输卵管炎、胎盘滞留、产褥热等。

6. 有下焦蓄血，如有表证，当先解表，解表后，再用本方为宜。

7. 本方破血通瘀，孕妇不可应用。

8. 服后瘀血得下，即应停药，所谓"中病即止"。

医家论粹

1. 尤在泾："此即调胃承气汤加桃仁、桂枝，为破瘀逐血之剂。缘此证热与血结，故以大黄之苦寒。荡实除热为君，芒硝咸寒入血软坚为臣，桂枝之辛温、桃仁之辛润擅逐血散邪之长为使，甘草之甘、缓诸药之势，俾去邪而不伤正为佐也。"

2. 陈蔚："桃得阳春之生气，其仁微苦而涌泄，为行血之缓药，得大黄以推陈致新，得芒硝之清热消瘀，得甘草以主持于中，俾诸药遂左宜右有之势。桂枝用至二两者，注家以为兼解外邪，而不知辛能行气，气行而血乃行也。"

医案选录

漏下。徐某，女，45 岁，停经 4 月后，月经来潮，量多色红，一周后，因洗澡受凉，经量虽减但点滴连绵，延及月余，经血量少色黑，夹有少量瘀块，下腹胀痛，瘀块排出后痛减。腰酸，时胀痛，周身乏力，时头晕目眩，心烦，口不渴，纳差，大便 3～4 日一行，小便正常，舌质红，边有瘀点，苔薄黄，脉沉涩。证属冲任失调，气滞血瘀，阻于胞宫，方用桃仁承气汤加味。处方：桃仁、大黄、当归、元明粉、白芍各 10g，桂枝 6g，甘草 5g，阿胶 12g（烊化）。1 剂，水煎服，药后大便通利，经血量多，腰腹胀痛消失。又服 1 剂，经色红活，继以八珍汤加黄芪、阿胶、赤芍以善后，随访 3 个月，经血正常。〔《陕西中医》1986（5）：214〕

抵当汤
《伤寒论》

水蛭（炒）、虻虫（去翅足、炒）各 6g，桃仁（去皮尖）、大黄（酒洗）各 9g。

上药以水 3 杯，煮取 1 杯，药滓再煮，取汁 1 杯，日分 3 次温服。

功效：破血逐瘀。

主治：蓄血发狂，少腹硬满，小便自利，喜忘，大便溏而色黑，脉沉结者及妇人经血不利，少腹硬满拒按者。

方义：蓄血一证，其因为阳邪入腑，便热与血结而成，血结之后，则为死阴，不能养神，故神志昏迷而善忘，其人发狂，即内经《内经》所谓："血并于阴，气并于阳，故为惊狂。"方中水蛭咸苦性平，入肝、膀胱二经，功专峻逐恶血瘀血，破血癥积聚，具有破瘀血而不伤正、专入血分而不入气分之特点。虻虫微苦微寒而入肝经，能逐瘀积，破癥结，其破血逐瘀之性，较水蛭为强。本品服后可致暴泻，但药过即止，二药一飞一潜，相需配伍，有较猛之破血去瘀之用，再加大黄荡涤邪热，导瘀下行，桃仁破血行瘀，如此，其攻逐瘀血的作用就更为峻猛。

临床应用与附方

1. 非属瘀结之实症，本方绝不可贸然使用，孕妇忌服。

2. 抵当汤丸（《伤寒论》）：水蛭（炒）、虻虫（去翅足，炒）各4g，桃仁、大黄各9g。共为细末，炼蜜调合，分作4丸，每服1丸。水煎服，蓄血不下，再服1丸，以瘀血下而无余为度，功效较汤缓和，主治与抵当汤同，但不发狂、少腹不硬。

医家论粹

1. 王晋三曰："蓄血者，死阴之属，真气运行而不入者。故草木不能独治其邪，务必以灵动嗜血之虫为之向导。飞者走阳络，潜者走阴络，引领桃仁攻血，大黄下热，破无情之血结，诚为至当不易之方，毋惧乎药之险也。"

2. 尤在泾曰："抵当汤中，水蛭、虻虫，食血去瘀之力，倍于芒硝；而又无桂枝之辛甘，甘草之甘缓，视桃仁承气汤为较峻矣，盖血自下者，其血易动，故宜缓剂以去未尽之邪；瘀热在里者，其血难动，故须峻药以破固结之势也。"

医案选录

1. 张意田治角口焦姓人，7 月间患壮热舌赤，少腹闷满，小便自利，目赤发狂，已 30 余日，初服解散，继则攻下，但得微汗，而病终不解。诊之，脉至沉微，重按疾急，夫表证乃在，脉反沉微者，邪陷于阴也。重按疾急者，阴不胜真阳，则脉流博急，病乃狂也，此随经瘀血，结于少腹也，宜服抵当汤，乃自制虻虫、水蛭，加桃仁、大黄煎服，服后下血无算，随用熟地一味捣烂煎汁，时时饮之以救阴液，候其通畅，用人参、附子、炙甘草，渐渐服之，以回真元，共服熟地 2 斤余，人参半斤，附子 4 两，炙草渐渐服之平复。（《续名医类案》）

2. 痛经。唐祖宣治郭某，女，37 岁。素有痛经史 10 余年，经前腹痛，连及腰背，经色紫暗，夹有瘀块，淋漓不畅，少腹硬满拒按，舌有瘀斑，苔黄少津，脉弦数。此为瘀血之重症，处以水蛭、大黄、桃仁各 15g，虻虫 4g。煎服后，下瘀紫之血，少腹硬满疼痛减轻，经服 4 剂而愈。〔《上海中医药杂志》1981（5）：26〕

下瘀血汤

《金匮要略》

大黄、桃仁各 9g，䗪虫（炒，去足）6g。

共为细末，炼蜜调和，分为 4 丸，以黄酒适量，煎 1 丸，顿服。或以水 2 杯，煮取半杯，药滓再煮，取半杯，日分 2 次温服，以黄酒少许服之。

功效：逐血下瘀。

主治：瘀血结于下焦，小腹疼痛不可忍，按之有瘀块，或有发热，舌质紫暗或有瘀斑，脉沉涩或沉实，或治血瘀而致月经不调者。

方义：瘀血着于脐下，故治法以下瘀血为主。方中大黄破血泄热，桃仁、䗪虫攻逐瘀血，用蜜为丸，意在缓和诸药之猛烈，以酒煎药，旨在引入血分，直达病所，更好地发挥药效，原书方后之服后："血下如豚肝"是瘀血得下之明征，提示药已奏效。

临床应用

1. 本方治血鼓腹大，腹皮有青筋者，桃仁 20g，大黄 15g，䗪虫 3 个，甘遂未 1.5g（冲服），水煎服。（《医林改错》）

2. 本方加当归、丹参、牡蛎、砂仁、枳壳等，养血活血软坚理气之品可以治肝硬化。气虚者可加党参、黄芪，腹水者加商陆、茯苓、泽泻、大腹皮，腹水重者加大戟、甘遂、车前子等。

3. 本方泻下逐瘀之力软峻，凡体虚及孕妇切不可应用。

医家论粹

1. 《金匮要略心典》："腹痛服枳实、芍药不愈者，以有瘀在脐下，着而不去，是非攻坚破积之剂，不能除矣。大黄、䗪虫、桃仁，下血之力颇猛；用蜜丸者，缓其性不使骤发，恐伤上二焦也；酒煎顿服者，补下、治下制以急，且去疾惟恐不尽也。"

2. 《医宗金鉴》："产后腹痛，属气结血凝者，枳实芍药散以调之。假令服后不愈，此为热灼血干著于脐下而痛，非枳实、芍药之所能治也，宜下瘀血，主之下瘀血汤，攻热下瘀血也。并主经水不通，亦因热灼血干故也。"

3. 《金匮玉函经二注》："血之干燥凝着者，非润燥荡涤不能去。芍药、枳实不能治，须用大黄荡逐之。桃仁润燥，缓中破结；䗪虫下血；用蜜补不足，止血和药，缓大黄之急，尤为润也。"

医案选录

1. 蔡某，女，32 岁，1971 年 3 月 10 日。

流产以后，未有瘀血排出，小腹胀满难忍，大便 4 日未下，身热 37.8℃，近日阴道出血，色暗，口干目赤，体素健壮，以下瘀为先。处方：生大黄 9g，桃仁 9g，生甘草 4.5g，银花 12g，牛膝 6g，丹皮 6g，制香附 9g，䗪虫 4.5g（炒微焦）。2 剂。

3 月 12 日复诊：前药服 1 剂后，大便解 2 次，身热已平，续服 1 剂，大便又下极多，小腹胀满尽解，阴道流血少量，以调理为续。（《何任医案选》149 页）

2. 中风后遗症：陈某，男，59 岁。患脑血栓成后遗症，两足行路艰难，尤其每隔 10 分钟左右，必哈哈大笑数声，不能自控，诊舌上有瘀血紫斑，脉涩，治当活血化瘀。处方：桃仁 9g，制大黄 9g，䗪虫 6g。煎服 5 剂，药后不自主发笑消失，两足行走亦觉方便。〔姜春华《辽宁中医杂志》1986（7）：2〕

大黄䗪虫丸
《金匮要略》

大黄、生地黄各 300g，桃仁、芍药、杏仁各 120g，甘草 90g，黄芩 60g，虻虫、水蛭、蛴螬各 45g，䗪虫、干漆各 30g。

上述剂量是丸剂比例用量，研末，炼蜜为丸，每丸重 3g，每服 1 丸，日 1~2 次，空腹用开水或温酒送下。

功效：祛瘀生新，消癥通络。

主治：干血内结，经血不调，或经闭不通，腹痛有块，肌肤甲错（即肌肉消瘦、皮肤干糙），两目暗黑，潮热羸瘦等。

方义：方中大黄、䗪虫、虻虫、水蛭、蛴螬、干漆、桃仁活血破瘀，通络消积；地黄、芍药养血补虚；杏仁宣肺理气，以利瘀血消散；黄芩清血瘀之热；甘草、白蜜益气缓中；用酒饮服药，以助活血通经。诸药相合，寓补于消，药虽峻猛，以丸缓图，使瘀去生新，气血渐复。

临床应用

1. 本方是治疗"干血痨"的主要方剂，临床用治上述症候，以瘀血内积、元气伤者为宜。若舌上见有青色瘀点，脉象涩中见弦，亦为瘀血之征，可作运用本方的佐证。

2. 本方多作丸剂应用，由于破血祛瘀较猛，用时以小量为宜，以取"峻药缓攻"之意，孕妇忌服。

医家论粹

1. 程云来："夫人或因七情，或因饮食，或因房劳，皆令正气内伤，血脉凝积，致有干血积于中，而虚赢见于外也。血积则不能以濡肌肤，故肌肤甲错，不能以营于目，则两目黯黑，与大黄蟅虫丸以下干血，干血去，则邪除正旺。是以谓缓中补虚，非大黄蟅虫丸能缓中补虚也。"

2. 唐容川："旧血不去则新血断不能生，干血劳人皆知其极虚，而不知其补虚正易助病，非治病也。必去其干血，而后新血得生，乃望回春。"

医案选录

1. 病毒性脑炎。王某，男，39 岁。

一年前患病毒性脑炎，治疗一年后仍是有语言不清，头如铁箍裹勒，记忆力明显减退，神志尚清，活动呈机械状态，舌暗红，苔薄黄，脉沉涩。证属大病久病之后的虚劳证，内有干血。治宜化瘀通窍，润燥软坚，方用大黄蟅虫丸加减。处方：水蛭 10g，虻虫 6g，桃仁 10g，蟅虫 10g，杏仁 10g，白芍 15g，生地 10g，赤芍 15g，黄芩 10g，川芎 10g，大黄 10g，牛膝 15g，元参 15g，牡蛎 15g，川贝母 10g，石菖蒲 10g，甘草 6g。水煎服。服药 1 剂后诸症减轻，又服原方 10 剂，自觉症状消除，记忆力有明显改善，言语回答较前有明显好转。〔《中成药研究》1982（12）：34〕

2. 肝硬化腹水。王某，男，47 岁。

患肝炎 5 年余，2 年前出现胁痛、腹水、鼻衄、肌衄，诊断为肝硬化腹水脾亢，治疗后症状减轻。近两月来，又右胁刺痛，腹胀纳呆，鼻衄，面色晦黯，查两胁拒按，肝肋下 2 指，剑突下 5 指，脾肋下 5 指，血小板 10×10^9/L，舌体胖大色紫暗有瘀点，苔厚腻，脉见弦滑细。用大黄䗪虫丸，早晚各 1 丸，配服三甲散（穿山甲、龟版、鳖甲各等分），服药后泻下棕褐色黏冻状大便，臭气逼人，一月后，诸症悉减，腹胀消退，查肝脾均缩小 2 指，血小板 83×10^9/L。连服两月后，改服归脾丸、逍遥丸、三甲散，半年告愈。随访多次未见复发，并可参加体力劳动〔白炳森《浙江中医杂志》1988（4）：177〕

大陷胸汤
《伤寒论》

大黄 6~9g，芒硝 9~15g，甘遂 0.6~0.9g。

先将水煮沸后，入大黄，再煮沸后可把芒硝、甘遂末冲入，待温后分服，一般先服 1/2，待 1~2 小时后，便未下时再服。如已得便，则余药勿服。

功效：峻泻逐水。

主治：水热互结之结胸证，心下痞硬拒按，气短烦躁，下午 3~4 时小有潮热，口干舌燥，大便不通，脉沉弦有力。

方义：方中甘遂苦寒，既能清热，又能峻下水饮，大黄泻热荡实，芒硝软坚散结，三药合用，共奏峻泻水饮、泻热破结之效。

临床应用

1. 原注云："得快利，止后服。"每服 1 次，视其情况，若得下快利，后则勿服，如不快利，可再服。

2. 如平素虚弱之人，或病人不任攻伐者，禁用。

医家论粹

1. 成无己曰："结胸为高邪，陷下以平之，故治结胸曰陷胸汤。甘遂味苦寒，苦性泄，寒胜热，虽曰泄热，而甘遂又若夫间之遂，遂直达之气，陷胸破结，非直达者不能透，是以甘遂为君。芒硝味咸寒。内经曰：咸味下泄为阴。又曰：咸以软之。气坚者，以咸软之。热盛者，以寒消之，是以芒硝为臣。大黄味苦寒，将军也，荡涤邪寇，除去不平，将军之功也。陷胸涤热，是以大黄为使，利药之中，此为驶剂。伤寒错恶，结胸为甚，非此汤不能通利之。剂大而数少，取其迅疾，分解结邪，此奇之方制也。"

2. 吕榕村曰："本方虽用硝黄，而关键全在甘遂末一味，使下陷之阳邪，上格之水邪，俱从膈间分解，而硝黄始得成其下夺之功，若不用甘遂，便属承气法，不成陷胸汤矣。"

医案选录

1. 结核性胸膜炎。沈某，女，36岁。

腹痛，午后低热1月，全腹硬满疼痛拒按加重一周，伴盗汗，少食，便秘，溲短微黄，舌嫩红，苔白，脉沉紧，10年前曾患肺结核，体温37.6℃，面容消瘦，腹部硬满，有揉面感，全腹压痛（＋），移动性浊音（＋），血沉40毫米/小时。腹穿刺液，化验为渗出液，西医诊断为结核性腹膜炎。证属大结胸证，治当攻遂寒水，宽肠散结。处方：大黄15g，芒硝5g，枳实15g，厚朴15g，水煎服。服药1剂燥屎即解，胃肠气机通畅，全腹硬满均减轻，腹水消失，继续抗痨药治疗。〔吉林中医药1983（6）：22，赵棣华〕

2. 肝硬化腹水。吕某，女，57岁。

高热寒战，继则神志迟钝，小便短少，大便秘结，脘腹膨胀，经某医院诊断为肝硬化腹水，卧床不起，脘腹膨胀如鼓，腹疼剧烈，手不可近，大便7日未行，苔黄腻，脉沉数。证属水热互结，治宜逐水破结攻下。处方：大黄、芒硝、鳖甲、厚朴各 10g，甘遂 2g，全瓜蒌 20g，水蛭 3g，枳壳 7g。水煎服。2 剂后，泻出水样便 4 次，热退神清，脘腹胀满疼痛大减，再以前方出入，处方：大黄 7g，甘遂 2g，鳖甲、马鞭草各 10g，炒枳壳、川朴各 5g，水蛭 3g，太子参 30g。水煎服。继服 12 剂，病告痊愈。〔王瑞年《浙江中医杂志》1988（5）：230〕

大陷胸丸
《伤寒论》

生大黄、炒葶苈子、芒硝、炒杏仁各 30g，另加甘遂、蜂蜜。

用法：将大黄、葶苈子研细末，和芒硝、杏仁捣泥为丸，每丸重 9g。每次 1 丸，加甘遂末 1g，蜂蜜 30g，水煎顿服，每日一次。

功效：泻热逐水，峻药缓用。

主治：结胸、项强、状如柔痉者。

方义：本方既大陷胸汤加葶苈子、杏仁、白蜜而成。因邪气结于胸肺，故加杏仁以利肺，葶苈子佐甘遂以破饮而利水，又恐药速下，故以白蜜以缓之，为丸者，所谓"在上者，治以缓"，本方变汤为丸，连淬服之，仍不失破坚荡实之效。

临床应用

1. 凡慢性气管炎、哮喘、肺气肿、胸膜炎、气胸等病，属于水热互结，病位偏盛于上，形证俱实者，都可运用本方加减化裁治之。

2. 注意之点，同大陷胸汤法。

医家论粹

1. 王晋三："大陷胸丸，从高陷下，三焦并攻。结胸项强，邪据太阳之高位矣，故用葶苈子、杏仁以陷上焦，甘遂以陷中焦，大黄、芒硝以陷下焦，庶上下之邪，一治成功。其方之微妙，并申明之。捣为丸者，唯恐药性峻利，不能逗留于上而攻结也；不与丸服者，唯恐滞而不行也，以水煮之，再内白蜜者，又欲其缓攻于下也，其析义之精又如此。王海藏曰：大陷胸汤治太阳热实，大陷胸丸治阳明热喘，小陷胸汤少阳热痞，虽非仲景之意，此理颇通，姑识之。"

2. 钱天来："曰如柔痉状，所以状结胸之汗出不恶寒者也，以结胸之状而如柔痉之汗出不恶寒，其无表证而宜下可知，故曰下之则和。"

《伤寒论译释》对于各家之说，评说："我们认为本条的阴阳，应当以胃气的实与虚并结合有无痰水来理解，若其人胃气素盛，内有痰水实邪，误下后邪热内陷，与之相结，便成结胸；若其人胃气素虚，内无痰水实邪，误下后，只属邪热内结，所以成痞。简言之，所为发于阳，是指正实邪实，发于阴就是指胃气虚，或内无实邪。"

附方：甘遂通结汤（天津南开医院经验方）

甘遂末 0.6～1g（冲），大黄 9～24g，厚朴 15～30g，赤芍 15g，桃仁、木香、牛膝各 9g。水煎两次服。功能行气活血，遂水攻下，适应于重型肠梗阻、肠腔积液较多者。临床适用下列两种情况：（1）对于长期肠扭转、肠套叠、嵌顿性疝、高位肠梗阻，有绞窄趋势的肠粘连性肠梗阻等，可应用本方治疗。（2）对于一般的粘连性肠梗阻、动力性肠梗阻、蛔虫性肠梗阻，及粪便块堵塞性肠梗阻、腹腔结核，均可应用本方。

小陷汤

《伤寒论》

瓜蒌 15～30g，清半夏 9g，黄连 6g。

上药以水 3 杯，煮取 1 杯，药滓再煮，取汁 1 杯，日分 2

次温服。

功效：清热涤痰，开胸散结。

主治：痰热互结心下，症见胸脘痞闷，按之则痛，或呕恶、口苦，舌苔黄腻，脉浮滑者。

方义：大结胸证为水热互结，病变范围大而病情严重，为心下至少腹硬满而痛不可近，脉象沉紧。而小结胸为痰热互结，病变范围小而病情较慢，痞满正在心下，仅在胃脘部位，按之始痛，脉象浮滑。前者必须清热、破结、遂水，本症只须清热、开结、涤痰。故方中用黄连苦寒以泻火清热，半夏辛温，和胃化痰，两药相伍，苦降辛开，善清痰热互结，再配以甘寒滑润滑之瓜蒌，善于开胸散结，既可辅黄连以清热，又可佐半夏以化痰，相辅互成，其效益彰，药之比大陷胸汤为缓，故称小陷胸汤。

临床应用

1. 小陷胸汤不仅清热涤痰，且有缓下作用，所以不但能治胃脘部痞塞胀痛、呕恶不饥不食、大便干结等证，对于大叶肺炎、胸膜炎、冠心病、肺心病、胆囊炎、肝炎，具有痰热蕴结证候者，用之也有一定的疗效。

医家论粹

1. 成无己："苦以泄之，辛以散之，黄连、瓜蒌实之苦寒以泄热，半夏之辛以散结。"

2. 钱天来："夫邪结虽小，同是热结，故以黄连之苦寒主之，寒以解其热，苦以开其结，非比大黄之苦寒药涤也。邪结胸中则胃气不行，痰饮留聚，故以半夏之辛温滑利，化痰蠲饮而散其滞结也。瓜蒌实，李时珍谓其甘寒不犯胃气，能降上焦之火，使痰气下降也，盖亦取其滑润也，亦非芒硝、甘遂之咸寒逐水之峻也。"

医案选录

1. 缪仲醇治姚平子伤寒，头痛身热，舌上黄胎，胸膈饱闷，三四日热不解，奄奄气似不续。亟拟大黄一两，瓜蒌二枚（连子切片），黄连、枳实下之，主人惊疑，不得已，减大黄之半，二剂便通热立解，遂愈。

2. 胆囊炎。潘某，女，34岁，工人。患胆囊炎多年，每于进食不慎，辄出现右上腹胀痛，阵发性加剧，呕吐不食，大便秘结，口苦，脉弦，舌苔黄腻。此属湿热搏结于中清之腑，胆失通降，不通则痛，拟以小陷胸汤合小柴胡汤加减。处方：瓜蒌15g，半夏、柴胡、黄芩、杭芍、枳实、香附、郁金、元明粉（冲）各9g，川连3g。服药3剂，大便清溏，诸证缓解，改方以逍遥散调理。（《新医学》1979，10）

3. 慢性胰腺炎。赵棣华介绍：孙某，男，40岁。3年前曾患急性胰腺炎，近日因烦恼腹硬胀满，口苦食少，失眠，便秘溲黄，低热，苔尖红，苔薄黄欠润，脉浮滑略数。体温37.2℃，上腹部有压病，叩之鼓音，西医诊断为慢性胰腺炎。辨证为小结胸证，治以消炎散结，清热疏肝。处方：黄连10g，半夏10g，瓜蒌15g，柴胡15g，白芍15g，川楝子10g。水煎服，1剂症减，3剂腹胀满消失，体温正常。〔《吉林中医药》1983（6）：22〕

血府逐瘀汤

《医林改错》

当归、生地、牛膝、红花各9g，桃仁12g，柴胡、枳壳、赤芍、川芎、桔梗各6g，甘草3g。

上药以水3杯，煮取1杯，药滓再煮，取汁1杯，日分2次温服。

功效：活血行瘀，理气止痛。

主治：瘀血内阻，胸胁疼痛，或顽固性头痛，呃逆干呕，内热烦闷，失眠心悸，急躁善怒，并见面唇色暗，舌质暗红，或舌边有青筋瘀斑，脉弦迟或细涩。

方义：本方原是治疗血瘀胸部、气血不畅，以致胸痛烦闷等症的方剂。瘀血内阻胸中，故为胸痛烦闷，心悸失眠；瘀阻清阳不升，故上为头痛；胃有瘀热上冲，或食道、会厌有瘀血阻滞，则为呕逆干呕或饮水即吐；气郁不舒，则急躁善怒，面、唇、舌、脉的见症，皆为瘀血之象。本方采用了升阳解郁、活血祛瘀之法以开胸止痛，全方是以桃仁四物汤与四逆散合方，再加桔梗、牛膝，既活血化瘀，又开胸散结，牛膝引血下行，一升一降，促使气血易于运行，本方亦为通治一切气滞血瘀之方。

临床应用

1. 本方有用于冠状动脉粥样硬化性心脏病的心绞痛，胸部挫伤，瘀血胸痛以及脑震荡后遗症引起的精神抑郁，头痛头晕，幻视幻听，失眠健忘等。

2. 妇女血瘀经闭、痛经，亦可用本方去桔梗加香附、益母草、泽兰叶等治疗，有活血调经止痛之效。

3. 本方亦可用于治疗性功能低下，阴囊萎缩，不孕症，色素沉着，皮肤紫癜，癥瘕积聚，血栓性脉管炎，白血病等。

医家论粹

《医林改错评注》云："血府逐瘀汤是王清任诸方中最广泛的一个，用以治疗胸中血府血瘀之症。"血府瘀血病有头痛、胸痛、噎膈、不寐、多梦、呃逆、心悸等 19 种之多，这些病虽然各不相同，只要有瘀血证可据，就可应用本方治疗。

医案选录

1. 头痛。患者头部两太阳穴痛，渐至整个头部均痛，曾经中西医治疗不效，历时 6 载，症状特点为上午头痛隐隐，下午痛如刀刺，局部脉络隆起，脉弦涩，舌质紫红。证为贼风阻络，气血瘀阻，用血府逐瘀汤原方 4 剂，头痛减轻，续服 3 剂，头痛遂愈。(《新中医》1977，4)

2. 胸痛。患者女性，29 岁。左上胸部疼痛已 8 个月，患侧上肢亦不能举，患处有一紫块，稍见隆起，有触痛，周围有瘀点，目眶黑，面色暗，舌边紫，脉细涩，中医辨证为气滞血瘀，经络不通，采用行气活血，通络止痛。处方：当归、桃仁、红花、赤芍、枳壳、柴胡、桔梗、甘草、川芎、香附、乳香、没药。服后痛减大半，2 剂后，肿块渐消，4 剂诸症基本消失。(《福建中医》1964，9)

3. 脑震荡后遗症。患者头部外伤后，脑机能失调，从而出现意识丧失、肌张力降低、反射消失等综合征象。证属血瘀气滞，瘀阻脉络，不通则痛，清阳不升则头晕、昏仆。方用血府逐瘀汤加全蝎、藁本，协助柴胡以升清阳，熄内风，服药 10 剂痊愈。(《浙江中医药》1975，2)

身痛逐瘀汤
《医林改错》

桃仁、红花、当归、秦艽、怀牛膝各 9g，炒灵脂、没药、地龙、香附、川芎、甘草各 6g，羌活 3g。

上药以水 4 杯，煮取 1 杯，药滓再煮，取汁 1 杯，日分 2 次温服。

功效：活血祛瘀，通经络，止痹痛。

主治：肩痛、臂痛、腰痛、腿痛或周身痹痛，经久不愈，按之更痛，并见唇舌青紫有瘀血斑。

方义：痹痛经久不愈，气血运行不畅，最易引起瘀血凝滞，故肢节按之更痛，唇舌青紫。方用桃仁、红花、当归、川芎、没药活血化瘀止痛，五灵脂、地龙祛瘀通络，秦艽、羌活祛全身风湿，香附理气止痛，牛膝强壮筋骨，甘草调和诸药。功能宣通气血痹阻，治疗久痛入络。

临床应用

1. 关节痛剧者，可加全蝎、蜈蚣，痛在腰腿部可加乌梢蛇，痛在上部可去牛膝加威灵仙，出现寒象者可加桂枝、川乌，身有微热者可加苍术、黄柏，体质虚弱者可加黄芪。

2. 本方亦可用于风湿性关节炎病程较长者。

医家论粹

1. 王清任："风肩痛、臂痛、腰痛、腿痛，或周身疼痛，总名曰痹证，明知受风寒，用温热发散药不愈；明知有湿热，用利湿降火药无功。久而肌肉消瘦，议论阴亏，随用滋阴药，又不效。至此便云病在皮脉，易于为功；病在筋骨，实难见效。因不思风寒湿热入皮肤，何处作痛。入于气管，痛必流走；入于血管，痛不移处。如论虚弱，是因病而致虚，非因病而致病。总滋阴，外受之邪，归于何处？总逐风寒、祛湿热，已凝之血，更不能活。如水遇风寒，凝结成冰，冰成风寒已散。明此义，治痹证何难。古方颇多，如古方治之不效，用身痛逐瘀汤。"

膈下逐瘀汤（《医林改错》）：炒灵脂、当归、赤芍、桃仁、红花、香附、乌药、甘草各9g，川芎、丹皮、元胡、枳壳各6g。水煎分2次服，有活血祛瘀、行气止痛的作用，治膈下瘀血蓄积、腹中或胁下有积块者。

少腹逐瘀汤（《医林改错》）：当归、赤芍、生蒲黄、五灵脂、元胡各9g，川芎、没药各6g，炒小茴香4.5g，肉桂、炒干姜各3g。水煎2次服。有活血祛瘀、温经止痛的作用。治血寒瘀滞，少腹积块疼痛或不痛，痛无积块，少腹胀满，或经期腰痛，小腹胀痛，或月经不调，其色或紫或黑，或有积块，或崩漏少腹疼痛等症。

通窍活血汤

《医林改错》

桃仁、红花、赤芍各 9g，川芎 6g，鲜生姜 9g（切），大枣 7 枚，老葱 3 根（加），麝香 0.1g（冲服或绢包入微煮），加黄酒适量。

上药先煮 7 味，煮 2 遍，取汁 2 杯，待温服，每服冲麝香少许。

功效：活血通窍。

主治：上部瘀血所致的久聋，目赤疼痛，酒糟鼻，头发脱落，牙疳，以及白癜风，紫癜风，肌肤甲错，两目黯黑的干血痨证。

方义：形成瘀血的原因很多，伤寒杂病，邪气羁留，均可由气分转入血分或入络。方中用桃仁、红花、赤芍、川芎等活血消瘀之品；且川芎辛温香窜，走而不守，为血中之气药，功专上达头巅，引药上行；麝香开窍，活血通络；姜枣既能调和营卫，又能健补脾胃；老葱辛窜，宣通上下，通达表里，通阳入络为使。诸药相合，以通为用，通则瘀化血和，则上部为病患，自可痊愈。

临床应用

1. 方中麝香价昂，去此一味，实用同样有效。

2. 本方可用于脑震荡后遗症的头痛、头晕等。

医案选录

瘀血头痛。邵某，男，24 岁，工人。1968 年 6 月就诊。

头痛年余，中午阳光过炽时，则头痛加剧，遂踵门求治。头痛阵发，犯时头重如裂，头必触墙壁，猛力冲撞，或令人以棍击头，殆至头顶起有胡桃大之疙瘩后，始觉舒畅，头发焦脆而脱落，面色㿠白无华，苔脉如常。揆诸病情，似属头部瘀血所致，遂与王清任通窍活血汤。处方：桃仁12g，南红花、赤芍各9g，川芎4.5g，葱白3根，鲜生姜9g（切片），红大枣5枚（去核）。黄酒30g兑水煎服，以资观察，并嘱过3剂后，如觉头部舒适，可连服数剂，随又进6剂，霍然痊愈。10个月后，见知迄未再犯，头发生长旺盛，黑润致密。（周凤梧教授介绍）

会厌逐瘀汤
《医林改错》

桃仁、红花各15g，生地12g，元参、赤芍、苦桔梗各9g，当归、北柴胡、枳壳各6g，生甘草3g。

水煎2次温服。

功效：活血化瘀，养阴清热。

主治：咽喉瘀血，肿痛或不肿痛，声音嘶哑，或暴瘖无声，或喉中如有物梗阻，或饮水即呛等证。

方义：瘀血阻于咽喉，可出现上列诸症。方中桃仁、红花、赤芍、当归活血化瘀；生地、元参养阴凉血，润燥生津，降火解毒；柴胡善于达阳于表，透邪外出；枳壳行气消滞，泻热降浊，二者一升一降，疏和解结；桔梗为肺经气分之药，苦辛性平，既升且降，善于清肺祛痰，于咽喉肿痛、失音嘶哑等症，不论寒热，皆可配用；生甘草泻火解毒，并调和诸药。如量配伍，其活血化瘀，养阴降火之力，相得益彰。

临床应用

如喉痹兼见舌体强硬麻木者，可加土鳖、地龙，以通络行痹。

凉膈散

《太平惠民和剂局方》

大黄、芒硝、甘草各60g，栀子、黄芩、薄荷叶各30g，连翘120g。

上药共为细末，每次服15g，加竹叶3g，蜂蜜少许同煎，去滓服。也可以本方适量作汤剂，每日一剂，日分2次温服，得泻即停服。

功效：清热解毒，泻火通便。

主治：上中二焦热邪炽盛，症见烦躁口渴，面赤唇焦，发热头痛，胸膈烦热，咽喉肿痛，口舌生疮，齿痛龈肿，吐血衄血，大便秘结，小便短赤，以及小儿急惊，舌苔黄，舌边红，脉滑数。

方义：依经云"热淫于内，治以咸寒，佐以苦甘"的原则而组方治之。方中重用连翘清热解毒，配栀子、黄芩以清热泻火，又配薄荷、竹叶以清疏肺胃心胸之热，使上焦风热去，则口舌生疮、咽痛吐衄面热等症得解。虽胃热津伤，而腑实证尚未全俱，则不宜峻攻，故方中以硝黄甘草组成的调胃承气汤不仅有泻热通便之功，且有泻热护津之效；与白蜜同用，即能清泻阳明积热，又能缓和硝黄之急下，使热从下去，则上部之热邪可以缓解，体现了以下为清之法，寓有釜底抽薪之意，如是清上导下，泻火通便，使上中二焦之邪热迅速消除，则胸膈清，诸症自愈。

临床应用

1. 用治急性胆囊炎、胆结石症时，常于本方基础上进行加减。如见黄疸时，可加茵陈、郁金、柴胡、大黄；胸胁胀痛时，可加川楝子、柴胡、牡蛎、元胡；有胆结石时，可加金钱草、虎杖、青皮、枳实。

2. 对于乙型脑炎、脑膜炎等病时，或见到便秘、烦躁，也可在本方基础上加大青叶、板蓝根、蒲公英，以清热泻火解毒。

3. 麻疹时，而见疹色深红，鼻赤目赤，喘渴欲饮，脉洪数者，可去硝黄加石膏、牛蒡子，以清热透疹解毒。

4. 外感热病初期及各种皮肤病属于上中二焦热邪炽盛者，可以应用本方。

5. 本方虽有通腑之力，但运用标准在胸膈之热，而不在大便之秘，即是大便不秘，而胸膈热盛如焚者，亦可应用。

6. 本方为清热泻火通便之剂，表里无实热者，不可以用之。

医家论粹

1. 汪讱庵："此上中二焦泻火之药也。热淫于内，治以咸寒，佐以苦甘，故以连翘、黄芩、竹叶、薄荷升散于上，而以大黄、芒硝之猛利推荡其中，便上升下行，而膈自清矣。用甘草、生蜜者，病在膈，甘以缓之也。"

2. 张秉成："夫火邪至于上中二焦，与胃中宿食渣滓之物结而不散，则为以上种种诸证。若火之散漫者，或在里，在表，皆可清之、散之而愈。若挟有形之物结而不散者，非去其结，则终不痊，故以大黄、芒硝之荡涤下行者，去结而逐其热。然恐结邪虽去，尚有浮游之火散漫上中，故以黄芩、薄荷、竹叶清彻上中之火，连翘解散经络中之余火，栀子自上而下，引火邪屈曲下行。如是则有形无形、上下表里诸邪，悉从解散。用甘草、生蜜者，病在膈，甘以缓之也。"

桂枝茯苓丸

《金匮要略》

桂枝、茯苓、丹皮、桃仁、芍药各等分。

共为细末，炼蜜为丸，如兔屎大，每日服 1 丸，病重药轻而疗效不显者，可加至 3 丸，亦可改为汤剂（桂枝、桃仁、丹皮各 9g，茯苓、赤芍各 12g）水煎服。

功效：活血化瘀，缓消癥块。

主治：妇女少腹宿有瘀块，按之疼痛，或月经困难，或少腹经行腹胀，或经停少腹胀痛，或妊娠宿有瘀块而致漏下，或胞衣不下，或死胎不下，或产后恶漏不尽而有腹痛拒按者。

方义：本方为祛瘀消癥之要剂。方中桂枝温经通脉；芍药行血中之瘀滞；桃仁、丹皮破血祛瘀，消癥散结；茯苓淡渗下行，与桂枝同用，能入阴通阳；丸以白蜜，目的在于缓和药力。诸药合用，以奏活血化瘀，缓消癥块之效。

临床应用

1. 如用于经闭症体质比较强壮者，可于本方加大黄、丹参，以增强破血消癥之效。

2. 可用于妇女子宫内膜炎引起之月经不调、痛经、不孕，亦可运用于治疗子宫肌瘤和卵巢囊肿。

3. 本方祛瘀之力虽较和缓，但仍属活血破瘀之品，而孕妇忌服。

4. 《妇人良方》所载"夺命丹"即是此方。

医家论粹

1. 徐忠可："药用桂枝茯苓丸者，桂枝、芍药，一阴一阳，茯苓、丹皮，一气一血，调其寒温，扶其正气。桃仁以之破恶血消癥癖，而不嫌伤胎血者，所谓有病则病当之也。思癥之初必因寒，桂能化气而消其本寒，癥之成必挟湿热为窠囊，苓渗湿气，丹清血热，芍药敛肝血而扶脾，能使统血，则养正即所以祛邪耳……故亦渐磨之。"又曰："此方去癥之力，不独桃仁，癥者，阴气也，遇阳则消，故以桂枝扶阳而桃仁愈有力矣。其余皆养血之力也。"

2. 程云来："丹皮、桃仁以攻癥痼，桂枝以和卫，芍药以和营，茯苓以和中，五物相须治癥之小剂。"

医案选录

1. 子宫肌瘤。毛某，女，成年。少腹胀痛，月经愆期不定，量多色紫，伴有头晕嗜卧，周身倦怠乏力，纳谷尚可，舌有紫点，苔薄白，脉细涩。妇科检查：外阴（－），阴道（－），宫颈光，宫体旁有鸡子大之包块，质硬。超声波下腹探查，疑为子宫肌瘤，症属癥结为患，用桂枝茯苓汤活血化瘀。桂枝、茯苓、桃仁各12g，丹皮、赤芍、白芍各9g，连服15剂，少腹胀痛减轻，检查包块缩小，继服上方15剂，包块消失。（《经方应用》）

2. 不孕症。闫某，女，30岁。婚后10年未孕，一年前患子宫内膜炎，经北京某院手术治疗，术后经事不行，而每隔2月左右即吐衄1次，同时身起血泡，溃烂流血水，近3个月来鼻衄更甚，并觉阴道内干涩，逐日加重，多医不效。经投当归芍药散合桂枝茯苓丸加大黄、红花，日服1剂，同时针三阴交、合谷、关元等穴，药进五六剂，阴道即感湿润，血泡未发，原方继服20余剂，月事重潮，诸症消失，又服月余，经停有妊，足月生1男婴。（《经方应用》）

复元活血汤
《医学发明》

柴胡12g，当归、天花粉、桃仁各9g，红花、炮山甲、酒大黄各6g，甘草3g。

上药以水3杯，加黄酒一匙，煮取1杯，药滓再煮，取汁1杯，日分2次温服。

功效：疏肝通络，活血祛瘀。

主治：跌打损伤，瘀血留积胁部、胸部疼痛等症。

方义：本方是伤科常用的内服方药，是治疗各种跌打损伤、瘀血肿痛，特别是胸胁疼痛的常用方。因为胸胁是肝胆经络循行的部位，且瘀血多兼气滞，故方中用柴胡以疏肝理气，当归活血养血为主；辅以穿山甲破瘀通络；桃仁、红花活血祛瘀；大黄一味，既能清除瘀血，又能排出郁热；天花粉清热消肿；甘草缓急止痛。诸药合用，使瘀去新生，气血畅行，则瘀肿胁痛，自可自愈。

临床应用

1. 本方常用于各种外伤的血瘀肿痛，尤其是软组织扭伤所致的积瘀疼痛等症，由于方中行气之药较少，运用时，可酌加川芎、郁金、乳香、没药、䗪虫、元胡等行气活血之品，使气行血活，增强疗效。

2. 本方加减，可用于肋间神经痛，属于瘀血停蓄者。

医家论粹

张秉成："夫跌打损伤之证，必有瘀血积于两肋间，以肝为藏血之脏，其经行于两胁，故无论何经之伤，治法皆不离乎肝，且跌仆之症，其痛皆在腰胁间，尤为明证。故此方以柴胡之专入肝胆，宣其气道，行其郁结。而以酒浸大黄，使其性不致直下，随柴胡之出入表里，以成搜剔之功。当归能行血中之气，使血各归其经。甲片可逐经络之瘀，使血各从其散。血瘀之处，必有伏阳，故以花粉清之，痛盛之时，气脉必急，故以甘草缓之，桃仁之破瘀，红花之活血。去者去，生者生，痛自舒而元自复也。"

医案选录

一翁70余岁，身体情况一般。一日跌仆于地，翌日发现左肋间疼痛，剧则难忍，自觉一般跌仆，待以时日便会消失，并未加注意，时过旬日，痛不已，自己怀疑痛在左肋下，久痛不已，是否肝脾有所损伤，随人去医院拍片，诊断软组织损伤，肝脾均正常，此乃损伤肝之经络也。方用复元活血汤加减，以舒筋活络，化瘀止痛。处方：柴胡 10g，当归 10g，桃仁 6g，红花 6g，酒炒大黄 10g，丹皮 6g，丝瓜络 10g，瓜蒌 20g，赤芍 10g，甘草 10g，乳香 5g，没药 6g。上药以水 3 杯，煮取 1 杯，药滓再煮，取汁 1 杯，日分 2 次温服。

上药连服 4 剂，左肋间疼痛十去其七，而大便溏泻 2 次，其色紫黑无痛意，况时日已久，再以上方出入续进。柴胡 15g，归尾 6g，赤芍 6g，桃仁 6g，大黄炭 10g，乳香 6g，没药 6g，丝瓜络 10g，甘草 6g，炒穿山甲片 3g，牛膝 10g，丹皮 6g，川楝子 10g。上药以水 4 杯，煮取 1 杯，药滓再煮，取汁 1 杯，日分 2 次温服。上药又进 3 剂，左肋间疼痛消失。

七、滑可去着类方

提要：着，即着而不去之义，即用滑利之品，去脏腑经络着而不去之品，方用麻子仁丸、更衣丸、济川煎、舟车丸、大黄牡丹皮汤等。

麻子仁丸
《伤寒论》

火麻仁、熟大黄各 300g，厚朴、炒枳实、芍药、炒杏仁各 150g。

共为细末，炼蜜为丸，如梧子大，每服 9g，每日 1～2 次，温开水送服。

功效：润肠通便。

主治：胃肠燥热，大便秘结，脘腹胀满，腹中疼痛，或痔疮便秘。

方义：本方又名脾约麻仁丸，是一首缓下剂，即小承气汤加麻子仁、杏仁、芍药组成。适应于因津液不足，肠失濡润，兼及肠燥胃热而致大便秘结不通。方中麻子仁质润多脂，以润肠通便为主药；杏仁降气润肠；白蜜润燥滑肠；大黄泻热去实；厚朴、枳实破结除满；芍药养阴和里，缓解腹痛。合而为丸，具有润肠、通便、缓下之功。

本方是润肠药与泻下药同用，润而不腻，泻而不峻，故称缓下之剂。

临床应用

1. 本方常用于痔疮便秘、肛裂及习惯性便秘，取其润肠缓下，以去肠燥便秘，便血可加槐米、槐花、地榆以凉血止血。

2. 本方为缓下剂，但药多破泻，故体虚年老，孕妇便秘不宜用。血少阴亏引起之便秘，均应慎用。

医家论粹

1. 成无己："约者，约结之约，又约束也，经曰：'饮入于胃，游溢精气，上输于脾，脾气散精，上归于肺，通调水道，下输膀胱，水精四布，五经并行。'今胃强脾弱，约束津液，不能四布，但输膀胱，小便数而大便硬，故曰脾约。麻仁甘平而润，杏仁甘温而润。经曰：'脾欲缓，急食甘以缓之。'本草曰：'润可去燥。是以麻仁为君，杏仁为臣。枳实破结，厚朴泻满，故以为佐。芍药调中，大黄通下，故以为使。"

2. 吴遵程："方中枳实、大黄以泄实热，厚朴以破滞气也。然必因客邪加热者，用之为合辙，后人以此概治老人津枯血燥之闭结，但取一时之通利，不顾愈伤其真气，益增燥涸之苦矣。"

医案选录

1. 产后大便秘结。叶某，女，29岁。产后大便秘结，3～4天排便1次，致引起肛门裂伤，疼痛难忍，来我科治疗。一方面用水针注射治疗肛裂，一方面用麻子仁丸汤调其大便，一周左右，肛裂基本痊愈，大便亦转正常。(《武汉中医院院方》1979，2)

2. 习惯性便秘。唐祖宣介绍：姚某，男，58岁。有冠心病史10余年，糖尿病史5余年，7日前因劳倦过度，致使心前区疼痛加剧，大便不通，小便频数，心胸烦闷，先后经3次灌肠，大便干如羊屎，坚硬如石。后转中医，除见前症外，伴见形体消瘦，面色萎黄，胸痛彻背，自汗出，舌质红绛，有瘀斑，苔黄燥，脉细数。证属脾阴不足，燥热内结，治以泻热逐瘀，润肠通便。处方：酒大黄、厚朴各 15g，杏仁 10g，枳实 12g，白芍 20g，火麻仁、蜂蜜（冲服）各 30g。煎服 1 剂，大便通畅，余症明显好转，继服益气养阴之剂以善后。于次年 6 月又大便干，仍投上方，服后即愈。〔《浙江中医杂志》1985 (4)：174〕

更衣丸

《先醒斋医学广笔记》

朱砂 15g（研细水飞），芦荟 21g（研细生用）。

滴白酒适量调和为丸，如梧子大，每服 3～6g，用黄酒或米汤送服。

功效：泻火通便。

主治：肝经郁火，胃肠实热，烦躁易怒，大便长期秘结不通。

方义：本方治肝经火郁，胃肠热结，津液亏乏，大便秘结的缓下剂，用之以泻火热之郁结的大便不通。朱砂甘寒镇心清火，除烦安神，重坠下达；用酒调丸，以辟秽和胃。

临床应用

1. 脾胃虚弱，胃呆纳少，以及孕妇便秘，均不宜服用。

医家论粹

柯韵伯："胃为后天之本，不及固病，太过亦病，然太过复有阳盛阴虚之别焉。两阳合病而胃家实，仲景制三承气汤以下之；三阳燥结而津液亡，前贤又制更衣丸以润之。古人入厕必更衣，故以此而命名也。朱砂以汞为体，性寒重坠下达；芦荟以液为质，味苦膏润下滋。兼以大苦大寒之性味，能润燥结，从上导下而胃关开也。合以为丸，两者相须，得效最宏，奏功甚捷。"

医案选录

王某，男，60岁。肝火素来大旺，又爱饮酒，患便难已半年余，服各种通便药，时好时歹，今予更衣丸，连服3次，而大便通调，嘱少饮酒为是。

增液汤

《温病条辩》

元参30g，麦冬、细生地各24g。

上药以水3杯，煮取1杯，药滓再煮，取汁1杯，日分2次温服。

功效：养阴润燥，增液通便。

主治：阳明温病，津液不足，症见大便秘结，口渴，舌干红，脉细稍数，或沉而无力。

方义：本方证是因热病耗伤津液所致。温病日久或阴虚者，热结阳明，伤津耗液，肠中津液亏少，大肠传导不利，故大便秘结；津伤阴亏，津液不能输布于上，故见口渴、口干、舌干；脉细数或沉而无力为阴虚内热之象。故方中重用元参苦咸微寒，壮水制火，润下通便为主；麦冬甘寒，滋阴润燥，二药能补、能润、能通；再配甘寒之生地以补血滋阴清热。三药起到了"增水行舟"的作用，更好地通便。

临床应用与附方

1. 若津伤热结甚者，可以合调胃承气汤以增强泻热破结的作用。

2. 若阴虚牙痛可加牛膝、升麻，以凉血泻火。

3. 用于胃阴不足，舌质光绛者，口干唇燥，可以加沙参、石斛、玉竹、天花粉以养阴生津。

4. 凡肠结核、痔病、结肠过敏、慢性胰腺炎之便秘者，可用本方加减。

5. 用本方增液有余，攻下不足，是为津液少而燥结不甚者设。若阳明热实，津枯液涸引起之便秘，则非本方所宜。

6. 通幽汤：桃仁9g，红花6g，生地、熟地各12g，当归15g，甘草、升麻各3g。水煎服。功能滋阴养血，润燥通便，主治阴虚血燥的噎膈便秘，并可用于食道癌、胃癌以及溃疡病所造成的幽门不完全性梗阻而便秘、呕吐等症，有时也缓解症状。

7. 当归润肠汤：即通幽汤加火麻仁、大黄主治同上，而润下作用较强。

医家论粹

1. 吴鞠通："温病之不大便，不出热结、液干二者之外。其偏于阳邪炽甚，热结之实证，则从承气法矣；其偏于阴亏液涸之半虚半实证，则不可混施承气，故以此法代之。独取元参为君者，元参苦咸微寒，壮水制火，通二便，启肾水上潮于天，其能治液干，固不待言。"

2. 周凤梧："温病中的大便燥结，热结宜用攻下通便，液亏宜用增液润燥润肠，且本方以补药为体，作泻药之用，既可通结，又顾体虚，为治疗温病后期体质虚弱津液耗伤而致大便不通的常用方剂……"

济川煎
《景岳全书》

肉苁蓉15g，当归12g，怀牛膝9g，泽泻6g，升麻、枳壳各3g。

上药以水4杯，煮取1杯，药滓再煮，取汁1杯，日分2次温服。

功效：温肾培本，润肠通便。

主治：肾气虚弱，腰酸背冷，小便清长，大便不通。

方义：肾主五液，开窍于二阴，津液盛，则大便通调，肾阳为人身阳气之根本，有蒸动化气行水之功。今肾气虚弱，温化无力则出现小便清长，肠失濡润，而致大便不通。腰为肾之府，虚则肾府失养，故见腰酸背冷。方中用肉苁蓉咸温润降，能温补肾阳，并能润肠以通大便，为本方主药。当归辛甘而润，养血和血，兼能行气，又能润肠；牛膝强腰肾，善于下行，是为辅药。泽泻甘淡，气味颇厚，性善下降以泻肾浊，与牛膝均具宣降之长，两药伍苁蓉可使补而不滞；枳壳宽肠下气，稍加升麻以升提清阳，得欲降先升之妙，俱为佐使。合而用之，成为温肾通便之剂。

临床应用

1. 原书加减，如气虚者，但加人参无碍，如有火加黄芩，若肾阴虚加熟地，虚甚者去枳壳。

2. 肠燥便秘日久，可去泽泻之渗利，加锁阳、火麻仁以增强润肠通便之力。

3. 腰背酸痛甚者，去泽泻，加枸杞子、杜仲以补肝肾，强筋骨。

4. 本方为通补之剂，温润之中，寓有通便之功。

医家论粹

1. 何秀山："夫济川煎，注重肝肾，以肾主二便，故君以苁蓉、牛膝滋肾阴以通便也。肝主疏泄，故臣以当归、枳壳，一则辛润肝阴，一则苦泄肝气。妙在升麻升清气以输脾，泽泻降浊气以输膀胱，佐蓉、膝以成润利之功。"

2. 王旭高："济川煎、玉女煎二方，一寓通于补，一寓补于清，皆景岳超出之方也。通灵治变，足可为法。"

十枣汤

《伤寒论》

大枣 10 枚，甘遂、大戟、芫花各等分。

甘遂、大戟、芫花先研末，每服 1.5g～3g，每日一次，清晨空腹时，以大枣 10 枚煮汤，去皮核后，调服。或制成丸剂，每服 1.5g～3g，清晨空服，若服后泄泻不止，可饮冷粥则易止。

功效：攻逐水饮。

主治：（1）悬饮：胁下有水气，咳唾胸胁引痛，心下痞硬，干呕短气，头痛目眩，或胸背掣痛不得息，舌苔滑，脉沉弦者。（2）水肿：肚腹胀大，体质壮实者。

方义：本方为峻下之剂，主治悬饮及水肿腹胀等水饮内停之证。由于水停胸胁，则气机被阻，故咳吐痰唾，胸胁牵引作痛；水停于内，则水肿腹胀，泛溢上攻，则心下痞硬、干呕、短气、头痛、眩晕、呼吸困难等。方中甘遂行经隧水湿，大戟善泄脏腑之水湿，芫花以消胸胁伏饮痰癖，三药合用，逐水饮，除积聚，消肿满之功甚著。大枣甘平，益气护胃，并能缓和诸药之峻下及毒性，诸药相配，共奏攻逐水饮之效。

临床应用

1. 本方常用于治疗肝硬化、血吸虫病等所致之腹水，及渗出性胸膜炎的实证（体壮者）一定疗效。

2. 《丹溪心法》将本方改为丸剂，名十枣丸，在服用时方便，也可治疗小儿肺炎。

3. 本方为攻逐水饮之峻方，宜早晨空腹服，从小剂量开始（1～1.5g），逐渐加大，泻后如积水未尽，也可再服 1～2 次。

4. 服药后约 1 时许，先觉上脘不适，感泛恶，腹鸣，痛势渐下移，最后大便泻下积水，一般 5～6 次，或 8～10 次不等。如果仅泻下 1～2 次，未得预期效果，次日可再服 1 次，泻下的同时，可能有遍身出汗，也或有剧烈呕吐的副作用，勿惧，可喝一些凉开水待之。

5. 悬饮有表证者，当先解表，表解后再用本方逐水。

6. 必须掌握服法，以散剂为宜，不可作汤剂，谨慎使用。

7. 服本方后，须忌食盐、酱等，以免复发，一般忌盐 3 个月后，再用低盐饮食方可。

8. 应注意患者体质，或于补剂与本方交换使用。病好转后又当温养元气，调补脾胃，使正气内充，余邪自退。

医家论粹

1. 柯韵伯："仲景治水之方，种种不同，此其最峻者也。凡水气为患，或喘或咳，或悸或噎，或吐或利，病在一处而止。此则水邪留结于中，心腹胁下痞满硬痛，三焦升降之气阻膈难通。此时表邪已罢，非汗散之法所宜，里饮实盛，又非淡渗之品所能胜，非选逐水至峻之品以折之，则中气不支，束手待毙矣。甘遂、芫花、大戟三味，皆辛苦气寒而禀性最毒，并举而用之，气味相济相须，故可夹攻水邪之窠穴，决其渎而大下之，一举而患可平也。然邪之所凑，其气必虚，以毒药攻邪，必伤及脾胃，使无冲和甘缓之品为主宰，则邪气尽而大命亦随之矣。然此药最毒，参术所不能君，甘草又与之相反，故选十枣之大而肥者以君之，一以顾其脾胃，一以缓其峻毒，得快利后，糜粥自养，以使其谷气内充，以使其邪不复作，此仲景用毒攻病之法，尽美又尽善也。"

医案选录

1. 渗出性胸膜炎。徐某，女。因咳嗽痰少，左侧胸痛，呼吸困难，发冷发热 6 天入院，入院前 3 天上述症状加剧。体检：营养、精神差，舌苔厚腻，脉弦滑。呼吸较急促，在左胸前第二肋间隙以下语颤消失，叩呈浊音，呼吸音消失，X 线透视积液上缘达前第二肋间，心脏稍向右移位。穿刺抽液 50 毫升，黄色半透明，李凡他氏试验（＋＋），蛋白质 5.5g/L，白细胞 255，淋巴细胞 88%，中性粒细胞 12%，未找到结核菌，血沉 40 毫米/小时。根据上述情况合乎中医所说的悬饮，其病属实证。因此，以逐饮祛邪法，用十枣汤。甘遂、大戟、芫花各 0.9g，研成极细粉末，肥大枣 10 个破后煮汁，上午 10 时空腹吞服。药后 1 小时腹中雷鸣，约 2 小时左右即大便稀水 5 次，依法隔日 1 剂，投 3 剂后，体温正常，胸畅，胸痛减半，左前 3 肋以下仍呈浊音，呼吸音低，X 线复查，积液降至第 3 肋以下，继服原方 4 剂，体征消失，血沉 5 毫米/小时，X 线胸透：积液完全吸收，住院 26 天，病愈出院。（《解军放杂志》1965，10）

2. 肝硬化腹水。程，男，39 岁。去年曾患黄疸性肝炎，继患肿胀，在上海某院诊断为肝硬化腹水，治疗月余不效，考虑水已积聚，则水邪无从宣泄，轻剂恐不足以愈病，遂于 11 月 10 日用十枣丸 4.5g，服后吐泻出黏痰稀水样甚多，肿胀大减，腹部颇觉宽舒，纳谷增加。先后用十枣丸 8 次，水始泻尽，在这过程中，间用四逆散、逍遥散、金铃子散疏肝理气，常用健脾补肾法，如香砂六君、桂附八味等相间互用，取攻补兼施之义以调济之，为巩固疗效，用健脾补肾丸以善后，1961 年来函，未复发。（《新中医》1975，1）

舟车丸
《景岳全书》

黑丑 120g，甘遂、芫花、大戟各 30g，大黄 60g，青皮、陈皮、木香、槟榔各 15g，轻粉 3g。

上药共为细末，水泛为丸，如小豆大，每次 1.5～1.8g，温水送服，服后便泻 1～2 次，即可停药 1～2 日，然后再日服

0.6~0.9g，继续治疗，使水去其大半为度。

功效：行气逐水。

主治：水肿水胀，体质壮实者，口渴、气粗、腹坚、大小便秘、脉沉数有力。

方义：方中甘遂、大戟、芫花峻下逐水；大黄、黑丑荡涤泻下；轻粉走而不守，善劫痰涎，协诸药从二便分消外泄。水邪内停，多因气滞不行，而浊水停聚，又使气机失调，故以疏肝破结之青皮，理气和胃之陈皮，降气利水之槟榔，行气导滞之木香，使气机宣畅，气行则水行，水行则二便可通，以增强逐水消肿之效。

临床应用

1. 临床可适用于肝硬化之腹水，实证。

2. 本方为峻逐水饮，水肿胀满，形气属实者，体虚不宜，孕妇不宜，并忌与甘草同用。

3. 服后禁忌盐酱，以免复发，一般忌3个月，病情巩固后，再可以低盐用之。

医家论粹

《医宗金鉴》："舟车神佑丸，即本方，治水停诸里，上攻咳喘难卧，下蓄小便不利，外薄作肿，中停胀急者，故备举甘遂、大戟、芫花、牵牛、大黄，直攻水之巢穴，使从大、小二便而出，佐青皮、陈皮、木香以行气，使气行则水行，肿胀两消，其尤峻历之处，又在少加轻粉，便诸攻水行气之药，迅烈莫当，无微不入，无窍不达。用之若当，功效神奇，百发百中。然非形实或邪盛者，不可轻试，苟徒利其有劫病之能，消而旋肿，用者慎之。"

医案选录

虫积经闭证。患者经闭2年，善饥吐涎沫，腹胀乏力，面虚胖少华，唇白，内见丘疹甚多，周身浮肿，腹大坚而无压痛，脐周触到条索状结块，诊为虫积经闭。根据辨证属大实有羸状，用舟车丸峻剂以治标实，第一天服约1.5g，后排出蛔虫334条，隔日再服1.5g，又排出蛔虫269条，共服药3剂，腹胀脉浮均消，继服健脾益气之品数剂，以调养而获痊愈。（《浙江中医杂志》1964，11）

指迷茯苓丸
《指迷方》

姜半夏60g，茯苓30g，炒枳壳15g，风化硝7.5g。

上药共为细末，生姜汁调糊为丸，梧桐子大，每服20丸，食后姜汤送下。

功效：燥湿行气，消解顽痰。

主治：中脘停痰伏饮，胸部痞闷，两臂酸痛，两手疲软，舌苔腻滞，脉沉滑者。

方义：脾胃不和，痰饮流入四肢，则肩背酸痛难忍不举，两手疲软。故以半夏燥湿除痰，茯苓渗湿化痰，枳壳行气，朴硝软坚，用姜汁糊丸，姜汁送服，取其开胃化痰，以制半夏之毒，此治病求本之意。

临床应用

外风导致的肩臂疼痛忌用。

大黄牡丹汤
《金匮要略》

大黄、丹皮、桃仁、芒硝（冲）各9g，冬瓜仁30g。

上药以水3杯，煮取1杯，药滓再煮，取汁1杯，日分2次温服。

功效：清热解毒，泻下逐瘀，散结消肿。

主治：肠痈初起，尚未化脓，右下腹疼痛拒按，或右脚屈而不伸，伸则痛甚，发热怕冷，大便秘结，舌苔黄腻或黄燥，脉象弦紧（初期），或弦数、滑数、洪数（较后期）。

方义：本方以大黄泻瘀热，解热毒，丹皮清热凉血，芒硝软坚散结，桃仁破血散瘀，冬瓜仁清热利湿，排脓消痈，诸药合用，共奏清热破瘀、散结消肿之效。

临床应用

1. 本方治肠痈（急性阑尾炎）有较好的疗效，应用时应酌情加减。

2. 高热腹痛较剧，加黄连以清热解毒。

3. 大便似痢不爽，舌质红、脉细数，此为阴伤之象，宜去芒硝以减缓泻下之力，加元参、生地以养阴清热。

4. 右下腹出现肿块者，加当归、赤芍、地丁以加强活血祛瘀清热解毒作用。

5. 脓已成，须加清热解毒之品，如银花、连翘、公英、红藤、白花蛇舌草等。

6. 本方亦可用于子宫附件炎、盆腔炎而兼便秘属于湿热型者。

7. 本方只适应于湿热瘀滞者，若属于寒湿者不宜用。

8. 阑尾炎属下列情况者，不宜适用。

①重型急性阑尾炎属于坏阻者。②合并腹膜炎，有中毒性休克或腹腔脓液者。③妊娠期阑尾炎合并弥漫性腹膜炎者。④婴儿急性阑尾炎。⑤阑尾寄生虫病。

9. 老人、孕妇、体质过于虚弱者，均应慎用。

医家论粹

1. 程云来："诸疮疡痛，皆属心火，大黄、芒硝用以下实热。血败肉腐则为脓，牡丹、桃仁用以下脓血。瓜子当是甜瓜子，味甘寒，《神农经》不载主治，亦肠中血分药也。故《别录》主溃脓血，为脾胃肠中内痈要药，想亦本诸此方。"

2. 张路玉："内痈辨证不早，每多误治之失。尝考《金匮》大黄牡丹汤与《千金》无异者，取大黄下瘀血、血闭，牡丹治瘀血留舍。芒硝治五脏结热，涤去蓄结，推陈致新之功较大黄尤锐；桃仁治疝瘕邪气，下瘀血血闭之功亦与大黄不异。甜瓜瓣，《别录》治腹内结聚成溃脓血，专于开痰利气，为内痈脉迟紧，脓未成之专药。"

医案选录

1. 妊娠期急性阑尾炎。宋某，女，25 岁。患者妊娠 4 月余，突然发热、恶心、呕吐，右腹疼痛，按之腹皮紧急，右脚不能伸直，大便秘结，溲赤而短，舌淡苔黄而腻，脉数有力。诊断为急性阑尾炎，证属气滞血瘀，肠胃实热。治以泻热通便，荡涤肠胃为主，佐以理气化瘀，拟本方加减。酒大黄 10g，芒硝 5g，冬瓜仁 25g，木香 10g，川楝子 10g，桃仁 5g，金银花 50g，丹皮 7.5g，元胡 10g，竹茹 10g。水煎服。2 剂后，腹泻 2 次，疼痛锐减。继以清热利湿，调理脾胃为主，佐以益气安胎。处方：金银花 30g，黄连 10g，连翘 15g，丹皮 10g，茯苓 15g，白术 15g，砂仁 10g，党参 15g，苏梗 10g。水煎服。2 剂后，腹痛消失，诸症皆除。追访患者足月顺产，母子均安。（姚尊华介绍）

2. 肠梗阻。吴某，女，1 岁。因患肠梗阻而呕吐乳水，在县医院灌肠治疗未见好转，诊见患儿面色惨白，口唇青紫，目上视呼吸微，口流乳汁，有粪臭气，无指纹。急投本方治疗，生大黄 6g，丹皮 6g，桃仁 10 粒，瓜蒌仁 6g，附子 3g，干姜 3g，黄连 1g，葱白 1 支。急煎徐灌，药后不久肠鸣，第二天面转红润，口唇青紫亦变淡红，能转动出声，后排便，得救，现已 8 岁，身健。（柴中元等介绍）

3. 慢性痢疾。董某，男，35 岁。患痢疾已 10 年之久，时发时愈。诊见面色暗黄，里急后重，腹痛拒按，舌苔白腻，脉弦。证属正虚邪实，治以先攻后补。处方：大黄、丹皮、元明粉、炒白芍、焦山楂、炒莱菔子各 10g，瓜蒌仁 20g，桃仁、木香各 6g，黄连 5g。水煎服。2 剂后，泻下积粪甚多，腹痛里急消除，继以参苓白术散出入善后。〔《黑龙江中医》1958（8）：13〕

4. 闭经，蒋某，女，30 岁。患者因忧郁愤闷，月经 4 年未潮，常口燥、便秘、腹痛、舌红脉弦。证属血瘀气滞，处以本方加减，大黄、丹皮、瓜蒌仁、元明粉（冲）、当归、白芍、青皮各 10g，桃仁、柴胡各 5g。水煎服。4 剂后，红行，色紫黑，腹痛除。〔《黑龙江中医》1985（8）：12〕

薏苡附子败酱散

《金匮要略》

薏苡仁 30g，熟附子 6g，败酱草 15g。

上药以水 3 杯，煮取 1 杯，药滓再煮，取汁 1 杯，日分 2 次温服。

功效：排脓消肿。

主治：肠痈脓已形成，肌肤甲错，腹皮紧，按之软似如脓状，腹无积聚，身无热，舌质红、苔黄腻或黄燥，脉数而弱。

方义：方中薏苡仁清利湿热，消肿排脓为君，败酱草性滑清热解毒，破血排脓为臣，附子辛热散结，振奋阳气为佐，诸药合用，能消肿排脓，温阳散结，为肠痈成脓之有效方剂。

临床应用与附方

1. 可用于阑尾炎脓肿已成，或慢性阑尾炎急性发作，腹部柔软，压痛不明显，并有面色苍白、脉弱等阳虚证候者。

2. 慢性盆腔炎白带多者，亦可应用。

3. 若高热脉紧，痛甚便秘者忌服。

4. 薏苡仁汤（《医宗金鉴》）：薏苡仁 30g，瓜蒌 15g，丹皮、赤芍、桃仁各9g。水煎顿服。有活血化瘀、排脓消肿的作用。治肠痈脓已成，腹痛甚，腹皮拘急，拒按，右下腹可触及肿块，高热自汗，大便秘结，小便短赤，舌苔黄腻，脉洪数，方中酌加银花、败酱、公英、生甘草以清热解毒。

医家论粹

魏念庭："薏仁下气则能泄脓，附子微用，意在直走肠中，屈曲之处可达，加以败酱之酸寒以清积热。服后以小便下为度者，小便者，气化也，气通则痈脓结者可开，滞者可行，而大便必泄污秽脓血，肠痈可已矣。顿服者，取其快捷之力也。"

医案选录

1. 阑尾脓肿。徐某，男，60岁，1978年10月30日就诊。

患右下腹痛已2年多，某医院诊断为阑尾脓肿，8天前右下腹突然疼痛加剧，伴发热、恶心欲吐、脉沉弦有力，舌苔黄。检查：右下腹有反跳痛，有包块。证属寒热壅结，血气郁滞，治以温清散结，化瘀通下。处方：薏苡仁30g，败酱草、冬瓜仁各15g，附子、大黄、甘草各6g，防风、当归、赤芍、桃仁、丹皮各12g。水煎服，并忌食油腻生冷之物。服药3剂，痛减大半，泻下黑漆样黏稠便。继服6剂，腹痛除，诸症消失。〔李盛甫《四川中医杂志》1987（1）：41〕

2. 慢性化脓性骨髓炎。李某，男，32岁，1984年6月23日就诊。

1982年，患者在某医院截肢后患慢性化脓性骨髓炎，屡用中医药未效。病程已2年，医院建议再做截肢治疗。诊见体胖，面色晦暗，精神萎靡，右大腿下1/3处截肢，疮口稍红，苔薄白稍腻，脉沉细而弱。治宜温散寒湿，活血散结，佐以解毒。处方：熟附子15g，薏苡仁20g，鹿茸3g，生黄芪10g，当归15g，赤小豆15g，赤芍10g，清半夏10g，桔梗15g，白术 15g，败酱草 15g。上药煎煮 2 次，频频温服，再将药滓煎水，少加食盐，并放 0.3g 冰片，趁热反复清洗疮口，治疗 14 天后，脓液除，疮口愈，追访未见复发。〔《湖南中医学院报》1987（2）：46〕

三子养亲汤
《韩氏医通》

紫苏子、莱菔子各 9g，白芥子 6g。

上药以水 3 杯，煮取 1 杯，药滓再煮，取汁 1 杯，日分 2 次温服。

功效：降气豁痰，消胀定喘。

主治：咳嗽喘逆，痰多胸痞，纳呆腹胀，舌苔白腻，脉滑者。

方义：本方为常用之平喘化痰药，临床多用于老年人气实痰盛，咳嗽喘逆，腹胀不欲食等症。方用苏子降痰下气，止咳平喘；白芥子豁痰利气，前人有云"痰在胸胁皮里膜外者，非此不能除"；莱菔子降气化痰、消食导滞。三药皆治痰之品，在配伍之中，各呈其强，合则降气化痰，消痞除满之功益著。

临床应用

1. 若中焦阳虚，痰多而稀、呕恶满闷者，可加半夏、陈皮、生姜燥湿化痰、温胃止呕。若胸胁气促，痰多不利者，加杏仁、厚朴以宣肺利气平喘。若外感风邪，恶风恶寒者，可合三拗汤疏表化痰。

2. 现代用本方可治气管炎、支气管哮喘、肺气肿等证，属痰涎壅盛、肺气不畅者。

3. 若脾胃中寒，为生痰之根，本方不宜长服，当转以调理为其治本。

4. 本方以降气平喘见长，不如二陈汤之健脾祛湿之本为是。

医家论粹

何梦瑶："按痰，标也；所以制痰者，本也。治病固当求本，然须看痰势缓急，缓则治本固也。若痰势盛急，度难行散，非攻无由去者，虚人可标本并治，攻补兼施。若势甚紧急，则虽虚人亦当先攻后补。"

苏子降气汤
《太平惠民和剂局方》

紫苏子、前胡、清半夏各 9g，陈皮、生当归各 6g，厚朴 4.5g，肉桂 1.5g，甘草 4.5g，苏叶 1.5g，生姜 2 片，大枣 2 枚（去核）。（《医方集解》一方无肉桂，有沉香。）

上药以水 3 杯，煮取 1 杯，药滓再煮，取汁 1 杯，日分 2 次温服。

功效：降气平喘，温肾纳气。

主治：肾阳不足，冲气上逆，形成上实下虚，痰涎壅盛，胸膈满闷，喘咳短气，或有呕恶，腰痛脚弱，头目昏眩，肢体倦怠，不思饮食，大便秘结，或肢体浮肿、苔白腻等。

方义：方中苏子、半夏降气化痰，止咳平喘为主药。厚朴、前胡宣降肺气，止咳平喘，协主药以治上实。肉桂温肾纳气以治下虚，均为辅药。至于当归，一则养血润燥，再者治喘咳气逆，《本草经》谓当归主咳逆上气。生姜和胃降逆，甘草和中祛痰，调和诸药。合而用之，共奏降逆平喘、温化寒痰之功。

本方应用：

1. 本方降气平喘为主，如兼有风寒表证者，可加麻黄、杏仁以增强解表平喘之效。

2. 本方对于支气管哮喘、肺气肿、心脏病性哮喘等咳嗽气喘、呼吸困难者，亦可加减应用。

3. 本方以祛痰治上实为主，但用药偏于温，故肺肾两虚之喘咳及肺热痰喘，均不宜用。

医家论粹

吴仪洛："苏子降气汤，'治虚阳上攻，气不升降。上盛下虚，痰涎壅盛，喘嗽呕血，或大便不利……苏子、前胡、厚朴、橘红、半夏皆能降逆上之气，兼能除痰，气行则痰行也。数药亦能发表，既以疏内壅，又以散外寒也……当归润以和血，甘草甘以缓中。下虚上盛，又用官桂引火归元也。'"

医案选录

1. 哮喘。张某，男，12岁，2月，於潜。

哮喘起已十载，时发时止，迩因新感，引起宿患，咳嗽阵作，气逆痰鸣，鼻流清涕，胸闷肋痛，脉滑苔黄，先拟泄肺豁痰。猴枣粉二分（分吞），炙桑白皮二钱，白杏仁三钱（杵），甜葶苈子二钱（包），炒苏子二钱半，前胡二钱，宋半夏二钱，金沸草二钱半（包），蜜炙橘红钱半，茯苓四钱，冬瓜子皮各三钱。

二诊：哮喘未平，有痰不能外吐，气逆难以平卧，但胸闷肋痛，不若前甚，脉弦滑，苔薄黄。马宝粉一钱（分吞），蜜炙前胡二钱，茯苓四钱，炙酥皂夹子钱半，炙苏子二钱半，仙半夏二钱半，炙葶苈子二钱（包），白杏仁三钱（杵），生灵磁石一两（杵，先煎），白毛化橘红钱半，煅鹅管石四钱。

三诊：新感已解，哮喘趋平，咳减痰少，而能平卧，胃纳已醒，仍守原意出入。宋半夏二钱半，茯苓四钱，蜜炙橘红钱半，炙苏子二钱半（包），煅鹅管石三钱，白杏仁三钱（杵），炙酥皂荚子一钱二分，海石四钱，生灵磁石一两（杵，先煎），金沸草二钱半（包），柿霜三钱（分冲），马宝粉一钱

（分吞）。

按：喘虽宿疾，多夹新感，本例表邪郁肺，酿痰生热，上壅气道，呼吸受阻，而致咳逆满闷。初用喉枣开豁痰热，苏葶润肺降逆，复以马宝、皂荚、海石等，导痰下行，使火降痰消，症乃缓解，此标急之候，法在权变耳。（《叶熙春医案》）

2. 咳嗽：徐某，男，40岁。

1974年1月25日初诊：咳嗽气喘，痰涎壅盛，胸膈满闷，倚息难卧，苔润脉滑。以温降平喘为主。姜半夏9g，橘红4.5g，前胡9g，炒苏子9g，炙甘草4.5g，当归9g，沉香粉1g（吞），川朴6g，生姜2片，肉桂1.5g（分两次吞）。3剂。

1月27日复诊：前方只服两剂，能睡卧，虽有咳嗽，而气喘渐平，痰壅胸满之感已显松舒，原方加减。姜半夏9g，苏子9g，前胡6g，橘红4.5g，杏仁9g，浙贝母9g，炙甘草4.5g，生姜2片，肉桂1.5g，川朴4.5g。4剂。（《何任医案选》，浙江科学技术出版社）

八、涩可固脱类方

提要：脱即滑脱不禁之义，即用收涩之品，以治自汗、盗汗、遗尿、遗精、肠滑泻利、崩漏带下、久病滑泻之病，方可用牡蛎散、桃花汤、真人养脏汤、四神丸、封髓丹、治浊固本丸、膏淋汤、金锁固精丸、固经丸、固冲汤等。

牡蛎散
《太平惠民和剂局方》

煅牡蛎 15～30g，浮小麦 30g，麻黄根 9g，生黄芪 15g。

上药以水 3 杯，煮取 1 杯，药滓再煮，取汁 1 杯，日分 2 次温服。

功效：固表敛汗。

主治：表虚自汗或盗汗，心烦惊悸，短气倦怠。

方义：本方是一首敛汗剂，是治表虚不固虚汗外出常用方。黄芪益气固表，配合麻黄根走表固卫，则固表止汗之功更强；牡蛎敛阴潜阳，浮小麦兼养心气，二药能除烦热，止虚汗。故本方对阳虚卫气不固所引起之自汗或盗汗都可适用，亦是临床常用之方。

临床应用

1. 本方主要用于止汗，无论自汗、盗汗都可加减用之，自汗应重用黄芪、白术、五味子，盗汗应重用牡蛎、龟板、糯稻根等。

2. 本方可用于误用发汗剂，或发汗太多所致的自汗症，以及肺结核病的盗汗症。

3. 若大汗不止，有阳虚欲脱现象后，非本方所宜，当以参附汤之类的方剂以回阳固脱为是。

4. 二加龙牡汤（《小品方》）：龙牡各 18～30g，白芍 12g，白薇 9g，熟附子 6g，甘草 5g，生姜 6g，大枣 4 枚。水煎 2 次服。治阳虚外越、潮热盗汗、自汗、脉弱者。

医家论粹

汪切庵："此手太阴、少阴药也。陈章来曰：'汗为心液，心有火则汗不止；牡蛎、浮小麦之咸凉，去烦热而止汗，阳为阴之卫，阳气虚则卫不固，黄芪、麻黄根之甘温，走肌表而固卫。'"

医案选录

头汗（更年期综合征）。乔某，女，47 岁。形肥面红，动即出汗，头汗为甚，头发湿尽，脉濡滑而数，舌红苔干，心烦易怒口干，神疲乏力，夜寐纷纭，肝经郁热，上迫为汗，先议泄肝胆法。处方：柴胡 6g，黄芩 10g，川楝子 10g，蝉衣 6g，天虫 10g，片姜黄 6g，浮小麦 6g，生牡蛎 30g。7 剂。

二诊：汗出渐减，心烦已止，夜寐亦安，脉仍濡数，舌红苔白，继用前方进退。处方：柴胡 6g，黄芩 10g，川楝子 10g，蝉衣 6g，赤白芍各 10g，麦冬 15g，五味子 6g，浮小麦 30g，生牡蛎 30g。7 剂。

三诊：头汗已止，食眠俱安，二便如常，唯感乏力，舌白苔润，脉象濡软，仍用前方加减。处方：黄芪 10g，麦冬 10g，五味子 6g，浮小麦 30g，生牡蛎 30g，柴胡 6g，黄芩 6g，川楝子 6g，茅芦根各 10g，蝉衣 6g。7 剂。药后诸症悉平。（赵绍琴）

桃花汤

《伤寒论》

赤石脂（一半煎一半冲）、粳米各 30g，干姜 6g。

上药以水 3 杯，煮取 1 杯，药滓再煮，取汁 1 杯，2 杯药汁合，加赤石脂末一半，分 2 次温服。

功效：温中涩肠。

主治：下痢腹痛便脓血，久不愈者，舌淡白，脉迟弱或微细等症。

方义：方中赤石脂涩肠止泻而固脱，干姜温中散寒，粳米补脾益胃，三药相合，标本兼顾，共奏温中涩肠之效。

临床应用与附方

1. 本方可治久痢不止，久泻不止，如气虚者可加人参、白术以加强补气健脾之效。

2. 若脾胃阳气虚甚者，可加附子、肉桂，以补脾肾。

3. 若血虚者可加当归以补血。

4. 赤石脂禹余粮汤（《伤寒论》）：赤石脂 24g、禹余粮 30g。水煎服。有涩肠止泻之功，适应于泄泻清稀、日久不愈者。

5. 地榆丸（《普济方》）：炒地榆、炒当归、黄连、阿胶、诃子肉、木香、乌梅肉各 30g。炼蜜为丸，梧子大，每服 9g，空腹米汤送下，每日 2～3 次，治血痢日久不愈，或下血水，营血大伤，肠中有湿热者。

医家论粹

1. 成无己曰："涩可去脱，赤石脂之涩，以固肠胃；辛以散之，干姜之辛，以散里寒；粳米之甘，以补正气。"

2. 李时珍曰："取赤石脂之重涩，入下焦血分而固脱；干姜之辛温，暖下焦气分而补虚；粳米之甘温，佐石脂、干姜而润肠胃也。"

3.《金鉴》口："少阴病，诸下利用温者，以其证属虚寒也。此少阴下利便脓血者，是热伤营也。而不径用苦寒者，盖以日久热随血去，肾受其邪，关门不固也，故以桃花汤主之。"

医案选录

1. 菌痢。李某，女，63 岁。因患痢疾，给予补液及抗菌止泻药物治疗，入院 6 天不见好转，乃请中医会诊。患者精神萎靡，形体消瘦，大便日行 7～8 次，腹中隐痛，略有后重之感，少进米饭即欲登厕，纳呆，时而欲呕，脉细弦中取无力，苔根部薄腻微黄。年高气弱，泄泻 2 周，中阳受戕，受纳运化无权，以致湿浊恋于大肠，治以温涩固下，降逆和中。处方：赤石脂 25g（另 5g 研粉冲服），干姜 4.5g，粳米一撮，炒薏苡仁 20g，清半夏 9g，黄连 9g，广木香 6g，罂粟壳 8g。煎服 2 剂后，泄泻明显减轻，欲呕好转，续进一剂，泻全止，继以健脾和胃法调之 2 剂，痊愈出院。〔《北京中医杂志》1983（1）：40〕

2. 带下。杨某，女，46 岁，近半年白带清稀腥臭，时时淋出，舌质淡苔白，脉沉滑，曾用中西药治疗，时好时坏，反复发作，余试以桃花散 10g，分 3 次饭前用苍术 5g，苡米 10g，煎汤送服，服药 5 天竟获痊愈。〔《江苏中医》1987（5）：18〕

3. 功能性子宫出血。陆某，女，47 岁。2 个月来行经淋漓不尽，色淡不鲜，时兼清稀样分泌物。妇检：子宫无异常，宫颈中度糜烂，经治无效。余投桃花散 12g，分 3 次饭前服，每次用红参 6g，血余炭 10g，煎汤冲服，2 剂血止，后以人参养荣汤善后。〔《江苏中医杂志》1987（5）：18〕

真人养脏汤
《太平惠民和剂局方》

炙罂粟壳、煨诃子、肉豆蔻、炒白术各9g，党参、炒白芍各12g，当归6g，木香4.5g，肉桂、炙甘草各3g。

上药以水4杯，煮取1杯，药滓再煮，取汁1杯，日分2次温服。

功效：补虚温中，涩肠固脱。

主治：下痢泄泻日久不止，赤白已尽，或尚有少量赤白夹杂，腹中绞痛，喜按，中气不足，不思饮食，或胃肠虚弱，泄泻澄彻清冷，犹如鸭粪，腹中绵痛，小便清白，或见脱肛，舌苔白润，脉迟缓或沉细。

方义：痢疾又叫"滞下"，假若痢下日久，肠中积滞已去，导致脾肾两虚，而形成虚痢滑脱，非但禁用通滞剂，而且必以收敛固脱之剂，始可为功。本方是为虚寒性泻痢而设，故方中参、术、草补中益气，肉桂、肉蔻温中散寒，木香调气，当归、白芍和血止痛，诃子、粟壳止涩固脱，合则以奏补虚温中、涩肠固脱之效。

临床应用

1. 如寒甚而下完谷不化，滑泻无度，形瘦神疲，脉沉细无力，苔白少华，可于本方加炮姜、附子、补骨脂、菟丝子，以补肾阳，而温脾胃，从而脾胃健运之功加强，则完谷洞泻可以自愈。

2. 如气虚下陷，便后脱肛，可加升麻、柴胡以升阳举陷，或与补中益气汤合用。

3. 本方常用于慢性肠炎、慢性痢疾、肠结核腹泻而有上述之症者。

4. 泻痢初起者忌用。

医家论粹

1. 吴昆："下痢日久，赤白已尽，虚寒脱肛者，此方主之。甘可以补虚，故用人参、白术、甘草；温可以养脏，故用肉桂、豆蔻、木香；酸可以收敛，故用芍药；涩可以固脱，故用粟壳、诃子。是方也，但可以治虚寒气弱之脱肛耳。若大便燥结，努力脱肛者，则属热而非寒也，此方不中予也，予之则痛益甚。"

医案选录

赵某，男，9岁，1963年9月10日初诊。

患者于6月间患痢疾，中西药杂投，至今已3月余，身体虚弱，身瘦如柴，近旬以来，已不便红白痢疾，而经常腹痛便泻，所下之便黏液色白淡，下坠，精神萎靡不振，欲食已少，气虚微弱，大便溏泻，疲乏无力，脉细弱，舌淡苔白。综而观之，此痢症后期，脾肾虚极之象，治以补脾益肾涩肠固脱为急，与真人养脏汤加减。处方：诃子肉12g，肉豆蔻10g，当归6g，白术12g，党参12g，罂粟壳6g，云苓12g，白芍9g，甘草9g，菟丝子18g。上药水煮2遍，取2杯，日服2次。

二诊：9月16日。上药连服6剂，腹泻已止，下坠已愈，精神饮食好转，惟脉弱如前，仍以上方续进。

三诊：9月26日。患儿以上方续服9剂后，诸症渐渐消退，予补中益气汤小量续进。

于11月6日患头痛来诊，述其服上方后，已愈。（《孙鲁川医案》）

四神丸

《证治准绳》

补骨脂120g，五味子、肉豆蔻各60g，吴茱萸30g，大枣180g，生姜240g。

前4味，共研细末，枣、姜同煎，待枣煮烂，去姜，取枣肉合药共为丸，如梧子大，每服6~9g，空腹温开水送下，日服2~3次。

功效：温暖脾肾，固肠止泻。

主治：脾肾虚寒，症见五更泄泻，不思饮食，食不消化，或腹痛，肢冷，神疲乏力，舌淡，脉沉迟无力。

方义：久泻不能专责脾胃，亦有因于肾阳虚弱，不能上温脾阳，导致脾气虚弱，运化失职，而成泄泻者。此证多有五更泄泻、肢冷、神疲乏力、舌淡、脉沉迟无力为其特点。治以温补脾肾以止泻。方中补骨脂温补肾阳为主；辅以肉豆蔻暖脾止泻，行气消食；吴茱萸合生姜以温中祛寒；五味子收敛止泻；大枣补脾养胃。诸药合用，而成为疗脾肾虚寒五更泻的常用之方。

临床应用

1. 若久泻气陷兼见脱肛者，宜加益气升阳之品，如党参、黄芪、升麻。

2. 若肾阳虚甚，泄泻无度，腰酸肢冷者，可加附子、肉桂以温肾阳。

3. 若兼少腹痛甚者，可加小茴香、木香，以暖肾阳以行气止痛。

4. 可用于慢性结肠炎、肠结核、过敏性肠炎等症属脾肾虚寒，或五更泄泻者。

5. 注意：如湿滞、食滞以导致的泄泻，切忌用。

医家论粹

张璐："五更泻，是肾虚失其闭藏之职也。经曰：肾司开合，肾开窍于二阴，可见肾不但治小便，而大便之开合，皆肾操权也。今肾既衰，则命门之火熄而水独治，故令人水泻不止，其泻每在五更，天将明时，必洞泻二三次，以肾旺于亥子五更之时，故特甚也。"

医案选录

1. 久泄：女，21岁。从4岁起患慢性泄泻，每天七八次，经中西医治疗后，每天仍在3~5次，患者发育不良，精神委顿，四肢肌肉甲错，诊断为五更泄，由肾阳不足所致。予四神丸加味。处方：补骨脂、巴戟天、仙茅各9g，黄芪12g，煨肉果、白术各3g，吴萸4.2g，五味子1.5g，大枣3枚。服3剂后，泄泻每日2次。原方加炮姜4.5g，又服5剂后，大便每天1次，便形转正常。1月后随访，大便正常，唯月经来潮时，仍有稀便，每天2~3次，予原方去炮姜、黄芪，加仙灵脾9g，以善其后。(《上海中医药杂志》1965，8)

2. 患者病程已9年多，大便溏薄，日泻3~5次，曾用香连丸无效，又被认为是脾虚泄泻，用参苓白术散症状减轻，但不巩固，又考虑为"久病入肾"，予服四神丸，每日3次，每次9g。服药30天后，大便正常，停药1个月观察，疗效巩固。(《上海中医药杂志》1965，10)

益黄散
《小儿药证直诀》

陈皮30g，青皮、煨诃子、炙甘草各15g，丁香3g。

共为细末，按年龄酌服1.5~6g。每日2次，温开水或糖水调服，亦可酌量做汤剂，水煎服。

功效：理气和脾，温中止泻。

主治：小儿脾胃虚寒，脐腹膨大，身形瘦削，呕吐泄泻。

方义：小儿脾胃虚寒，运化失司，乳食积滞于内，升降失常，故见呕吐泄泻，日久不愈，湿滞存内，脾胃更伤，运化障碍，而为疳证，故见脐腹胀大，身形瘦削。方用诃子涩肠止泻，丁香温中止呕，陈皮、青皮理气和脾，甘草益气补脾，合而理气温脾，温中止泻。

临床应用与附方

1. 注意：热性下痢者，不可使用本方。

2. 健脾肥儿散（周凤梧方）：炒山药 50g，炒白术 30g，炮鸡内金 20g。共为细末，1 岁以下者，每服 1.5g，4 岁以下者，每次 3g，每日 2～3 次，加白糖适量开水调服。功能健脾胃，止泄泻。主治小儿饮食不节，损伤脾胃，消化不好，食欲不振，大便稀溏及水便泄泻。

诃子皮散

《兰室秘藏》

诃子肉 30g，蜜炙御米壳、陈皮、炮干姜各 24g。

共为细末，每服 6g，日 2～3 次，空腹米汤送下，或适量改为汤剂，水煎服。

功效：温中祛寒，涩肠止泻。

主治：虚寒下痢，泄泻，完谷不化，腹痛肠鸣，久久不愈，或有脱肛，苔薄白，脉沉细或弦细。

方义：本方是温中涩肠之方，主治太阴久泻而不渴之方。方中以诃子肉酸涩苦温，收涩止泻；米壳酸涩性平，固肾气而涩肠，性极收敛；炮姜辛热，温中逐寒；陈皮开胃和中。四药相合，对于久泻久痢，效果良好。

临床应用与附方

1. 方中再加党参、白术，效果更好。

2. 注意：湿热痢疾，发热腹痛者，不可应用。

3. 诃子散（刘河间方）：诃子肉 60g（半生半熟），木香 30g，黄连 18g，生甘草 12g。共研细末，每服 6g，日 2～3 次，以白术、白芍各 9g，煎汤送下。方用诃子涩下，黄连清肠，木香、芍药止痛，白术、甘草培土和中，此方无炮姜而有黄连，故适应于泻痢日久不止，脾虚肠热，气机不畅，里急后重，或下脓血，或脱肛等症。

上方诃子皮散适应于久泻久痢偏于虚寒者，而诃子散适应于久泻久痢偏于脾虚湿热，使者当以区别。

封髓丹
《奇效良方》

黄柏90g，砂仁45g，炙甘草30g。

共为细末，面糊为丸，梧子大，每次服6g，日服2～3次，空腹时淡盐汤送下。

功效：坚肾泻火，封髓止遗。

主治：相火妄动而致梦遗滑精。

方义：方中黄柏，苦能坚肾，阴水不致泛溢，寒能清热，则相火不至妄动，而梦遗失精自可静止；砂仁辛香，温通肾气，且调脾胃，二者相配，一寒一温，可纠黄柏过于苦寒；佐甘草以益脾培中，对于相火妄动而致之梦遗滑精最为适宜。

临床应用

1. 三才封髓丹（《卫生室鉴》）：天门冬、熟地黄、人参各15g，黄柏90g，砂仁45g，甘草30g。共为细末，面糊为丸，梧子大，每服6g，日2～3次。功能滋肾水，降心火，治虚火相动，梦遗滑精。

治浊固本丸
《医学正传》

莲须、炒黄连、猪苓各60g，茯苓、半夏、砂仁、益智仁、炒黄柏各30g，甘草90g。

共为细末，面糊为丸，梧子大，每次6g，日2～3次，空腹温黄酒送下。

功效：益脾肾，清湿热，祛浊液。

主治：膀胱湿热，泌渗赤白浊液。

方义：饮食不节，损伤脾胃，湿热内蕴，化精微为浊液，下输膀胱，而渗下不止。方中黄连泻火燥湿；益智仁、砂仁辛温行气，培益脾胃及肾，且益智仁兼能固精缩尿；半夏、二苓渗湿利浊；黄柏专清下焦湿热，培益固本，且有补不留邪，利不伤阴之妙。

临床应用

本方专为湿热下浊而设，若无湿热者，不可服。

膏淋汤

（《医学衷中参西录》）

生山药 30g，生芡实、生龙骨、生牡蛎、大生地各 18g，党参、生杭芍各 9g。

上药以水 4 杯，煮取 1 杯，药滓再煮，取汁 1 杯，日分 2 次温服。

功效：补肾固摄，益阴清热。

主治：膏淋，小便混浊，稠黏，溲时淋涩作痛。

方义：膏淋一证，多因肾气亏虚所致。方中山药、芡实补肾收摄，龙牡固脱收涩，生地、白芍滋阴清热以利小便，党参补气以加强气化。诸药合用，具有滋阴益肾、补气固摄清虚热、利窍道之作用，用于肾虚膏淋，具有一定疗效。

缩泉丸

《妇人良方》

益智仁、炒山药、台乌药各 180g。

共为细末，冷开水泛丸，如绿豆大，每服 6～9g，温开水送下，日服 2～3 次。

功效：温脾肾，缩小便。

主治：老年人下元虚冷，小便频数，以及小儿遗尿。

方义：本方是为脾肾气虚、膀胱约束无力所致的尿频、遗尿而设。方用益智仁、山药以温补脾肾，固涩小便；乌药温肾以振脾肾气化，使肾气足，膀胱固，气化复常，则尿频及遗尿便可自愈。

金锁固精丸
《医方集解》

沙苑蒺藜、芡实、莲须各90g，煅龙骨、煅牡蛎各30g。

共研细末，用莲肉粉煮粥为丸，每服9g，白水或淡盐汤送服。

功效：收涩固精。

主治：肾关不固，遗精滑泄，腰酸耳鸣，四肢无力等。

方义：肾藏精，肾虚则精关不固，因而遗精滑泄。方中沙苑蒺藜补肾益精，莲须清心安神，尤在涩精秘气，芡实固肾涩精。凡肾虚不固，日久不愈者可予本方。

临床应用与附方

1. 本方加五味子、菟丝子、金樱子治疗效果更好。

2. 本方亦可用于神经衰弱、梦遗、滑精、遗尿、失眠多梦等症。

3. 如偏于肾阳虚者，可加入补骨脂、肉苁蓉、淫羊藿、熟附子之类。

4. 如偏于肾阴虚者，可加入生地、龟板、女贞子等以调补肾阴。

5. 如肾阴虚而有内热者，可加知母、黄柏、白芍等。

6. 肝经湿热下注，或阴虚火旺而导致遗精者，则非本方所宜。

7. 水陆二仙丹（《洪氏集验方》）：金樱子、芡实各30g。

将金樱子煮成膏状，与芡实末和匀，制成丸药，如梧子大，每服 6g，温水送服。有收敛补肾之功，治肾亏不固的遗精与女子带下不止。

8. 秘元煎（《景岳全书》）：炒山药、炒芡实、炒枣仁、金樱子、白术、茯苓各 9g，人参 6g，五味子、远志各 6g，甘草 6g。水煎 2 次分服。治遗精，带浊，兼心悸、失眠。

9. 龙骨汤（《证治准绳》）：煅龙牡各 15g，熟地 15g，党参、茯苓各 9g，甘草 3g。水煎 2 次服。治肾阳虚，遗精、滑精。

医家论粹

张秉成："夫遗精一证，不过分其有火无火、虚实两端而已。其有梦者，责相火之强，当清心肝之火，病自可已。无梦者，全属肾虚不固，又当专用补涩，以固其脱。既属虚滑之证，则无火可清，无瘀可导，故以潼沙苑补摄肾精，益其不足。牡蛎固下潜阳，龙骨安魂平木，二味皆有涩可固脱之能。芡实益脾而止浊，莲肉入肾以交心。复用其须者，专赖其止涩之功，而为治虚滑遗精者设也。"

医案选录

梦遗者，有梦而遗也，比之无梦者大有分别，无梦为虚，有梦为实，就左脉弦数而论，弦主肝，数主热，热伏肝家，动而不静，势必摇精，盖肾之封藏不固，由肝之疏泄太过耳。

三才封髓丹加牡蛎、龙胆草、青盐。

阴虚肝旺，精关不固，无梦而遗，可谓滑精，经以有梦治心，无梦治肾，左关弦大，肝阳下扰精窍，拟滋水柔肝，合丸常服。

生地、龟板、怀药、丹皮、萸肉、沙苑、党参、鱼肚、茯神、黄柏、紫河车、于术、菟丝子、旱莲。（《清代名医医案精华》马培之医案）。

桑螵蛸散
《本草衍义》

桑螵蛸、党参、茯神、当归各 9g，煅龙骨、炙龟板各 12g，菖蒲、远志各 4.5g。

上药以水 4 杯，煮取 1 杯，药滓再煮，取汁 1 杯，日分 2 次温服。

功效：交通心肾，缩尿固精。

主治：小便频数或遗尿、滑精、健忘等症。

方义：方用桑螵蛸以补肾固其精关，龙骨、龟板以滋阴固肾，菖蒲、远志开心窍安心神与上药同用，以交通心肾，茯苓、党参益气安神，当归补血养心，共奏交通心肾、缩尿固精之效。

临床应用

1. 本方在运用时，可酌加菟丝子、沙苑子、覆盆子、芡实、益智仁、五味子等以补肾缩尿。

2. 心肾不交，小便频数，或遗尿滑精者，或遗尿不能自控者，若遗尿，心神恍惚者，可酌加萸肉、沙苑蒺藜，以固肾气。

3. 糖尿病、小便频数属心肾不足者，可加怀山药、萸肉，以固肾填精。

4. 对于神经衰弱的滑精、遗尿、健忘、失眠者，可于本方加五味子等以养心安神。

5. 本方对于心肾不足、小便频数，以及遗尿失精者，病情偏于热者，可为适宜。若由下焦火盛所致的小便数，溺赤涩痛，并非本方所宜。

医家论粹

张秉成："夫便数一证，有属火盛于下者，有属下虚不固者。……桑螵蛸补肾固精，同远志入肾，能通肾气上达于心，菖蒲开心窍，使君主得受参、归之补；而用茯苓之下行者，降心气下交于肾，如是则心肾自交。龙与龟皆灵物，一则入肝而安其魂，一则入肾而宁其志。以肝司疏泄，肾主闭藏，两脏各守其职，宜乎前证皆瘳也。"（《成方便读》）

医案选录

1. 朱左，肾气不足，暮夜溲多，脾胃气虚，纳少胃钝，苔白少华，宜补气益肾。台参须一钱，炒玉竹二钱，煨益智仁八分，菟丝子三钱（盐水炒），白茯苓三钱，炒山药三钱，土炒广皮一钱，潼沙苑（盐水炒）三钱，生熟苡米仁各二钱，玫瑰花二朵。（张聿青医案）

2. 治一妇，患心中如火，一烧便入小肠，急去小便，大便随时而出，如此三年，求治，脉滑数。此相火送入小肠，经以四物加炒连柏、小茴、木通，四帖而安。（朱丹溪治案）

3. 李士材治伯张士泽夫人，饮食不进，小便不禁。李曰：六脉沉迟，水泉不藏，是无火也，投八味丸料，兼进六君子加益智仁、肉桂。3剂减，数剂而安。（李士材治验）

4. 张三锡治一人病风狂，服甘遂等利药太过，小水不禁，服桑螵蛸散未终一料而安。真桑螵蛸同桑白皮、远志、菖蒲、龙骨、人参、茯苓、当归、龟板（醋炙），以上各一两，为末，以参汤调下二钱。（录自《续名医类案》）

5. 娄署幕友李君，患小便数而多，且有时不禁，色白体羸，邀余诊之。按其脉大无神，阳虚也，升少降多，法宜补火，拟六味地黄汤去泽泻，加桂、附。明日署中有宗氏者，亦患是症，脉虚数，色亦淡白，余谓：气为水母，水不能蓄，以气不能固也，为投补中益气，各服数剂，症皆霍然。（录自《清代名医医话精华·张希白医话》）

如圣散
《证治准绳》

棕榈炭、乌梅炭各 30g，炮姜炭 45g。

共为细末，每服 6g，白开水或乌梅汤送下，亦可减量作汤剂水煎服。

功效：收涩固崩。

主治：崩漏下血，淋漓不断，血色淡而无块。

方义：本方是治疗虚寒性崩漏下血的方剂。方中棕炭是性涩止血为主，乌梅炭酸敛甘收并敛阴，炮姜炭温经摄血，三药炒炭并用，尤能收涩止血，故对于虚寒性血崩，或日久淋漓者，有良好的治疗作用。

临床应用

1. 血虚弱者，可加人参、黄芪、白芍、阿胶等补气养血药，收效更好。

2. 属血热崩漏者禁用。

固经丸
《医学入门》

黄芩、白芍、龟板各 30g，椿根皮 21g，黄柏 9g，香附 6g。

共为细末，炼蜜为丸，每服 9g，一日 3 次，亦可适量减量作汤剂服用。

功效：滋阴清热，止血固经。

主治：经行不止，崩中漏下，血色鲜红，或兼紫黑瘀血块、心胸烦热、腹痛尿赤、舌红、脉弦数者。

方义：本方证是由于肝郁化火，冲任为热所乘，迫血妄行所致，即《素问·阴阳别论》所谓"阴虚阳博为之崩"。方用龟板、白芍以潜阳敛阴，黄芩、黄柏、椿根皮以清热止血，香附调气疏郁，使血热得清，血不妄行，因而崩中漏下可止。

临床应用与附方

1. 本方可用于生殖系炎症引起之月经不调，月经过多，以及功能性子宫出血，而有肝郁化火血虚生热之象。

2. 本方作汤剂时，参考用量，黄芩、白芍、椿根皮、黄柏各9g，龟板15g（先煎），香附6g。

3. 脉象热者加大生地30g，以养血滋阴清热；凉者加附子6g；大怒之后，因肝气冲激血崩者，加柴胡6g，以疏肝解郁平冲；若服2剂不愈，去棕榈加阿胶15g，另炖同用。

4. 震灵丹（《太平惠民和剂局方》）：禹余粮、赤石脂、紫石英、代赭石各120g，五灵脂、乳香、没药各60g。打糊为丸，如绿豆大，每服6～9g，日1～2次，温开水送服，也可布包，入其他方剂煎服，但用量须酌加。有固涩祛瘀、止崩止带之作用，适应于妇女崩漏或白带延久不止，精神恍惚，头晕眼花，临床应用之有良好的效果。

5. 加味当归补血汤（《傅青主女科》）：生黄芪、当归各30g，霜桑叶、旱三七粉各9g（分2次冲服）。水煎2次分服，功能补气摄血，主治老妇血崩。

医家论粹

张锡纯："或问：血崩之证，多有因其人暴怒——气冲而得者，然当其血大下之后，血脱而气亦随之下脱，则肝气之郁者，转可因之而开。且病急则治其标，此证诚至危急之病也。若其证初得，且不甚剧，又实系肝气下冲者，亦可用升肝理气之药为主，而以收补下元之药辅之也。"

医案选录

1. 血崩。一妇人，年30余，陡然下血，两日不止，及愚诊视，已昏愦不语，周身皆凉，其脉微弱而迟，知其气血将脱，而元阳亦脱也。遂急用此汤，去白芍，加野台参八钱，乌附子三钱，一剂血止，周身皆热，精神亦复，仍将白芍加入，再服1剂，以善其后。

2. 曾治1妇人，年40岁余，骤得下血症甚剧，半日之间，即气息奄奄，不省人事，其脉右寸关微见，如水上浮麻，不分至数，左部脉均不见。急用生黄芪30g，大火煎数沸灌之，六部脉皆出，然微细异常，血仍不止，观其形状，呼气不能外出，又时有欲大便之意，知其为大气下陷也，遂为开固冲汤方，将方中黄芪30g，早11点钟，将药服下，至晚3点钟，即愈如平时。（以上两案选自《医学衷中参西录》）

完带汤
《傅青主女科》

白术、山药各30g，苍术、党参、车前子各9g，白芍15g，柴胡、黑芥穗、陈皮各2g，甘草3g。

上药以水3杯，煮取1杯，药滓再煮，取汁1杯，日分2次温服。

功效：益气健脾，祛湿止带。

主治：妇人白带，绵绵不止，带下清稀，倦怠少气等。

方义：本为治脾虚肝郁、湿滞带下的常用之方。方中二术、党参、甘草、山药益气健脾，燥湿固下；芍药、陈皮、柴胡柔肝和胃，解郁升阳；车前子导湿下行；黑芥穗入血分祛湿胜风；今方一派补涩药中，少配入柴胡、陈皮、芥穗等理气升阳药物，可使补而不滞，有利祛邪，故合而具有健脾除湿、益气升阳的作用。

临床应用

1. 本方可用于妇女生殖系慢性炎症所引起之白带症。

2. 若兼有热象者，可加黄柏、泽泻、双花、公英等。

3. 若兼有寒象者，可加艾叶、白芷。

4. 若兼有湿重者，可加苡米、云茯苓。

5. 若有腰痛者，可加杜仲、菟丝子。

6. 若白带量多，可加鹿角霜、海螵蛸等。

医家论粹

傅青主："夫带下俱是湿症，而以'带'名者，因带脉不能约束而有此病，故以名之。盖带脉通于任督，任督病而带脉始病，带脉者所以约束胞胎之系也。带脉无力，则难以提系，必然胞胎不固，故曰带弱则胎易坠，带伤者胎不牢。然而带脉之伤，非独跌闪挫气已也。或行房而放纵，或饮酒而癫狂，虽无疼痛之苦，而有暗耗之害，则气不能化经水，而反变为带病矣。故病带者，惟尼僧寡妇出嫁之女多有之，而在室女则少也。况加之脾气之虚，肝气之郁，湿气之浸，热气之逼，安得不成带下之病哉！故妇人有终年累月下流白物，如涕如唾，不能禁止，甚则臭秽者，所谓白带也。夫白带乃湿盛而火衰，肝郁而气弱，则脾土受伤，湿土之气下陷；是以脾精不守，不能化荣血以为经水，反变成白滑之物，由阴门直下，欲自禁而不可得也。治法宜大补脾胃之气，稍佐以疏肝之品，使风木不闭塞于地中，则地气自升腾于天上，脾气健而湿气消，自无白带之患矣。"

临床报道

用完带汤加减治疗白带，效果显著。主要症状为带下绵绵，淋漓不断，面色少华，头晕目眩，食欲减退，腰酸腿软，精神疲乏。处方：土炒白术、怀山药、党参各15g，白芍12g，制苍术、车前子、女贞子各9g，陈皮1.5g，柴胡、甘草各3g。每日1剂，一般3剂后即见效，共治100例左右，均获良效，追踪随访亦未见复发。（《医药卫生实验资料》广东省莞县石龙医院编1972，12）

当归六黄汤
《兰室秘藏》

当归9g，生地、熟地、黄芪15g，黄连3g，黄芩、黄柏各6g。

上药以水4杯，煮取1杯，药滓再煮，取汁1杯，日分2次温服。

功效：滋阴泻火，固表止汗。

主治：阴虚火旺，盗汗发热，面赤口干，心烦唇燥，小便黄赤，舌质红，脉虚数。

方义：本方为阴虚火扰、发热盗汗而设。方以当归二地滋阴养血；黄芪补气，固表止汗；佐三黄泻火清热，使阴复热退，卫强汗止，盗汗自止。

医家论粹

季楚重："汗本心之液，其出入关乎肝、肺……当归六黄汤治肝以治肺也。是方当归之辛养肝血，黄连之苦清肝火，一补一泄，斯为主治；肝火之动，由水虚无以养，生地凉营分之热，熟地补髓中之阴，黄柏苦能坚肾，是泻南补北之义也；肝木之实，由金虚不能制，黄芪益肺中之气，黄芩清肺中之热，是东实西虚之治也。惟阴虚有火，关尺脉旺者始宜。若阴虚无气，津脱液泄，又当以生脉、六味固阴阳之。若用芩连柏苦寒伤胃，使金水益虚，木火益旺，有措手不及之虞矣。"（《古今名医方论》）

赤石脂禹余粮汤
《伤寒论》

赤石脂24g，禹余粮30g。

上药水煮2遍，取汁2杯，日分3次温服。

功效：涩肠止泻。

主治：大便泄泻清稀，或大便溏泻不止者。

方义：赤石脂酸温，入胃及大肠，功能固下，止涩，止血，可治便痢，便血，崩中漏下，久带不止；禹余粮性甘平而涩，入胃与大肠，可固涩止泻，治久泻，久利，便血利血。二药合之，对于大肠泄泻有特效，还可治疗咳逆下利、血闭血崩、小腹疼痛等。

九、湿可润燥类方

提要：湿可润燥亦云湿可去枯，即用滋润之品，以治干咳无痰、口舌干燥、液亏、血亏、血枯等，方用生脉散、麦冬汤、清燥救肺汤、猪肤汤、一贯煎、炙甘草汤、黄连阿胶汤等。

黄连阿胶汤
《伤寒论》

黄连3g，黄芩、白芍、阿胶各9g，鸡子黄2枚。

先煮前3味，去滓取汁2杯，烊化阿胶，纳鸡子黄2枚，搅匀，日分2次温服。

功效：滋阴降火，除烦安神。

主治：阴虚火旺，心胸有热，烦而不眠，舌红苔燥，脉细数，以及热病后期，阴液亏耗、虚烦不得卧者。

方义：方中黄连、黄芩以降心火而除烦；鸡子黄、白芍、阿胶滋补真阴；黄连配白芍，泻火而不伤阴；白芍合黄连，敛阴而不碍邪；鸡子黄乃血肉有情之品，更能上补心下补肾；阿胶能滋肝血滋肾水。诸药相合，使阴复火降，则心肾相交，而心烦自除，睡眠自安。

临床应用

1. 若阴虚较重津液耗伤、咽喉干燥或口干舌燥者，可加元参、麦冬、石斛、生地。

2. 心火过于旺盛，心中懊恼者，可加栀子、淡竹叶、莲子心等。

3. 睡眠中有惊醒者，可加龙骨、牡蛎、珍珠母、朱砂等。

4. 寐而不熟者，可加酸枣仁、夜交藤。

5. 本方还适应于热伤阴血之便血、湿毒下痢脓血、肺肾阴虚燥热之咳血者。

医家论粹

1. 成无己："阳有余，以苦除之，黄芩、黄连之苦以除热；阴不足，以甘补之，鸡子黄、阿胶之甘以补血。酸，收也，泄也，芍药之酸，收阴气而泄邪热。"

2. 吴仪洛："此汤本治少阴温热之证，以其阳邪暴虐，伤犯真阴，故二三日以上便见心烦不得卧，所以始病之际，即用芩、连苦寒之药，兼芍药、阿胶、鸡子黄以滋阴血也。然伤寒六七日后，热传少阴，伤其阴血者，亦可取用，与阳明腑实用承气汤，虽虚实补泻悬殊，而祛热救阴之意则一耳。"

医案选录

1. 心烦不眠。吴某，女，34岁。其母代诉：患者于20天前，顺产第3胎，恶漏已尽，因缺乳用黄芪炖鸡，服后心烦不眠，自购眠尔通内服不见好转，反见加重，近二日心烦迷，神乱，昼夜翻来覆去，不能成寐，烦极时如狂，语无伦次，发怒，舌质红苔少，脉细数。辨证为阴虚阳亢之不寐，乃因产后失血，过多益气升阳之药，耗伤阴气，心火游离所致。处方：黄连、黄芩、白芍各9g、阿胶12g（烊化）、鸡子黄2枚（冲）。试投1剂，次晨来告，服药后，昨晚入睡，今晨神清，原方再进2剂而愈。（《新中医》1979，5）

2. 萎缩性胃炎：吴某，男，48岁。胃脘痛6年余，在某医院已诊为萎缩性胃炎，胃脘及肝区疼痛，食辛辣物加剧，食欲不振，大便秘结，眠差多梦，舌红脉弦。证属阴虚阳亢，肝气犯胃，治以黄连阿胶汤加减，黄连3g，黄芩10g，白芍15g，阿胶10g（烊化），鸡子黄2枚（冲），川楝子10g，青木香

10g，制香附 10g，炙甘草 6g。煎服 3 剂后胃病减轻，失眠，多梦好转，大便通畅，上方去黄芩加熟地 15g，服 10 余剂痊愈。(《经方研究》)

炙甘草汤
《伤寒论》

炙甘草 15g，人参 6g，生地黄 30g，桂枝、阿胶（烊化）、麦冬、麻仁、生姜各 9g，大枣 10 枚（开）。

上药酒水各 2 杯，煮取 1 杯，药滓再煮，取汁 1 杯，2 杯合，烊化阿胶尽，日分 2 次温服。

功效：益气养血，通阳复脉，滋阴宁神。

主治：气虚血少所致的心动悸，脉结代。舌光少苔或虚劳肺萎，证见咳吐涎沫，虚烦不寐，或羸瘦身热、自汗、盗汗、咽干舌燥、大便干、脉虚数等证。

方义：气血亏虚，心失所养，血行不畅，故心动悸，而脉结代，治以滋阴补血，益气复脉。方中重用炙甘草甘温益气补中为主药；党参、大枣补气益胃为生脉之本；阿胶、生地、麦冬、麻仁以补心血，养心阴以充养血脉；桂枝、生姜与酒辛甘走散，可通心阳，以畅利心脉。重点在于补心气，通心阳，心阳通，心气复，再配合滋阴诸药充盈血脉，使阳气有所依附而不致浮散。

临证应用与附方

1. 本方适用于冠心病、病毒性心肌炎、风湿性心脏病等所致之心悸、气短、脉结代。

2. 加减复脉汤（《温病条辩》）：即本方去人参、大枣、桂枝、生姜，加白芍而成，功效滋阴润燥，清热生津。主治温病后期，邪热久留不去，阴液亏虚，身热面赤，手足心热，口干舌燥，脉虚大者。

3. 临床应用时，方中麻仁常可改为柏子仁、枣仁，效果更好。心悸甚者，可加琥珀、朱砂以重镇安神。

4. 本方亦可用于甲状腺机能亢进所致的心律不齐，及神经衰弱之心悸，怔忡，属于气血两亏者。

5. 本方加仙鹤草、桂圆肉，可以治疗心脏病，心房纤颤，脉不整者。

6. 本方原用清酒 7 升、水 8 升同煮，但也可用黄酒代之以宣通百脉，流通气血。

医家论粹

《医宗金鉴》："心动悸者，谓心下筑筑，惕惕然动而不自安也。若因汗下者多虚，不因汗下者多热，欲饮水小便不利者属饮，厥而下利者属寒。今病伤寒，不因汗下而心悸，又无饮热寒虚之证，但据结代不足之阴脉，即主以炙甘草汤者，以其人平日气血衰微，不任寒邪，故脉不能续行也。此时虽有伤寒之表未罢，亦在所不顾，总以补中生血复脉为急，通行营卫为主也。"

医案选录

1. 心悸。王某，男。患心悸动证，脉小弱无力，两腿酸软，予以炙甘草汤：炙甘草 12g，桂枝、酸枣仁、生姜各 9g，生地黄 48g，人参、阿胶各 6g，大枣 10 枚（开）。以水 4 盅，酒 3 盅，先煎 7 味，取 2 盅，纳阿胶化开，分 2 次服，服药 4 剂，自觉两腿有力，再服 4 剂而心动悸基本消失。（《岳美中医案集》）

2. 心悸。万昌，男，40 岁。近日以来，经常心悸，脉来不整，出虚汗，虚烦不眠，大便干燥，喝点酒好转，此心动悸，炙甘草汤证也。予炙甘草 15g，台参 10g，生地 15g，桂枝 10g，柏仁 10g，枣仁 20g，麦冬 10g，阿胶酱汁 20g。连服 6 剂，病愈。

生脉散
《内外伤辨惑论》

人参 6g（或党参 15g），麦冬 12g，五味子 6g（打碎）。

上药以水 3 杯，煮取 1 杯，药滓再煮，取汁 1 杯，日分 2 次温服。

功效：益气生津，敛阴止汗。

主治：气阴不足，症见体倦气短懒言，口渴多汗，咽干舌燥，脉虚弱，及久咳伤肺、气阴两伤、干咳短气自汗者。

方义：本方主治暑热伤气、津液亏损之证，因暑为阳邪，最易耗气伤津。肺主气，暑热伤肺，肺伤则气亦伤，故气短懒言，肢体倦怠；肺主皮毛，肺伤则伤其卫护之力，故汗出；热伤元气，气伤不能生津，汗出易于耗津，故口干作渴。方中人参补益肺气而生津，麦冬养阴清肺而生津，五味子固表敛肺而生津。这三味，一补，一清，一敛，而且都能生津，因此，具有生津止渴、补气敛汗之功，适应于气阴两伤之证。

临床应用

1. 本方可治暑天汗出过多、伤气耗津之证，也可用于温病后期、肺结核、支气管炎、心力衰竭以及急性传染病恢复期见气阴而伤者。

2. 对于脉微欲绝的虚脱证，应重用人参 20～30g，以收速效，本方与参附汤合，常用于末梢循环衰竭。

3. 对于肺伤液亏，咳而有痰者，或喘，可加杏仁、陈皮以利气化痰。

4. 本方加枣仁、柏子仁可用于神经衰弱，心烦失眠，有一定的效果。

医家论粹

1. 王孟英、徐洄溪云："此伤暑之后，存其津液之方也，观方下治证，无一字治暑邪者，庸医以治暑病，误以甚矣。其命名之意，即于复脉汤内，取用参麦二味，因止汗故加五味子，近人不论何病，每用此方收住邪气，杀人无算，用此方者须详审其邪之有无，不可徇俗而视为治暑之剂也。"

2. 薛生白："暑月热伤元气，气短倦怠，口渴多汗，肺虚而骇者，宜人参麦冬五味子等味。"

3. 费伯雄："肺主气，心主血，生脉散养心肺之阴，便气血得以荣养一身，而又有酸敛之品以收耗散之气，止汗定咳，虚人无外感者，暑月用之。"

医案选录

1. **房室传导阻滞。**患者女性，73岁。患支气管扩张肺炎继发心力衰竭，在抗感利尿，禁盐等措施的同时，采用毛地黄叶粉末内服，治疗过程中，突然发生恶心呕吐，心律38次/分，律齐，血压降至12/0千帕（90/0毫米汞柱），患者疲乏，嗜睡。经中西医会诊，诊断毛地黄中毒所致房室传导阻滞。应用生脉散，人参、麦冬各9g，五味子3g治之。连服5剂，心律恢复至56次/分，诸症逐渐好转。

2. **心动过速。**患者女性，28岁。心悸发作已4年，常感心慌不适，胸闷，头晕，神疲，心律达140～160次/分，服可乐静、奋乃静及心得宁等无效。心电图：窦性心动过速，心肌受损，用生脉散加味：党参，麦冬，五味子，黄芪，生地，酸枣仁，茯苓，龙齿，夜交藤，甘草。服4剂，自觉症状减轻，心悸缓解。按上方继服月余，病情日渐好转。心电图提示：窦性心律不齐。又经2周，心电图诊断：窦性心律、正常心电图，治愈出院。（《医学资料选编》武汉1975，2）

六味地黄汤
《小儿药证直诀》

熟地黄 24g，山萸肉 15g，炒山药 15g，丹皮 9g，茯苓 9g，泽泻 9g。

上药以水 4 杯，煮取 1 杯，药滓再煮，取汁 1 杯，日分 2 次温服。

功效：滋阴补肾。

主治：肾阴不足，精血亏乏，症见腰膝痿弱，手足心热，骨热酸痛，或脚跟痛，精神萎靡，或烦躁不安，头痛，眩晕，耳鸣，齿动摇，遗精，盗汗，面色苍白或灰暗，目眶圈黑，或消渴引饮，小便淋漓，舌质红苔白滑，脉弦紧或沉细不鼓指者，以及小儿发育不良等。

方义：本方是补阴之方，其组成特点，是补中有泻，而以补阴为主。方中熟地黄滋阴补肾，填精益髓而生血；山萸肉温补肝肾，收敛精气；山药健脾，兼固精缩尿，为本方之三补，用以治本。又泽泻以泻肾火，丹皮以泻肝火，茯苓以渗脾湿，是本方之三泻，用以治标。但本方以补为主，故三种泻药的用量较轻，把补虚与去邪结合，就形成甘淡平和、不温不燥、补而不滞的平补之剂，因此，本方滋补而不峻补，故虚而不受补者，亦可应用。

临证应用

1. 本方的配伍用量，并不不变，如遗精头晕者，适当增加萸肉、山药的剂量。

2. 若阴虚血热者，可加重丹皮的用量，也可把熟地改为生地。

3. 如肾虚水肿、湿热下注、小便淋痛者，可加重茯苓、泽泻的剂量。

4. 本方加入当归、柴胡、五味子等，治疗球后视神经炎、视神经萎缩，有一定疗效。

5. 本方对于肺结核、肾结核、慢性肾盂肾炎、糖尿病、高血压病以及无排卵性子宫功能出血，更年期综合征属肾阴不足者，都可应用。

医家论粹

1. 汪㕥庵："此足少阴、厥阴药也。熟地滋阴补肾，生血生精，山萸温肝逐风，涩精秘气；丹皮泻君、相之伏火，凉血退蒸，山药清虚热于肺脾，补脾固肾；茯苓渗脾中湿热，而通肾交心；泽泻泻膀胱水邪，而聪耳明目。六经备治，而功专肾肝；寒燥不偏，而补兼气血。苟能常服，其功未易殚述也。"

2. 张秉成："此方大补肝、脾、肾三脏真阴不足，精血亏损等证。古人用补，必兼去邪，邪去补乃得力，故以熟地大补肾脏之精血为君，必以泽泻导肾与膀胱之邪浊为佐；山萸之补肝固精，即以丹皮能清泄厥阴、少阳血分相火者继之；山药养脾阴，茯苓渗脾湿。相和相济，不燥不寒，乃王道之方也。"

医案选录

1. 输尿管结石。病情 14 个月，曾采用中西医结合治疗，均服排石汤 200 余剂无效，改用六味地黄汤加减，滋阴补肾，佐以排石。用生熟黄各 12g，山药、茯苓、泽泻、丹皮、女贞子、枸杞、麦冬各 9g，车前子 12g，白茅根 15g，金钱草 30g。共服 50 余剂，排出结石如黄豆大 1 枚，边缘锐利……排石汤用于实证，肾虚患者则非所宜。(《湖北科技》1975，3)

2. 青光眼。作者着重调理肝、胆、肾三经治疗青光眼 1例，先用知柏地黄丸去黄柏、山药，加生地、杭菊、鲜石斛、生甘草，10 天后又于前方去山药、加龙胆草，共服 22 剂，后改为杞菊地黄丸，经治 3 个月，诸症消失，视力由原来的 0.4增加到了 1.2。(《新中医》1977，7)

一贯煎

《柳州医话》

沙参 10g，麦冬 10g，当归 10g，生地 30g，枸杞子 12g，川楝子 6g。

上药以水 4 杯，煮取 1 杯，药滓再煮，取汁 1 杯，日分 2 次温服。

功效：滋养肝肾，疏肝理气。

主治：肝肾阴虚，肝气不舒，证见胸胁胀痛，吞酸口苦，咽干口燥，舌红少津，脉细弦，及疝气瘕痛。

方义：本方所治，乃因肝肾阴虚，肝气不舒，肝体阴而用阳，喜条达而恶抑郁。如肝阴不足，肝气不舒，则见胸脘胁痛；肝气犯胃，则吞酸吐苦；阴虚则火炎，故见咽干口燥；舌红少津，脉来细数或虚弦，乃阴血不足之象也。治以滋肝肾，疏肝气。方中重用生地为主，滋阴养血，以补肝肾；辅以沙参、当归、麦冬、枸杞子益阴而柔肝，合主药以滋阴养血生津；更加以川楝子，性虽苦燥，但加入甘寒药中则不伤津，反能疏泄肝气，为佐使之药。诸药合用，使肝阴得养，肝气条达，则胸胁脘痛等症可除矣。

至于疝气瘕聚者，属肝气不舒而阴虚者，亦可应用本方治疗。

临证应用

1. 本方如大便秘结者，可加瓜蒌仁；有虚热多汗者，可加地骨皮。

2. 若痰多可加贝母、枇杷叶、炒莱菔子。

3. 若舌红而干者，属阴亏过甚，可加石斛。

4. 胸胁硬痛，不可按，可加鳖甲、牡蛎。

5. 烦热渴甚者，可加知母、石膏。

6. 若腹痛甚者，可加白芍、甘草。

7. 脚跟肿痛者，可加牛膝、苡米仁。

8. 不寐者，可加酸枣仁、柏子仁、五味子。

9. 慢性肝炎，溃疡病、神经官能证、高血压、肋间神经痛、慢性睾丸炎，属于肝肾阴虚者，均可应用本方加减。

医家论粹

1. 张山雷："柳洲此方，原为肝肾阴虚，津液枯涸，血燥气滞变生诸症设法。凡胸胁胀痛，脘腹搘撑，纯是肝气不疏，刚木恣肆为虐。治标之剂，恒用香燥破气，轻病得之，往往有效。但气之所以滞，本由液之不能充，芳香气药，可以助运行，而不能滋血液。且香者必燥，燥更伤阴……柳州此方，虽从固本丸、集灵膏二方脱化而来，独加一味川楝子，以调肝木之横逆，能顺其条达之性，是为涵养肝阴无上良药……"

医案选录

1. 周某，女，40 岁，1986 年 7 月 15 日初诊。

夫妇口角，敢怒不敢言，闷于胸内，翌日胸胁胀疼，噫气不适，食欲不香，病来月余，服逍遥丸，显效其微，近日以来，口苦咽干、心悸、舌红少苔。此肝气过胜，肝阴乏耗，治以一贯煎方疏肝养阴：沙参 10g，麦冬 10g，生地 30g，当归 10g，枸杞子 10g，川楝子 6g。水煎服，连服 6 剂，病愈。

2. 潘某，男，44 岁，潍坊市，1981 年 4 月 25 日初诊。

患轻度肝硬化已 3 月，经西医治疗无效。现见面色苍老，精神尚可，目未黄。腹诊，右侧可摸及肋下约 1 指，不太硬，重按则痛，腹胀，有饱满感，饮食欠佳，时有嗳气，不呕不吐，两胁下痛，总有不舒感，下肢微肿，咽干口燥，舌红少津，苔薄白，脉象细弱。

辨证治疗：患者肝肾阴虚，肝气不舒，肝体阴而用阳，喜条达而恶抑郁，此肝阴虚引起之轻度肝硬化，阴虚故见咽干舌燥，舌红少津，脉象细弱。综合诸症认为，此乃肝肾阴虚、气血郁滞之证。治以滋肝肾，疏肝气，佐以畅中理脾，稍加活络之品，方用一贯煎加味调之。北沙参 15g，麦冬 15g，当归 15g，生地 30g，枸杞子 20g，川楝子 10g，牡蛎 20g，桃仁 10g，红花 6g，内金 10g，槟榔 10g，白芍 10g，甘草 6g。上药以水 5 杯，煮取 1 杯半，药滓再煮，取汁 1 杯半，日分 3 次温服，忌辛辣、酒、臭恶之物。

二诊：5 月 8 日。上药连服 10 剂，腹胀减却十之七八，饱满之感消失，饮食正常，二便正常，嗳气已除，右肋下已未摸及肝大，但重按稍有痛感，咽干口燥减轻，脉象好转。再予上方加石斛 20g，嘱服 15 剂后，或再诊。

1981 年 7 月 9 日，来德，诉：上方照服 20 余剂，感觉良好，又去医院检查，一切正常，停药。

地黄饮子
《黄帝素问宣明论方》

干地黄、巴戟天、山茱萸、石斛、肉苁蓉（酒焙）、熟附子、五味子、肉桂、茯苓、麦门冬、菖蒲、远志（各等分）。

上药用法：加生姜、大枣、薄荷水煮（原方为末，每服 9g，水一盏半，生姜 5 片，大枣 1 枚，薄荷同煮至八分，不计时服）。

功效：滋肾阴，补肾阳，开窍化痰。

主治：喑痱证。证见舌不能言，足废不能用，口干不欲饮，苔浮腻，脉沉迟细弱。

方义：本方适于下元虚衰，虚火上炎，痰浊上泛，堵塞窍道所致。喑指失音不能言，痱是足废不能用。方中干地黄、山茱肉滋补肾阴，肉苁蓉、肉桂、巴戟天、附子，温壮肾阳，主辅相协，使下元得以温养。真阴下虚，虚火上越，故用石斛、麦冬、五味子滋阴敛液；虚火上炎，火动痰生，堵塞窍道，故用菖蒲、远志、茯苓交通心肾，开窍化痰，少用薄荷以利咽，姜枣和中。是方上下并治，共成滋阴补阳，开窍化痰，使水火相济，虚火得清，痰浊自除，则喑痱可治。

临证应用

1. 如足废偏于肾阴虚而见骨节烦热者，加桑枝、地骨皮、鳖甲以退虚热；偏于肾阳虚而见腰膝冷痛者，加淫羊藿、仙茅，以壮肾阳；兼有气虚者，加人参、黄芪以补气。

2. 若痰火盛者，去附、桂，加贝母、竹沥、胆星、天竺黄以清化热痰。

医家论粹

1. 刘河间："语声不出，足废不用，中风瘫痪，非为肝木之风实甚，亦非外中于风，良由将息失宜，心火暴甚，肾水虚衰，不能制之，则阴虚阳实所致。"

2. 王晋三："饮，清水也。方名饮之者，言其煎有法也。痦痱之证，机窍不灵，升降失度，乃用一派重浊之药，务在药无过煎，数滚即服，取其轻清之气，易为升降，迅达经络，流走百骸，以交阴阳。附子、官桂开诸窍而去浊阴，菖蒲、远志通心肾以返真阳，川石斛入肾以清虚热，白茯苓泄胃火以涤痰饮，熟地、山萸滋乙癸之源，巴戟、苁蓉温养先天之气，麦冬、五味子入肺肾以都气。开之、通之、清之、泄之、都之，不使浊阴之气横格于喉舌之间，则语自解，体自正矣。"

医案选录

患者突然出现口眼向左侧歪斜，口流痰涎，舌强不语，四肢活动如常。处方：生地18g，巴戟、生牡蛎、白芍、钩藤各12g，萸肉、麦冬、芦贝、石斛、菊花、竹茹各9g，菖蒲6g。水煎服。药进7剂，病情好转，舌已能伸出发音，上方加胆南星9g、半夏9g，再服25剂，症状明显好转，口眼歪斜得以纠正，说话虽尚不清，但已能听懂其意，上方去胆星、半夏，加远志9g，苁蓉12g，连服63剂，言语已较清晰。(《中医教学》1974：2-3)

胶艾汤
《金匮要略》

阿胶、当归、芍药、艾叶各9g，熟地黄18g，川芎、炙甘草各6g。

上药以水4杯，煮取1杯，药滓再煮，取汁1杯，2杯药汁合，烊化阿胶尽，日分2次温服。

功效：养血止血，温经安胎。

主治：妇女冲任虚损，崩漏不止，月经过多，产后或流产后冲任损伤，恶漏不止，或妊娠胎漏下血，腰酸腰痛，或小腹作痛等。

方义：本方为治妇女崩漏及安胎的方剂。冲为血海，任主胞胎，冲任虚损，阴不内守，则崩中漏下，月经过多，产后及流产后恶漏不止以及妊娠下血，胎动不安，腰酸腹疼等症，皆可产生。方中地、芍、归、芎即后世四物汤，有补血调经之功；芍药合甘草，即芍药甘草汤，有缓急止痛之效；阿胶专以补血止血，艾叶用以温暖子宫，二者为治疗崩漏腹痛、胎动不安的要药。综合成方，具有止血、补血、调经安胎的作用。

临床应用

1. 本方止血安胎，为治妇女崩漏，及胎漏的方剂，临床应当切记。

2. 如兼气血虚者，可加入党参，以及补气之黄芪，以补气血，固之摄。

3. 如属胎漏者，可去川芎，加入杜仲、桑寄生、苎麻根等以固护胎气。

4. 如月经过多崩中漏下因血热妄行者，不可应用。

医家论粹

1. 尤在泾："妇人经水淋漓及胎前产后下血不止者，皆冲任脉虚，而阴气不能守也，是惟胶艾汤为能补而固之。中有芎、归，能于血中行气，艾叶利阴气，止痛安胎，故亦治妊娠胞阻。胞阻者，胞脉阻滞，血少而气不行也。"

2. 汪讱庵："此足太阴、厥阴药也。四物以养其血，阿胶以益其阴，艾叶以补其阳，和以甘草，行以酒势，使血能循经养胎，则无漏下之患矣。"

医案选录

先兆流产。崔某，女，25 岁。

月经已 3 个月未行，小便试验阳性，胎次已二，旬日前，因向高处取物，致腰部受闪，随即觉腹部隐隐作痛，伴有腰酸及后背下坠感。次晨发现阴道有少量出血，即至妇产科检查，初步诊断为先兆流产。嘱绝对卧床休息，并注射黄体酮等药物，8 天后血仍不止，腰痛及腰酸症状虽减，但亦未完全消失，改服中药治疗。时漏红已 5 天，有恶心，食欲不振，并觉心悸，头晕，脉细小而滑，舌质略红，薄白少苔。处方：阿胶、艾叶、当归、杭芍各 9g，川芎、黄芩各 4.5g，生白术 6g，砂仁 3g，川断、生地、杜仲各 12g。服药 3～4 小时腹痛即渐渐停止，腰酸顿减，下坠感消失，次晨红止，唯胃纳不馨，时欲泛恶，头眩而晕，精神欠佳，嘱继续休息外，再投补气和脾胃方。处方：阿胶、茯苓、归身、党参、黄芪各 9g，艾叶、砂仁各 4.5g，熟地 12g，甘草、川芎各 3g，白术、陈皮各 6g。3 剂后，胃纳渐强，呕恶亦止，精神日见好转，头眩头晕若失，未久即照常工作，后正常分娩，母子俱安。（《经方应用》）

猪肤汤
《伤寒论》

猪肤一斤。

上 1 味，以水 1 斗，煮取 5 升，去滓，加白蜜 5 升、白粉 5 合，熬香，和令相得，分温 6 服。

功效：滋阴润燥，和中止利。

主治：少阴肾病下利，虚火上炎，咽喉干燥，胸满，心中烦热，脉虚数，舌红少苔，无寒热者。

方义：本方乃滋润平补之剂。猪肤咸寒入肾，滋肾水而清热润燥；白蜜甘寒润肺，清上炎之虚火而利咽；白粉甘缓和中，扶脾止泻，使下利止，津液来复，虚火降敛，则咽燥疼痛及胸满心烦均可消除，为治疗少阴热化、津液下泄、虚火上炎之良方。

"徐君育素禀阴虚多火，且有脾约便血证。十月间患冬温，发热咽痛。医用麻仁、杏仁、半夏、枳壳、枳橘之类，遂喘逆倚息不得卧，声飒如哑，头面赤热，手足逆冷，右手寸关虚大微数。此热伤手太阴气分也，与甘草芍药等，均不应，为制猪肤汤一瓯，令隔汤顿热，不时挑服，三日声清，终剂而痛如失。"（《张氏医通》）

按语："素禀阴虚多火，而有脾约下血证，则津液不足可知。又患冬温发热，易于伤津之病，治疗时必须注意预护津液，反而用半夏、枳、橘辈，使阴分更伤，所以服后更增喘逆声哑等变证。与甘草芍药等药不效，用猪肤汤却有显著效果，足证本方确有它独特的作用，是应该珍视的。"

医家论粹

1. 方有执曰："猪属亥，宜入少阴，肤乃外薄，宜能解外，其性则凉，固能退热，邪散而热退，烦满可除也。白蜜润燥而和咽，咽利而不燥，痛可愈也。白粉益土以胜水，土旺水制，利可止也。"

2. 王藏曰："仲景猪肤汤用白粉，即白米粉也。猪肤味甘寒，猪，水畜也，其气先入肾，解少阴客热，加白蜜以润燥除烦，白粉以益气断利。"

医案选录

1. 慢性咽炎。男，12 岁。初觉咽部干燥不适，有时疼痛干咳，以后逐渐声音低沉，甚至嘶哑，诊为慢性咽炎，经中西医治疗无效。诊见形体消瘦，五心烦热，咽干口燥，舌红无苔，脉细数。拟猪肤汤长服，逾半年愈。(《天津中医》1982，1)

2. 原发性血小板减少性紫癜。华某，女，34 岁。2 年来自觉疲乏无力，牙龈出血，双下肢反复出现紫癜，近 2 月来加重，月经增多，四肢紫斑增多，头痛头晕，惊悸失眠，少食，全身无力，不能参加劳动。检查：全身有散在瘀点，双下肢有弥漫性瘀斑。心尖区可闻及 III 级收缩期吹风样杂音，脾在左乳中线肋下 1.5 厘米，出血时间 7 分钟，凝血时间 6 分钟，血红蛋白 70g/L，红细胞 3.2×10^{12}/L，血小板 42×10^9/L，毛细血管试验阳性。诊断为原发性血小板减少性紫癜。服猪肤汤（猪肤胶 30g，烊化或做成胶冻，白开水送服，每日 2 次，8 天为一疗程）2 疗程后，临床症状全部消失，能参加劳动，心尖区可闻及 II 级收缩期吹风样杂音，脾未扪及，血液检查基本正常，随访一年，未复发。〔《新中医》1979（4）：33〕

清燥救肺汤

《医门法律》

生石膏 18~30g，人参 3g，桑叶、麦冬、杏仁、炙杷叶各9g，阿胶 6g，甘草 3g，胡麻仁 9g。

上药以水 4 杯，煮取 1 杯，药滓再煮，取汁 1 杯，日分 2

次温服。

功效：清肺润燥。

主治：燥热伤肺，头痛身热，干咳无痰，气逆而喘，咽喉口鼻干燥，心烦口渴，舌干无苔。

方义：本方治肺气虚燥而咳之方。石膏、麦冬甘寒清肺燥、润肺津，桑叶、杏仁、炙杷叶宣肺化痰止咳，阿胶、麻仁养肺阴，参草益肺气，诸药合用，既能清肺燥，又能养气阴，而成为治燥热伤肺的主要方剂。

临床应用

1. 本方用于上述诸症，如有形寒身热等表证可去胡麻、阿胶以防滞邪，加前胡、桔梗宣肺祛痰；阴虚血热，加生地以滋阴养血清热；痰多者加贝母、瓜蒌清热化痰，咳血者加侧柏叶、仙鹤草以凉血止血。

2. 本方亦可应用于急性支气管炎、肺炎、百日咳、咳嗽无痰，或痰少稠黏，属于燥热伤肺者。

3. 用本方配合补肾壮筋骨的药物，如杜仲、补骨脂、骨碎补、菟丝子、鹿衔草等，可治痿废证。

医家论粹

张秉成："夫燥一证，有金燥、有火燥，前已论之详矣。此方为喻氏独创，另具卓识，发为议论，后人亦无从直弁。虽其主治固无金燥、火燥之分，而细阅其方，仍从火燥一端起见。此必六淫火邪外伤于肺，而肺之津液素亏，为火刑逼，是以见诸气膹诸痿喘呕之象。然外来之火，非徒用清降可愈，经有'火郁发之'之说，故以桑叶之轻宣肌表者，以解外来之邪，且此物得金气而柔润不凋，取之为君；石膏甘寒色白，直清肺部之火，禀西方清肃之气，以治其主病。肺与大肠为表里，火逼津枯肺燥，则大肠亦燥，故以杏仁、麻仁降肺而润肠，阿胶、麦冬以保肺之津液，人参、甘草以补肺之母气。枇杷叶苦平，降气除热消痰，使金令得以下行，则膹郁、喘呕之症，皆可痊矣。"

医案选录

汗闭证。患者男性，21 岁。1 年来全身汗出减少，渐见加重，天热时全身皮肤发红，干燥无汗，在剧烈劳动后，皮肤发红干燥更甚，并觉体软无力，心跳加快、烦躁。经毛果芸香碱试验及病理切片检查，证实皮肤汗腺仍存在，但输汗管闭塞，其他全身情况基本正常，曾经中西医治疗无效。就诊时症见颧部微红，舌苔薄白，口唇鲜红，脉浮细而数，虽在盛夏，除鼻尖、唇周、腋下外，全身皮肤干燥无汗，体倦，心跳不宁，失眠多梦，大便干燥，口干苦，喜温饮，身微热（37.5℃）。服清燥救肺汤去石膏，加陈皮、玄参、川贝（人参、胡麻改为尾皮参、火麻仁）。服 4 剂后，全身皮肤略见湿润，脉趋和缓，服 39 剂后，全身汗出如常，自觉无任何不适，再做病理切片检查，毛果芸香碱试验，证明输汗管闭塞已通，汗出正常。于 6 个月后随访，未见复发。（《上海中医药杂志》1965，11）

麦门冬汤
《金匮要略》

麦门冬 15g，党参 12g，制半夏 6g，生甘草 3g，粳米 15g，大枣 4 枚。

上药以水 4 杯，煮取 1 杯，药滓再煮，取汁 1 杯，日分 2 次温服。

功效：清养肺胃，降逆下气。

主治：肺痿证，咳痰涎沫，气喘短气，咽干口燥而渴，舌干苔少质红，脉虚数。

方义：方中重用麦门冬清胃热而生胃津；党参、甘草、粳米、大枣益胃气而生胃液，胃阴充足，则津液上承，此益气生津之法也；少用半夏于大队甘润药中，降逆下气，化其痰涎，非特不嫌其燥，且能相辅相成。诸药合用，以使胃阴复，虚火降，痰涎化，逆气止，则诸症自除。

临床应用

1. 本方为胃阴不足、虚火犯肺所致，除见咳吐痰涎，气喘短气之主症外，应以舌红少苔、脉虚数使用要点。

2. 津伤甚者，可加沙参、玉竹以养肺胃，生津液。潮热者，可加银柴胡、地骨皮以除虚热。

3. 本方对于胃阴不足、胃失和降之呕吐、呕逆也有一定疗效。

4. 本方用于阴虚胃痛，脘腹灼热，口干便秘，舌红少津，可加石斛、白芍、糯稻根、海蛸等，以增强养阴益胃止痛之功。

5. 注意：肺痿属虚寒者，忌服。

医家论粹

1. 喻嘉言："此方治胃中津液干涸，虚火上炎，治本之良法也。夫用降火之药而火反升，用寒凉之药而热转炽者，徒知与火相争，弗知补正气以生津液，不惟无益而反害之矣。凡肺病有胃气则生，无胃气则死，胃气者，肺之母气也……于麦冬、人参、甘草、大枣、粳米大补中气以生津液队中，又增入半夏辛温之品，以开胃行津而润肺，岂特用其利咽下气哉？其利咽下气，非半夏之功，实善用半夏之功。"

2. 张璐："……当知火逆上气，皆是胃中痰气不清，上溢肺隧，占据津液流行之道而然，是以倍用半夏，更加大枣通津涤饮为先，奥义全在乎此。若浊饮不除，津液不致，虽日用润肺生津之剂，乌能建止逆下气之绩哉？俗以半夏性燥不用，殊失仲景立方之旨。"

医案选录

1. 阴虚燥咳。陆某，男，18 岁。时届高考，案牍劳形，染感咳嗽已交 3 月，朝夕难以稍安，中西止咳之药遍尝，其症未能稍减。诊干咳无痰，胸膺隐痛，口微渴，舌红少苔，脉滑细数，用《金匮要略》麦门冬汤止咳下气。处方：麦冬 15g，半夏 6g，甘草 3g，南北沙参各 15g，枇杷叶 15g。4 剂而安。（《经方应用》）

2. 失音。张某，女，教师。患者因讲课致声音欠扬，曾以胖大海泡饮及服中药数剂，未见改善，昨日又连续讲课 3 节，至晚上声音嘶哑不能出声，咽燥口干，轻咳无痰，舌红无苔，脉细数。证属肺燥津伤，治以滋阴润肺。处方：麦冬、粳米各 15g，玄参 10g，半夏、甘草各 3g，桔梗 9g，蝉衣 5g，大枣 3 枚。煎服 2 剂，声即能出，再进 3 剂，声音如常。（《经方研究》）

百合固金汤
《赵蕺庵方》

百合 15g，生地、熟地、麦冬、元参、白芍各 9g，当归、川贝、桔梗各 6g，甘草 6g。

上药以水 4 杯，煮取 1 杯，药滓再煮，取汁 1 杯，日分 2 次温服。

功效：养阴清热，润肺化痰。

主治：肺肾阴虚，虚火上炎，咽喉燥痛，咳嗽气喘，痰中带血，手足心烦热，舌红少苔，脉象细数。

方义：本方证是肺肾阴亏所致，阴虚生内热，虚火上炎则咽喉燥痛，肺受刑，则喘嗽气短，咳损肺络则痰中带血，至于手足心烦热，舌红少苔，脉细数者，都是阴虚火旺之象。方用百合、麦冬润肺生津，元参、二地滋肾阴、清虚热，当归可主咳逆上气，杭芍柔润养血，桔梗、贝母清肺化痰，生甘草止咳泻火，并调和诸药。合而用之，可滋阴润肺，金水并调，以使阴液充足，虚火自靖，痰化热退，咳嗽自已。

临床应用

1. 本方可用于肺结核咯血或咽喉干燥的患者。

2. 胃呆纳少者，可去熟地，加陈皮、砂仁以理气舒脾。

3. 注意：大便溏泻，风寒咳嗽，痰湿咳嗽不可用。用本方取效后，立即调理脾胃，以顾后天，俾土旺金生，以恢复体力。

医家论粹

李士材："此方殊有卓见，然土为金母，清金之后，极宜顾母，否则，金终不可足也。"

清气化痰丸

《医方考》

黄芩、瓜蒌、陈皮、茯苓、枳实、杏仁各 30g，姜半夏，胆南星各 45g。

共为细末，姜汁为丸，小豆大，每次 6g，每日 2～3 次，温水送下。亦可改为汤剂，水煎服。

功效：清热化痰，理气止咳。

主治：痰热内结，咳嗽痰黄，稠厚胶黏，甚则气急呕恶，胸膈痞闷，或发热，或惊悸不得安寐，小便短赤，舌质红苔黄腻，脉滑数等。

方义：上症皆是痰热所致，惊悸不寐，亦是痰热内扰，以影响心神不宁。方中用黄芩、瓜蒌清热化痰，痰热火邪煎熬津液，故为方中主药。治痰当理气，故以陈皮枳实以下气消痰，肺为贮痰之器，佐茯苓以渗湿，杏仁宣肺下气，半夏、胆星以化痰，合用之，可顺气，清热，化痰。

临床应用

1. 本方为治痰热之方，以咳嗽痰黄，稠黏难咯，脉数舌红。若痰热壅盛，加石膏、知母；便燥者，加瓜蒌、大黄。

2. 肺炎，支气管炎属热痰稠黏者，亦可用此方。

医家论粹

吴昆："此痰火通用之方，气之不清，痰之故也，能治其痰，则气清矣。是方也，星、夏所以燥湿痰，杏、陈所以利痰滞，枳实所以攻痰积，黄芩所以清痰热，云苓之用，渗痰湿也，若瓜蒌者，则下气利痰云尔。"

十、燥可去湿类方

提要:《证类本草》云"燥可去湿",湿即湿邪过盛之义,即用燥湿之剂以治腹胀满、小便不利、水湿内停之证,方用二陈汤、半夏白术天麻汤、平胃散、二妙散、三仁汤、温胆汤、肾着汤等。

二陈汤
《太平惠民和剂局方》

陈皮、半夏各9g,茯苓12g,甘草6g。

上药以水3杯,煮取1杯,药滓再煮,取汁1杯,日分2次温服。

功效:燥湿化痰,理气和中。

主治:湿痰证。症见咳嗽痰多而黏,胸膈胀满,恶心,呕吐,以及痰湿而致之眩晕、心悸等。

方义:本方是治疗痰湿证的一首主方。痰湿之成多由饮食生冷,脾胃不和,湿聚为痰;痰湿犯肺,则咳嗽痰多;痰阻胸膈,气机不畅,而致痞满不舒;胃失和降,则恶心、呕吐;浊阴凝聚,清阳不升,则为头目眩晕;痰气凌心,则为心悸;以上见症,总因痰湿为患。故方中半夏、陈皮为主,半夏燥湿化痰,陈皮理气化痰,气顺痰降,湿气自消;茯苓健脾利湿,甘草健脾和中。诸药合用,使湿祛痰消,气机通畅,则诸症随之而解。

临床应用与附方

1. 如属寒痰者,可加干姜、细辛以温化寒痰;属热痰者,可加瓜蒌、竹茹、黄芩以清热化痰；属湿痰过盛者，可加苍术、川厚朴以增强燥湿化痰之力；如属风痰者，可加制南星、白附子以祛风化痰；属顽痰者，可加礞石、海浮石以攻逐陈积深伏之痰。

2. 本方亦可用于支气管炎、咳喘吐痰，伴有胃肠症状者，如饮食不振，吐酸烧心，当配合紫菀、款冬花、砂仁、瓦楞子，亦可用于胃炎而兼有咳嗽吐痰者。

3. 导痰汤（《济生方》）：即二陈汤加枳实9g，南星6g。可化痰消结，用于顽痰胶滞之痰厥，头目眩晕或痰饮留聚，胸膈痞满，或言语不利，不思饮食等。

4. 涤痰汤（《济生方》）：姜半夏、竹茹、茯苓各9g，胆星、橘红、枳实、菖蒲各6g，人参、甘草各3g，生姜3片，大枣4枚。有开窍豁痰作用，适应于中风痰迷，舌强不语。

医家论粹

吴昆："痰湿为患，此方主之。湿痰者，痰之源生于湿也。水饮入胃，无非湿化，脾弱不能克制，停于膈间，中、下二焦之气熏蒸稠黏，稀者为饮，稠为痰，痰生于湿，故曰湿痰也。是方也，半夏辛热能燥湿，茯苓甘淡能渗湿，湿去痰无由以生，所谓治病必求其本也。陈皮辛温能利气，甘草甘平能益脾，益脾则土足以制湿，利气则痰无能留滞，益脾治其本，利气治其标也。又曰：有痰而渴，半夏非宜，宜去半夏之燥，而易贝母、瓜蒌之润。余曰：尤有诀焉，渴而喜饮水者，宜易之；渴而不能饮水者，虽渴犹宜半夏也。此湿为本，热为标，故见口渴，所谓湿极而胜已之化，实非真象也，惟明者知之。"

医案选录

多寐。患者4个月来昼夜时时欲寐，食后更甚，呼之理会，醒后复寐，胸闷纳呆，食则易呕，头沉目眩，身重乏力，舌苔白腻，脉濡而缓，曾经多方治之无效。辨证为脾虚湿盛，治以健脾燥湿，以二陈汤加白术、石菖蒲，服约 2 剂而愈。（《新医药学杂志》1977，11）

半夏白术天麻汤
《医学心悟》

姜半夏、茯苓各 9g，炒白术 12g，天麻、橘红各 6g，甘草 3g，大枣 3 枚，生姜 3 片。

上药以水 4 杯，煮取 1 杯，药滓再煮，取汁 1 杯，日分 2 次温服。

功效：健脾燥湿，化痰熄风。

主治：脾胃虚弱，痰湿壅遏。症见眩晕，头痛如蒙，恶心烦闷，少食多梦，身重如负，舌苔白腻，脉象濡滑。

方义：痰浊壅遏，蒙蔽清阳，清阳不升则眩晕，头痛如蒙。方中半夏燥湿化痰，天麻升清降浊，定风除眩。李东垣说："足太阴痰厥头痛，非半夏不能疗，眼黑头眩，虚风内作，非天麻不能除。"此方之主要之药；白术、茯苓、甘草健脾益气，行湿蠲饮；生姜、大枣和脾胃，促进吸收。本方以健脾化痰为主，痰饮化则头目眩晕自除。

临床应用

1. 本方可用于耳源性眩晕（痰湿眩晕），头痛甚者可加蔓荆子，气虚者可加人参、口芪。

2. 凡痰湿中阻之头痛如蒙及眩晕者均可应用。

医家论粹

程钟龄："眩，眼黑，晕者，头旋也，古称头晕眼花是也。其中有肝火内动者，经云：诸风掉眩，皆属肝木是也，逍遥散主之。有痰湿壅遏者，书云：头眩眼花，非天麻、半夏不除是也，半夏白术天麻汤主之。有气虚挟痰者，书曰：清阳不升，浊阴不降，则上重下轻也，六君子汤主之。亦有肾水不足，虚火上炎者，六味汤。亦有命门火衰，真阳上泛者，八味汤，此治眩晕之大法也。"

小半夏加茯苓汤
《金匮要略》

清半夏15g，茯苓15g，生姜12g。

上药以水3杯，煮取1杯，药滓再煮，取汁1杯，日分2次温服。

功效：化痰涤饮，和胃降逆。

主治：痰饮停胃，饮邪上逆，症见咳嗽呕吐，心下痞满，头眩心悸，苔白腻，脉弦滑。

方义：方中半夏善于燥湿化痰，和胃降逆；生姜长于温胃涤饮，降逆止呕；茯苓甘淡渗湿，引水下行。本方化饮之功，尤为显著。

临床应用

1. 本方主用于饮邪呕吐、酸中毒呕吐。

2. 如气盛上逆，可以本方加陈皮、代赭石；夹热吞酸者，加黄连、吴萸苦降辛开；胃虚气逆者，可加旋覆花、代赭石；中焦虚寒加台参、干姜，湿浊内阻加藿香、佩兰、白蔻。

医家论粹

汪讱庵："半夏生姜行水气而散逆气，能止呕吐，茯苓宁心气而泄肾邪，能利小便，火因水而下行，则眩悸止而痞消矣。"

医案选录

胃寒呕吐。曹，早食颇受，晚食必胃痛呕吐，阳气式微，浊阴聚则成形，夜痛至晓，阴邪用事乃剧，半夏、姜汁、淡干姜、秦椒、厚朴、茯苓。（《临证指南医案》）

平胃散

《太平惠民和剂局方》

苍术9g，厚朴4.5g，陈皮6g，甘草3g，生姜2片，大枣2枚（开）

上药以水3杯，煮取1杯，药滓再煮，取汁1杯，日分2次温服。

功效：祛湿健脾，消胀散满。

主治：湿困中焦，脾胃不和，不思饮食，脘腹胀满，恶心呕吐，肢体倦怠，大便溏薄，舌苔白腻而厚。

方义：方中苍术苦温辛燥，除湿运脾；厚朴苦温除湿，可散脾满；甘草、姜、枣调和脾胃。共奏散湿除满之效，运化功能得复，则诸症得愈。

临床应用与附方

1. 楂曲平胃散：即平胃散加神曲、焦楂，主食滞不化。

2. 香砂平胃散：即上方加木香、砂仁，治寒凝气滞、腹痛、腹泻或呕吐、恶心等。

3. 柴平汤（《增补内经拾遗方论》）：即本方加柴胡、黄芩、半夏、党参、茯苓，治湿痰，身痛，手足倦怠乏力，寒多热少。

4. 苍朴二陈汤（《证因脉治》）：即本方加半夏、茯苓，功能燥湿化痰健脾，应用于痰湿内阻，胸膈痞满，呕吐泄泻，病情比平胃散证为重者。

5. 胃苓汤（《丹溪心法》）：苍术、白术、茯苓、猪苓各9g，桂枝、厚朴、陈皮、泽泻各6g，甘草3g，生姜2片，大枣3枚。有祛湿健脾、利湿消肿的作用，适应于脾胃不和，停饮夹食，腹痛泄泻，小便不利或有浮肿者。

医案选录

1. 饮食不香，夜不能寐。张某，女，48岁，下岗工人，2001年2月1日初诊。2月前因下岗心情不好，饮酒过量，出现恶心呕吐，胃痛发作，先后服用丽珠得乐、法莫替丁及中药等均未见效。之后出现夜不能寐，服安定等药仍不能入睡，甚或彻夜不寐，头昏闷，脘腹胀满，不思饮食，恶心，口淡无味，神疲无力，大便稀溏，舌苔白厚腻，脉滑。此为饮食所伤，脾胃升降失职，湿浊中阻，上扰神明，神不守舍而致不寐，治宜健脾化湿，和胃安神。以平胃散加炙远志10g，酸枣仁15g，石菖蒲15g。水煎服，每晚临睡前服1剂，连进3剂，呕恶止，腹胀除，饮食增，夜寐达8小时以上。后以保和丸调理一周，随访至今，未见复发。〔《中国中医药报》2004（4）：12〕

2. 痰浊中阻，眩晕频作。王某，女，42岁，农民。以眩晕耳鸣频作，于2001年5月3日求治。该患者于5月1日晨突然头晕目眩，耳鸣，视物旋转，目不敢睁，恶心呕吐，不敢活动，动则症状加重，当即到附近的诊所就诊，诊为梅尼埃病（美尼尔氏综合征），给静脉输液治疗（用药不详），经治疗后，效果不明显，特要求中医治疗。初诊，视其卧床闭目不敢动，形体肥胖，面色萎黄，神疲懒言，询之头重昏蒙，口淡不渴，食少纳呆，肢困纳呆，呕吐痰涎，苔白腻，脉滑数。既往有胃脘痛病史。此乃为湿困中焦，脾气不升，治宜燥湿运脾，方平胃散加味。处方：白术10g，藿香10g，半夏10g，白蔻仁4g（后入），茯苓10g，甘草6g，生姜4片。嘱忌食生冷瓜果。服药3剂，症状完全消失，纳食正常。一个月后随访，未再发作。〔《中国中医药报》2004（4）：12〕

六和汤

《医方考》

藿香、杏仁、半夏、木瓜、白术、赤苓、党参各6g，白扁豆12g，厚朴4.5g，砂仁、炙甘草各3g，生姜2片，大枣1枚。

上药以水5杯，煮取1杯，药滓再煮，取汁1杯，日分2次温服。

功效：祛湿化浊，健脾止泻，和胃止呕。

主治：夏季饮食不调，内伤生冷，外感暑邪，胸膈痞满，头目昏痛，肢体困倦，恶寒发热，呕吐泄泻，霍乱转筋，小硬短赤，或口微渴。

方义：本方乃藿香正气散去紫苏、白芷、陈皮、腹皮、桔梗，加人参、扁豆、木瓜、砂仁、杏仁而成。湿伤脾胃，升降失司，湿阻气机，运化不调，故见痞满呕吐泄泻；筋脉失养，抽痛转筋；外感暑气，卫表失和，故头目昏痛，寒热交作。方中参、术、苓、草健脾益气以胜湿；厚朴、砂仁舒脾行气，气行则湿化；扁豆散暑醒脾，祛湿舒筋；至于藿香，不但能解暑化湿，更能配合姜枣以发散表邪。

临床应用

本方以人参、白术为君，重在健脾祛湿。藿香正气散以藿香为君，除健脾祛湿之外，尤善解表。

医家论粹

吴昆："六和者，和六腑也。脾胃者，六腑之总司，故凡六腑不和之证，先于脾胃而调之，此知务之医也。香能开胃窍，故用藿、砂。辛能散逆气，故用半、杏。淡能利湿热，故用苓、瓜。甘能调脾胃，故用扁、术。补可去弱，故用参、草。苦可下气，故用厚朴。夫开胃散逆，则呕吐除。利湿调脾，则二便治。补虚去弱，则胃气复而诸疾平。盖脾胃一治，则水精四布，五经并行，虽百骸九窍，皆太平矣，况于六腑乎。"

医案选录

1. 胃痞治验。刘某，男，42岁。于2001年7月因饮食不洁而致胃脘痞满，不思饮食，频频欲呕，曾服用吗丁林与藿香正气片，未见效果。症见精神不振，面色淡黄，如有灰垢，时按胃脘，食欲不振，纳谷不香，舌苔白厚腻，脉弦缓而滑。脉证合参并结合病史，显系暑月伤食所致。脾被湿困，胃气失和，中焦气机痞塞。治宜健脾和胃，佐以醒脾消食。方用六和汤合三仙饮加减。处方：藿香10g，清半夏10g，炒白术10g，砂仁5g，厚朴花10g，炒杏仁10g，白扁豆30g，生山楂15g，神曲10g，生麦芽15g，代代花10g，生甘草5g。水煎服，一日1剂。服用6剂后，症状消失，改取适量鲜荆芥、鲜香菜（切断），沸水冲饮，以除余邪。

按：本案因夏月伤食而致，食滞中焦，使脾胃升降失和。方取六和汤芳香醒脾，苦温除湿，辛温理气之品，另加消食化滞之三仙饮，使脾湿运化，胃气和降，食滞消散，中焦升降有序，自然饮食无恙。后用荆芥、香菜，均取鲜品，其芳香开胃之作用突出。沸水一冲，香气大出，频频饮之，既可解暑，又能促进食欲。

2. 泄泻治验。张某，男，30岁，手工业者，于2005年8月中旬就诊。患者每日外出走村串巷，3天前因饮生水而引起腹痛，泄泻，一日10余次。症见腹痛，肠鸣，随之泄泻清稀便，伴有下坠，恶心欲呕，两腿酸困懒动，舌苔白滑，脉弦细数。未诊前曾服用黄连素，症状如故。查大便常规：黏液（＋＋）、脓细胞（＋）、红细胞（－）。证属暑湿泄泻，法当健脾和胃，温中止泻。方选六和汤合理中汤加减。处方：藿香 10g，苏叶 10g，砂仁 8g，清半夏 10g，白扁豆 30g（炒），厚朴花 10g，木瓜 15g，党参 15g，炒白术 10g，淡干姜 10g，炒山楂 30g，生甘草 10g。水煎服，一日 1 剂。两次煎取药液 600ml 左右，温服，频频饮之。服用 1 剂后，大便次数减为日五六次，3 剂服尽，大便日 2 次，腹痛明显减轻，但仍有下坠之感。遂于上方加升麻 5g，柴胡 5g，以升举清阳，继服 5 剂，症状全除，饮食正常。

按：此案为暑月伤饮证。由于冷水寒凉，伤于脾阳，致脾阳失却散精之功，反执寒湿行事。使大肠传导之职失常，引起暑月腹泻。六和汤具有调和脾胃、温中整肠之功，惟嫌力弱，故加淡干姜温中健脾，炒山楂酸收止泻。服用 3 剂，效果显现。

3. 耳蒙治验。周某，女，23 岁，公务员。于 1997 年夏季因感冒而发热恶寒，治愈后罹患耳蒙，听力减退，两耳如有物堵，时似有风吹树叶声，曾用维生素、谷维素及龙胆泻肝丸、磁朱丸治疗，症状如故。纯音听阈测定：双耳轻度传导性耳聋。诊时已患病月余，视舌苔白腻，浮有黄苔，脉弦缓。结合病史与发病时间，考虑为湿热上蒙清窍，在表之暑湿虽减，但上蒙之浊气未退，清阳被阻，故当升清降浊法，选六和汤加减治之。处方：党参 15g，炒白术 10g，藿香 10g，清半夏 10g，木瓜 10g，白扁豆 30g，茯苓 15g，炒杏仁 10g，厚朴花 10g，柴胡 5g，石菖蒲 10g，蝉衣 1g，生甘草 10g。水煎服，一日 1 剂。服用 5 剂，物堵之感有所减轻，言"两耳好像通气了"！后加入冬瓜皮、丝瓜络 2 味，继服 10 剂，物堵之感与风吹树叶声均失，惟听力未复原，继服 8 剂，听力恢复。纯音听阈测定：双耳恢复正常曲线。

按：耳为清窍，《内经》有"清阳出上窍"之说。若清阳不升，浊气上蒙，闭塞清窍，就会出现耳蒙或耳鸣等症。考六和汤既有升清之参、术，又有降浊之半夏、杏仁等。笔者加入石菖蒲、柴胡、蝉衣等，意在助清阳之升，并开启耳窍。后用冬瓜皮利湿而不伤阴，丝瓜络开窍而不伤气。若单从相火上越与肾水未充去论治，必不中的。

栀子柏皮汤
《伤寒论》

山栀子12g，黄柏9g，甘草6g。

上药以水3杯，煮取1杯，药滓再煮，取汁1杯，日分2次温服。

功效：清泄湿热。

主治：身目发黄，小便短赤，发热，心烦口渴，无汗，腹不胀满，大便通利，苔黄腻，脉数。

方义：湿热郁蒸，热重于湿，故方中用栀子清泄三焦而调水道，使湿热从小便排出，黄柏苦寒清热，且能燥湿，甘草扶脾，以防苦寒伤胃。

临床应用

1. 方中加茵陈或与茵陈蒿汤配合，则效果更好。

2. 本方适应于湿热郁蒸的阳黄，寒湿而发之阴黄不可应用。

医案选录

阳黄：盛某某，男，28岁。

初起发热恶寒，体温38.2℃，浑身骨节酸痛，汗出不畅，诊为感冒而投发散之剂，发热绵绵，周余不退，继则发现胸脘痞满，不思饮食，食入加胀，身面见黄，尿色如浓茶样。肝功检查：黄疸指数20单位，谷丙转氨酶600单位，诊断为急性黄疸型肝炎，舌苔黄腻，脉滑数，中医辨证为黄疸，阳黄。方用栀子柏皮汤合茵陈五苓散加减。处方：茵陈18g，栀子12g，黄柏、泽泻各9g，猪茯苓、麦芽各21g，甘草4.5g。上方随证出入10余剂后，黄疸消退，肝功能恢复正常，更以原方小制，并配入运脾和胃之品，调理月余，身体康复。（《经方应用》）

二妙散

《丹溪心法》

苍术、黄柏各等分。

研为细末，水泛为丸，每服 6～9g，口服 2 次，温水送服。

功效：清热燥湿。

主治：湿热下注引起之下肢痿软乏力，足膝红肿热痛，湿疮，以及带下、淋浊等。

方义：本方为治下焦湿热的常用方剂，由于湿热郁蒸，浸淫经脉，气血运行郁滞，故下肢痿弱无力，或足膝红肿热痛，湿热下注，或为白带，或为下部湿疮。方用黄柏清热燥湿，苍术苦温燥湿，二药合用，具有清热燥湿之功。

临床应用与附方

1. 本方可用于风湿性关节炎，红肿热痛，尚须加入忍冬藤、秦艽、赤芍、木瓜、桑枝、牛膝以清热、祛湿，通络止痛。

2. 脚气病属下焦湿热者，可加牛膝、苡米、赤小豆、萆薢、木瓜、防风，以健脾祛湿，通利筋骨。

3. 外阴炎症，可加土茯苓、鱼腥草、茯苓。阴囊湿疹，可加入白术、泽泻、苡米、滑石、白鲜皮、苦参、防风等。

4. 三妙散（《医学正传》）：二妙散加牛膝，治湿热下注，脚膝热痹，红肿作痛，阴痒湿疮，阴道炎，外阴炎。一方加槟榔，亦名三妙散，外用于脐中水如癣湿者。

5. 四妙散（《成方便读》）：三妙散加苡米，治湿热下注，脚膝红肿，下肢痿软无力。

医案选录

湿热泄泻。吴某，48 岁，1991 年 6 月 14 日诊。7 天前，患泄泻，便稀色黄，日 3~4 次，服藿香正气散、参苓白术散，泄泻加重，日 10 余次，腹痛腹胀，后重不爽，肛门灼热，口渴，饮食少进，舌红，苔黄滑，脉滑数。证属湿热内蕴，肠失传化，治宜清热祛湿，理气化滞。用二妙散加味，处方：黄柏 10g，苍术 6g，薏苡仁、六一散各 15g，佩兰、山楂、大腹皮各 10g，广木香 6g。3 剂后泄泻止。（《辽宁中医杂志》2005，2）

茵陈蒿汤

《伤寒论》

茵陈 18~30g，栀子 9g，大黄 6g。

上药以水 4 杯，煮取 1 杯，药滓再煮，取汁 1 杯，日分 2 次温服。

功效：清热，利湿，退黄。

主治：湿热黄疸，身热，面目周身黄如橘色，小便黄赤，大便不畅（或秘结），胸腹胀闷，口渴，苔黄腻，脉弦滑者。

方义：方中茵陈疏肝利胆，清热除湿，利尿退黄，栀子清热除烦，通利三焦，大黄泻热逐瘀，通利大便，三药合用，使湿热瘀滞下泻，黄疸自退。

临床应用

1. 本方乃治疗湿热黄疸病的主方，对于急性黄疸型肝炎、暴发型肝炎、阻塞性黄疸属于湿热症者，都可应用本方。

2. 如兼有头痛、鼻塞、恶风寒、肢体酸痛、脉浮表证者，可于本方减去大黄，加荆芥、薄荷、双花。喘加杏仁、杷叶。

3. 如兼有寒热往来，无食欲，胸胁满闷，口苦，目眩，恶心，呕逆者，可加柴胡、黄芩、半夏。

4. 如兼有身重嗜卧，倦呆乏力，不欲食，大便溏者，可去大黄加苍术、川朴、白蔻等。

5. 如高热烦躁，大便秘结，可加板蓝根、公英、黄连、黄柏、石膏、芒硝。

6. 如病情急速恶化者，高热，口渴，烦躁，谵语，此属热毒内陷，可加生地、丹皮、菖蒲、郁金、羚羊角粉、紫雪丹、安宫牛黄丸等。

医家论粹

王冰曰："小热之气，凉以和之，大热之气，寒以取之。发黄者，热之极也，非大寒之剂，则不能彻其热。茵陈蒿味苦寒，酸苦涌泄为阴，酸以涌之，苦以泄之，泄其热者，必以苦为主，故以茵陈蒿为君。心法南方火而主热，栀子味苦寒，苦入心而寒胜热，大热之气，必以苦寒之物胜之，故以栀子为臣，大黄味苦寒，宜补必以酸，宜下必以苦，推除邪热，必假将军攻之，故以大黄为使，苦寒相近，虽甚热，大寒，必祛除，分泄前后，复得和而解矣。"

医案选录

1. 急性黄疸型肝炎。郑某，男，36 岁。近 10 天来，感头痛神疲，倦怠无力，巩膜皮肤黄如橘色，心烦口渴，懊恼不安，纳谷欠佳，中脘痞闷，右胁疼痛，少腹膨胀，小便黄赤，量少，大便秘结。查肝功能：黄疸指数 30 单位，锌浊度 17 单位，麝香草酚浊度 12 单位，絮状 + + +，谷丙转氨酶 500 单位，舌质红，苔黄腻，脉弦数。证属湿热郁发黄，热重于湿，治以清热利湿，方用茵陈蒿汤。处方：茵陈 15g，山栀 9g，大黄 15g（后下），川柏 9g，郁金 9g。连服 7 剂后，黄疸显退，小便转淡黄，尿量增多，原方减大黄为 6g，加谷麦芽各 9g，继治半月，诸症显著好转，俟湿热渐清，再以一贯煎加石膏、寒水石各 30g，数服而安，一月后肝功能恢复正常。

2. 崩漏：袁某，女，70岁。突发下血不止10余日，病渐加重，面色不华，下血鲜红，淋漓不断，饮食欠佳，大便干结，小便短赤，舌暗红，苔黄，脉沉涩。证属湿热内蕴，治以清热利湿。处方：茵陈6g，炒栀子10g，大黄10g，生甘草3g。煎服14剂而愈，至今未再发。〔《河南中医》1981（1）：45〕

三仁汤

《温病条辨》

生苡米仁18~30g，苦杏仁12g，白蔻仁、厚朴、白通草各6g，滑石15g，姜半夏、淡竹叶各9g。

上药以水4杯，煮取1杯，药滓再煮，取汁1杯，日分2次温服。

功效：清利湿热，宣畅气机。

主治：湿温初起，或暑温夹湿，邪在气分，头痛身重，面色淡黄，胸闷不饥，午后身热，其热不扬，苔白不渴，脉濡。

方义：本方芳香苦辛，轻宣淡渗，宣畅气机，以使三焦宣畅，湿热分消，湿重于热者，最为妥当。方中苦杏仁宣通上焦肺热，蔻仁开发中焦湿滞以舒脾，苡仁益脾渗湿，利下焦湿热，共成宣上、畅中、渗下之剂，为主药，名为"三仁"；辅以半夏、厚朴以除湿消痞，行气散满；通草、滑石、竹叶清利湿热。各药合用，以使三焦和畅，上下分消，湿化热消，诸症自除。

临床应用与附方

1. 热重于湿，胸脘满闷，心烦呕恶，身热口渴，或汗出热解，继而复热，可加连翘、黄芩、黄连、山栀。

2. 热盛湿阻，高热，汗出，身重，面赤气粗，口渴心烦，去半夏、厚朴，加石膏、知母、苍术。

3. 热盛伤津，口渴，唇焦，黄苔而干，舌边红，可去厚朴、半夏，加石斛、麦冬、天花粉。

4. 若挟湿浊，可加藿香、佩兰、豆卷、石菖蒲。

5. 若卫未解，恶寒，可加香薷。有寒热往来者，酌加草果、青蒿等。

6. 藿朴夏苓汤（《医源》）：藿香、半夏、茯苓、杏仁、豆豉各9g，苡米15g，猪苓、泽泻各6g，白蔻、厚朴各4.5g。水煎服，芳香化浊，理气渗湿，用于湿温初起，湿重于热，症见发热，不渴，胸闷，身重乏力，脉濡缓。

7. 杏仁滑石汤（《温病条辨》）：杏仁、滑石各12g，半夏、黄芩、郁金各9g，厚朴、橘红各5g，黄连、白通草各3g。水煎服。湿热并重，弥漫三焦，苔灰，胸闷，呕恶，烦渴便溏，汗出溺短者。

医家论粹

吴鞠通："其一，不可见其头痛恶寒，误以为伤寒而汗，汗伤心阳；其二，不可见其中满不饥，以为停滞而大下之，误下伤阴；其三，更不要见其午后发热，以为阴虚而用柔药润之，湿为胶滞之邪……遂有痼结而不解之势。"惟以芳香苦辛，轻宣淡渗，宣畅气机，渗利湿热。

医案选录

1. 章，男，30岁，5月，杭州。

湿温一候，身热不退，头晕而重，渴不多饮，胸闷不思纳谷，神倦少言，颈项胸前见有瘖点，小溲短赤，脉弦滑而数，舌苔黄腻。湿热蕴郁气分不解，拟用清热化湿透泄之法。青连翘三钱，白蔻仁一钱（杵，后下），炒牛蒡子三钱，苡仁四钱，鲜佩兰三钱，飞滑石三钱（包），云茯苓四钱，淡子芩二钱，广郁金二钱（杵），淡竹叶二钱半，鲜芦根一两（去节）。

二诊：胸前瘖点满布，色泽晶莹，身热始减，瘖闷方宽，而舌苔仍然黄腻，脉滑而数，湿之邪，氤氲黏腻，不易骤化，再以原方继之。青连翘四钱，黑山栀三钱，蝉衣钱半，炒牛蒡子四钱，淡子芩二钱，鲜芦根一两，通草钱半，白蔻仁一钱（杵），赤苓四钱，广郁金二钱（杵），苡仁四钱。

三诊：二进清热透泄，身热尽退，胃气苏醒，已思纳谷，脉见缓滑，舌苔微黄，湿热已从表里分消，再以和中健胃，宣化余邪。仙露半夏二钱半，云苓四钱，干芦根五钱，炒麦芽四钱，新会白钱半，苡仁四钱，原干扁斛三钱（劈，先煎），广郁金二钱（杵），炒竹茹二钱，粉猪苓二钱，通草钱半。（《叶熙春医案》）

2. 湿温（肠伤寒），牛某，男，20岁。

初诊：患者于9月15日开始发热，已5日未退，体温逐渐上升至39℃，脉搏76次/分，血细胞5400/mm³，营养发育中等，意识尚轻，表情呆滞，反应迟钝，食欲减退，胸前见大小不等的3～4个玫瑰色红疹，压之褪色，咽充血，扁桃体Ⅱ度胖大，余无改变。诊断：肠伤寒，于9月20日请中医会诊，症见发热、头晕、微汗、腰部酸痛，胸前布红疹5～6粒，其中一粒呈疱疹，白痦透露于颈下及胸部，数量不多，状如水晶，脉濡缓，舌苔薄腻，湿热郁蒸气分，治以清化湿热，清气透痦法加减。处方：杏苡仁各10g，淡竹叶4.5g，连翘10g，大豆卷12g，六一散10g，通草3g，云苓6g，荷叶一角，芦根12g，佩兰6g，秦艽6g。

复诊：药后体温已趋正常，诸症均除，唯白痦继续外布，精神好转，舌苔前半腻已退，湿化热清，上方获效，当以原方进退。苡仁10g，淡竹叶4.5g，杏仁10g，藿佩兰各10g，滑石10g，通草3g，豆卷12g，荷叶1角，云茯苓10g，神曲10g。3剂后痊愈出院。（《赵绍琴临证验案精选》）

泽泻汤
《金匮要略》

泽泻 30g，炒白术 18g。

上药水煮 2 遍，取汁 2 杯，日分 2 次温服。

功效：健脾利水，除痰蠲饮。

主治：心下有支饮，上乘清阳之位，头目眩晕，甚则视物旋转，或小便不利，舌苔薄腻，脉弦滑。

方义：胃有停饮上犯清阳，头目冒眩，亦支饮之轻症，用泽泻以渗湿利水，白术补脾利水，邪正两顾，补泻兼施，以使饮消痰除，则眩晕自除。

临床应用

本方可用于水湿肿胀及内耳眩晕。

医家论粹

尤在泾："水饮之邪，上乘清阳之位，则为眩晕；冒者，昏冒而神不清，如有物冒蔽之也；眩者，目眩转而乍见玄黑也。泽泻泻水气，白术补土气以胜水也。"

医案选录

吴某，女，成人教师。眩晕发作 1 周，卧床不起，视物旋转，头部转侧，姿态改变时病情加重，伴有耳鸣，呕吐痰涎，纳少胸闷，不渴，苔白腻，脉弦滑，既往曾有类似发作，显系痰饮作祟，非阴虚风旋可比，徒进清滋无益，方用泽泻汤加味。处方：泽泻 30g，白术、茯苓、半夏、牛膝各 12g，车前子 12g。连进 5 剂，眩晕已止。（《经方应用》）

温胆汤
《三因极一病证方论》

半夏、茯苓、枳实各 9g，竹茹 12g，陈皮、生姜各 6g，甘草 3g，大枣 3 枚（开）。

上药以水 4 杯，煮取 1 杯，药滓再煮，取汁 1 杯，日分 2 次温服。

功效：化痰和胃，清热除烦。

主治：胆经虚热，痰热上扰，虚烦不眠，惊悸不安，口苦，呕吐涎沫，舌苔黄腻等证。

方义：本方是二陈汤加枳实、竹茹、生姜、枣而成。二陈汤功专燥湿化痰，理气和中，加枳实之苦寒，以降气破滞，行痰消滞，竹茹之甘寒以涤痰止呕，清热除烦，生姜大枣，以缓和药性，如此配伍以涤痰清热则诸症可除。

临床应用

1. 凡大病之后痰热扰胆，惊悸不眠，交睫成梦，口苦心烦，心中有慌慌之感，头晕，恶心，本方和胆益气，每奏效。

2. 今有用于癫痫病者，亦有用于神经官能病者，属于痰热内扰者。胃失和降，出现眩晕、心悸者或高血压头晕、头胀者。

3. 如气怯者，可加党参、枣仁补气健脾。如有痰阻气逆而脘痞纳少者，可加川朴、砂仁等以行气化痰。

医家论粹

1. 罗谦甫："胆为中正之官，清净之腑，喜宁谧，恶烦扰，喜柔和，不喜壅郁，盖东方木德，少阳温和之气也。若大病后，或久病，或寒热甫退，胸膈之余热未尽，必致伤少阳之和气，以故虚烦；惊悸者，中正之官，以燔蒸而不宁也，热呕吐苦者，清净之腑，以郁炙不谧也；痰气上逆者，木家挟热而上升也。方以二陈治一切痰饮，加竹茹以清热，加生姜以止呕，加枳实以破逆，相济相须，虽不治胆而胆自和，盖所谓胆之痰热去故也。命之温者，乃为温和之温，非为温凉之温也，若谓胆家真畏寒而怯而温之，不但方中无温胆之品，且更有凉胃之药也。"

2. 王晋三："温胆汤，膈腑求治之方也。热入足少阳之本，胆气横逆，移于胃而为呕，苦不眠，乃治手少阳三焦，欲其旁通胆气，退热为温，而成不寒不燥之体，非以胆寒而温之也。用二陈专和中焦胃气，复以竹茹清上焦之热，枳实泄下焦之热，治三焦而不及于胆者，以胆为生气所从出，不得以苦寒直伤之也。命之曰温，无过泄之戒辞。"

医案选录

1. 精神分裂症。患者女性，29 岁。素有高血压，于产后第 10 天起突然精神失常，来诊病已二旬余，神识似明似昧，坐卧不安，轻举妄动，时有悲观情绪，每晚仅睡 2～3 小时，两颊潮红，大便燥结，舌苔黄腻，脉弦滑。虽在产后而无虚象，为痰热蒙蔽清窍所致，采用温胆汤佐以安神之品，原方加菖蒲、郁金、龙齿、石决明、枣仁、远志、天麻、紫贝齿，服2 剂后烦躁渐平，睡眠亦安静，继用此方随症加减，先后 9诊，基本痊愈。(《上海中医药杂志》1966，3)

2. 胸痹。患者，男，43 岁。胸闷，心前区疼痛间歇发作2 年，每 2 日发作一次，每次 3～5 分钟，平时头眩，吐痰多，舌淡红，苔白腻，服瓜蒌薤白汤无效。改用温胆汤加白芥子、厚朴、丹参、白术健脾除湿，和胃化痰，服 9 剂，显效。原方加菖蒲、远志，服 9 剂，病情稳定。(《实用方剂学》)

肾着汤
《金匮要略》

甘草、干姜各 6g，茯苓 12g，白术 9g。

上药以水 3 杯，煮取 1 杯，药滓再煮，取汁 1 杯，日分 2次温服。

功效：温脾，祛湿，止痛。

主治：寒湿所伤，腰部及腰以下冷感，有重坠感，口不渴，小便自利，腰痛。

方义：方中干姜温中祛寒，茯苓淡渗利湿，二者相配，一温一利，使寒去湿消；佐以白术，健脾燥湿；使以甘草，调和脾胃。诸药合用，共奏温中除湿之效。

临床应用

应用本方时，可酌加散寒止痛的药物，如制川乌、草乌、五加皮，或杜仲、桑寄生、川续断、狗脊等以益肾壮腰。

医家论粹

1.《金匮要略心典》："肾受冷湿，着而不去，则为肾着……然其病不在肾之中脏而在肾之外府，故其治法，不在温肾以散寒，而在燠土以胜水。甘、姜、苓、术，辛温甘淡，本非肾药，温肾着者，原其病也。"

2.《方函口诀》："此方一名肾着汤，用于下部腰间之水气，阴唇肿等，有效。"

医案选录

1. 冯某，男，54岁。患腰部冷痛，如坐水中，饮食少思，大便稀溏，舌苔白滑，脉象濡缓。此寒湿着于腰部肌肉之分，腰为肾之府，即《金匮》所谓"肾着"之病，治以温中散寒，健脾燥湿，方用甘姜苓术汤。处方：干姜6g，甘草3g，茯苓10g，白术12g。服5剂，并配合温灸理疗。饮食好转，大便成条。仍用原方加党参12g，再服5剂，腰痛已止。（摘自《金匮要略浅注》）

2. 王某，女，5岁半，1966年2月9日初诊。2日来腰以下重而腰痛，有时颈部亦痛，时有头晕，睡不安稳，汗多身重，饮食不佳，脉缓无力，无苔，症属"肾着"。治以温肾祛风散寒，行水渗湿为法，方用肾着汤加减。处方：苍白术各5g，猪苓、茯苓各5g，羌独活各5g，葛根6g，防风5g，桂枝5g，蒺藜6g，泽泻6g，陈皮6g，焦三仙10g。此方服3剂，腰

重痛减轻，其他症状也有好转，又加减进 6 剂后证愈。（《临床验集》）

3. 风湿性关节炎。蒋某，男，38 岁。半年前右膝扭伤，经治好转，但逢天气骤变，颇感疼痛，3 个月前右膝肿大，酸楚重着，步履艰难，诊为风湿性关节炎，经西医治疗无效。诊见面色㿠白，右膝肿大，酸少痛多，按之柔软，似有黏液，皮色如常，右腿难以屈伸，小便清长，大便时溏，舌质淡，苔白腻，脉沉细。证属寒湿流滞经络，投甘姜苓术汤加味。处方：茯苓、白术各 20g，干姜 15g，甘草 10g，川牛膝 30g。水煎服。另用七香散（乳香、丁香、木香、山柰、甘松、白芷、肉桂等分研末）撒膏上贴敷 5 剂后，肿痛减，右腿屈伸好转，二便已调，脉稍有力，前方加鸡血藤 30g。服至 10 剂，膝肿消，面红润，步轻松，追访一年未复发。〔《浙江中医杂志》1985（4）：175〕

4. 带下。丁某，女，44 岁。带下年余，近半月加重，色白清稀，绵绵不绝，少腹隐痛，头晕，面色苍白，形寒肢冷，腰酸，舌胖苔白，脉小滑。此乃寒湿阻滞胞宫，药用茯苓、白术各 30g，甘草、干姜各 10g，苍术 20g。服 4 剂后，带下明显好转，腰痛，头晕好转。前方加炒党参 30g，调治半月愈。〔《浙江中医杂志》1985（4）：174〕

真武汤

《伤寒论》

炮附子、生姜、白术各 9g，白芍、茯苓各 12g。

上药以水 4 杯，文火久煮，取汁 1 杯，药滓再煮，取汁 1 杯，日分 2 次温服。

功效：温肾扶脾，助阳利水。

主治：（1）少阴阳虚，水气内停，腹痛下利，小便不利。

四肢沉重疼痛，或咳或呕，或下利甚，或肢体浮肿，舌苔白滑，脉象沉细。

（2）汗出过多，阳气耗损，脾失健运，水湿泛滥，心悸，头眩，身体瞤动，摇摇欲仆，舌苔白滑，脉细而弱。

方义：方中附子温肾暖土，茯苓健脾渗湿；生姜辛温，既助附子温阳祛寒，又助茯苓温散水气；白术健脾燥湿，强化中阳健运；白芍既可缓和姜、附燥烈之性，又能敛阴缓急，和营止痛。诸药相伍，共奏温阳利水之效。

临床应用

1. 若咳者，加五味子以敛肺，加细辛以散寒饮，加干姜以温肺气。

2. 若小便不利者去茯苓，恐过利伤肾。

3. 若下利者去芍药，嫌其益阴助泻，加干姜温运脾阳。

4. 若呕者，为水停于胃，病在上焦，可去附子，倍生姜，温胃散水而止呕。

5. 本方可用于慢性肠炎、慢性肾炎、心性水肿、肠结核、耳源性眩晕，属于脾肾阳虚者。

6. 若有腹水，呼吸气促，可加车前子、泽泻、苡仁。

7. 方中生姜一味，应按比例用之，不可作药引使用而忽略之。

医家论粹

张路玉曰："真武汤方，本治少阴病水饮内结，所以首推术、附兼茯苓、生姜，之运脾渗水为要务，此人所易明也，至用芍药之微旨，非圣人不能。盖此证虽曰少阴本病，而实缘水饮内结，所以腹痛自利，四肢痛重，而小便反不利也。若极虚极寒，则小便必清白而无禁矣，安有反不利之理哉？则知其人不但真阳不足，真阴亦已素亏，或阴中伏有阳邪所致。若不用芍药固护其阴，岂能胜附子之雄烈乎？即如附子汤、桂枝加附子汤、芍药甘草附子汤，皆芍药与附子并用，其温经护营之法，与保阴回阳不殊。后世用药能狄仲景心法者，几人哉。"

医案选录

1. 心性水肿。李某，女，46 岁。素患肺源性心脏病，近日因全身浮肿，呼吸困难住院。自觉身体困重，心悸胸闷，咳痰清稀，小便清少，胃纳差。检查：呼吸 30 次/分，脉率 100 次/分，全身浮肿，以下肢为甚，四肢不温，口唇发绀，胸呈桶状，叩诊过度反响，舌苔白滑，脉细数。诊为肺心病，心功能不全，属心肾阳虚水肿，痰饮咳嗽，投于真武汤加党参、黄芪、五味子、生姜改干姜，治疗一周，浮肿消退，咳嗽减轻，其余各症亦明显好转。(《新中医》1976，6)

2. 戴阳证。李某，男，59 岁。因伤风过汗伤阳至肾水动，阳微不固，无根之火被迫上腾，面色嫩红外媚，烦躁神昏，额汗如油，肢冷形萎，痰鸣气急，舌胖嫩红，六脉浮空。断为阳虚水泛，迫阳上越之戴阳证，急进真武汤加味镇纳之。别直人参、生附子各 6g，桂心 1.5g，干姜 3g，生姜、白芍、白术各 9g，茯苓 12g，童便 1 杯（冲）。2 剂而愈。(《浙江中医杂志》1965，8)

实脾饮
《世医得效方》

白术、茯苓、木瓜各 9g，厚朴、草果仁、大腹子、木香、炮附子、干姜各 6g，甘草 3g，生姜 5 片，大枣 3 枚（开）。

上药以水 4 杯，煮取 1 杯，药滓再煮，取汁 1 杯，日分 2 次温服。

功效：温阳健脾，行气利水。

主治：阴水证，肢体浮肿，腰以下更甚，胸腹胀满，体倦少食，手足发凉，口中不渴，大便溏薄，小便少而色清，舌苔厚腻或润腻，脉沉迟者。

方义：水肿为病，大体可分阴水与阳水。阳水属表、属热、属实，可用发汗、逐水之法。阴水属里、属寒、属虚，宜温、宜补，本方名实脾，专为脾肾虚寒水肿而设。方中主以附子、干姜温养脾肾，扶阳抑阴；白术、甘草健脾和中；草果辛温燥烈，善化脾胃湿浊，均为治本而设；佐以大腹子、茯苓利湿行水；木瓜醒脾和胃，疏肝抑木；厚朴、木香理气宽中，气行水行；生姜、大枣益脾和中。本方确有脾实则水治之效。

临床应用

1. 若少气正虚，可加台党参、口芪、云苓补元气以行水。

2. 水肿腹胀及于头面、四肢，可加车前子、猪苓。

3. 本方可治慢性肾炎，肝硬化腹水及下肢肿甚者。

医案论粹

《金鉴》："脾胃虚，则土不能制水，水妄行肌表，故身重浮肿。用白术、甘草、生姜、大枣，以实脾胃之虚也，脾胃寒，则中寒不能化水，水停肠胃，故懒食不渴，二便不实，用姜、附、草果，以温脾胃之寒，更佐大腹、茯苓、川朴、木香、木瓜者，以导水利气……"

防己茯苓汤

《金匮要略》

防己、黄芪、桂枝各9g，茯苓18g，甘草6g。

上药以水3杯，煮取1杯，药滓再煮，取汁1杯，日分2次温服。

功效：益气通阳，利水消肿。

主治：皮水，四肢浮肿，按之没指，小便减少，四肢聂聂动者。

方义：皮水是内有水气，外合湿邪，水走皮肤，故四肢浮肿，方以防己、茯苓以祛除水气，桂枝、茯苓不发表而专化气行水，配防己导水下行，黄芪、甘草补卫气，健脾制水助卫气，则益增防己茯苓去除皮水之效。

医家论粹

《金匮要略心典》："皮中水气，浸淫四末而壅遏卫气，气水相逐，则四肢聂聂动也。防己、茯苓善驱水气，桂枝得茯苓，则不发表而反行水，且合黄芪、甘草助表中之气，以行防己，茯苓之力也。"

医案选录

龚某，男，3岁半，79年8月初诊。症见腹膨隆，腹水征（++），便溏，有时完谷不化，颜面浮肿面如满月，大腹便便，舌红苔薄黄，脉细数。辨证：脾虚不能制水。立法：益气健脾利水，处方为防己茯苓汤加味：防己10g，黄芪20g，茯苓20g，白术10g，茅根15g。上方加减20余剂后，浮肿腹水明显减轻，完谷不化消失，再按上方加党参、仙灵脾，回当地服药40余剂，腹水消失。〔《江西中医药》1981（4）：42〕

十一、寒可祛热类方

白虎汤
《伤寒论》

生石膏 30 ~ 90g（打碎先煎），知母 9 ~ 15g，甘草 3 ~ 6g，粳米 15 ~ 30g。

先煮石膏，再入余 3 味同煮 2 次，米熟汤成，分 2 次服，病重者，可日服 2 剂。

功效：清热除烦，生津止渴。

主治：外感热病，气分热盛，身大热，头痛，不恶寒反恶热，大汗出，大渴引饮，面赤心烦，小便黄赤，甚或神昏谵语，遗尿或四肢厥冷，舌苔薄黄，脉洪大或滑数。

方义：本方以石膏为君，取其辛甘大寒，以制阳明炽盛之热；知母苦寒质润为臣，一以助石膏清胃之热，一以质润而滋阴；甘草、粳米既能益胃护津，又可防止苦寒伤中之弊，其为佐使。四药合同，具有清热生津之功。

临床应用

1. 是方是一首强有力的解热剂，凡热性病且有上述之症者，以及流脑、乙脑、肺炎、中暑、小儿麻疹出现气分实热者均可应用。

2. 本方泻胃火，清肺热，若渴、消渴、牙龈肿痛、肺胃火盛之鼻衄等症，均可应用。

3. 热病伤津者，可加芦根、麦冬、天花粉，若高热神昏可加羚羊角、犀角清热熄风。

4. 如治乙脑时，可加大青叶、板蓝根以清热解毒。

5. 注意：表不解而无汗恶寒者，阴虚潮热者，真寒假热者均不可应用本方。

医家论粹

1. 戴鳞郊："风寒主收敛，敛则结，面色多绷结而光洁。温热主蒸散，散则缓，面色多松散而垢晦，人受蒸气，则津液上溢于面，头目之间多垢滞，或如油腻，或如烟熏，望之多憎也，皆温热之色也。一见此色，虽头痛发热，则不能用辛温发散。一见舌黄烦渴诸里者，宜用清法下法，与风寒之治绝不相通也。"

2. 柯韵伯："邪入阳明，故反恶热；热越，故汗出；因邪热铄其精液，故渴欲饮水；邪盛而实，故脉洪大……白虎汤为西方金神，取以名汤，秋金得令而炎署自解矣。"（《古今名医方论》）

医案选录

1. 乙脑。患者，女，13 岁。突然高热，不恶寒，伴头痛，无呕吐，翌日突然惊厥，两上肢抽搐，神志不清，项强直，体温 40.8℃，经脑脊液检查，诊为流行性乙型脑炎。中医认为是系暑邪挟热内炽，引动内风，暑痫凶症。予生石膏 90g（先煎），知母 15g，粳米 30g，生甘草 9g，黄连、银花、连翘各 15g，天麻 9g，鲜石菖蒲 30g。煎成 200 毫升，每 2 小时服 20 毫升，并酒精擦浴，冰西瓜水代饮料。嗣原方加犀角 3g 出入调理 6 天，体温正常，诸恙均失。（《上海中医药杂志》1958，7）

2. 流行性乙型脑炎。单某，女，2 岁。发热呕吐 3 天，体温 39.2℃，神经系统检查，病理反射阳性，经脑脊液化验，诊断为乙型脑炎。诊见高热头痛，颈项强直，烦躁不安，神志不清，四肢抽动，呼吸气促，舌质红，苔黄燥，脉数大。辨证为气营两燔，肝风内动。治以清热解毒，熄风止痉。处方：生石膏 40g（先煎），知母 10g，银花、连翘、菊花、钩藤（后下）各 10g，生石决明（先煎）、大青叶、生地各 15g，甘草 3g，水牛角 30g（先煎）。煎服 4 剂，热退神清，抽动止，守方加减，又服 6 剂，病愈出院。〔《河南中医》1984（4）：22〕

3. 小儿麻疹。李某，男，6 岁。咳嗽高热 6 天，全身出现皮疹 1 天，诊断为麻疹。给予对证处理，反身热更甚，全身麻疹骤然隐退，邀中医会诊。症见高热烦渴，呼吸气促，舌红，苔燥，脉数。证属麻毒内陷阳明，治法：清泻阳明，解毒透疹。处方：生石膏 30g（先煎），知母、银花、连翘、沙参、牛蒡子各 9g，甘草 3g。煎服 2 剂后，高热烦渴已减，疹点渐透，原方石膏、知母减半，再进 2 剂，全身麻疹出齐，诸症悉除。（《经方研究》）

4. 乙型脑炎。韩某，男，6 岁。季夏天气晴热，患暑温病，身热有汗不退，西医诊断为乙脑。住院后用板蓝根治疗 1 周，身热持续不退，中医会诊：四日来午后身热尤甚（体温均在 40℃以上），汗多，烦躁不安，神昏，时作惊厥，口渴，舌苔黄而干，脉滑数。辨证为暑温热入阳明，气分实热证，兼两厥阴同病。用白虎汤加味，处方：生石膏 60g（杵），知母 9g，甘草 3g，粳米 15g，麦冬 12g，天花粉 12g，竹叶 20 片，芦根 30g。另：羚羊角粉 2g，广角粉 2g，分 4 次冲服（鼻饲）。服 3 剂，身热较退，神志稍清，抽搐稍平。后仍以白虎汤随症加味，连进 8 剂，热退神清出院。（《经方应用》）

竹叶石膏汤

《伤寒论》

淡竹叶 15g，生石膏 30g，半夏、麦冬各 9g，人参 6g，甘草 3g，粳米 30g。

先煎石膏，再入其他药同煎，待米熟汤成，分2次服。

功效：清热生津，益气和胃。

主治：热病后期，余热未清，气阴两伤，咽干舌燥，烦热口渴，咳呛呕哕，身倦乏力，舌红少苔，脉虚数。

方义：本方以竹叶、石膏清热除烦为君，人参益气，麦冬养阴生津为臣，半夏降逆和胃止呕为佐，甘草、粳米和中养胃为使。诸药合用，共奏清热生津、益气和胃之功。

临床应用

1. 胃阴不足，胃火上炎，口舌糜烂者，可用本方治之。

2. 舌质光剥如镜者，可加石斛、天花粉、生地生津增液。

医家论粹

1. 张隐庵："此言瘥后里气虚热也，伤寒解后，津液内竭，故虚羸，中土不足，故少气，虚热上炎，故气逆欲吐，竹叶石膏汤主之。"

2. 汪友苓："伤寒，本是热病，热邪所耗，则津液销铄，元气亏损，故其人必虚羸少气，气逆欲吐。气虚不能消饮，则停蓄于胸中，故上逆而欲作吐也，与竹叶石膏汤以调胃气，散热逆。"

医案选录

1. 小儿夏季热。胡某，男，3岁。近一月来，经常发热，日晡为甚，间或上午高热，口渴欲饮，食欲不振，大便有时溏薄，有时夹稀，小便清长而数，体温39.7℃。唇舌质深红，苔腻淡黄，脉濡数，诊为小儿夏季热。生石膏15g，党参、麦冬各6g，半夏3g，甘草2.4g，粳米、麦芽、神曲各9g，竹叶12片。服1剂，体温降至38.3℃，又连进2剂，体温正常，调理收功。（《江苏中医》1966，7）

2. 糖尿病。唐祖宣介绍：卢某，女，54岁。患糖尿病近3年，尿糖经常持续在（+++）至（++++），善饥多食，头晕心悸，大渴引饮，每日饮水约 500 毫升以上，常服降血糖药物，病情时轻时重，诊形体消瘦，面色青黑，善饥多食，心悸心烦，口苦失眠，低热绵绵，小便带白，舌质红，苔黄燥，脉细数。证属胃热亢盛，伤津耗气，治以清热养胃，益气生津。处方：竹叶、粳米各 12g，半夏 10g，石膏、黄精、麦冬各 30g，黄芩 20g。服药 6 剂之后，低热渐退，善饥多食，烦渴等症较前为轻，饮水量减，守前方继服 26 剂，面青转红润，烦渴已除，食量稳定，化验尿糖（＋）逐以金匮肾气丸加减善其后，现已上班工作。

按：糖尿病凡证属胃热炽盛，阴气不足者，用本方加减，每多取效。用时应去甘草之甜，黄芩、麦冬用量须达 20～30g，以增强清热生津之功。〔《河南中医》1981（2）：34〕

泻心汤
《金匮要略》

大黄 9g，黄连 6g，黄芩 9g。

上药以水 3 杯，煮取 1 杯，药滓再煮，取汁 1 杯，日分 2 次温服。

功效：泻火，清热，解毒。

主治：一切实热火邪，高热烦躁，神昏发狂，或热甚迫血妄行，吐血衄血，或目赤肿痛，口舌生疮，以及下痢脓血，疮疡肿毒等。

方义：本方三黄，为大苦大寒之品，方中虽以大黄为君，并非专用于攻下，而是取其泻火作用，泻火泄热，乃泻实热之火，故凡高热烦躁、吐血衄血、目赤肿痛、口舌生疮以及外科肿毒，属于实热实火内炽者，均可应用。

临床应用

1. 湿热交阻，热重于湿，或湿热化火者为宜。

2. 如口干舌燥津伤者，可加天花粉、芦根、石斛、生地。

3. 本方用治痈疮疔毒等证，除内服外，亦可研末外敷。

医家论粹

程云来："心主血，心气不足而邪热乘之，则迫血妄行，故有吐衄之患，夫炎上作苦，故内经曰：苦先入心，三黄之苦，以泻心之邪热。"

医案选录

1. 目赤肿痛。唐某，女，27 岁。3 天前，右眼突然畏光红肿，流泪刺痒。检查：右眼球结膜充血，眼睑肿甚，有黄白色分泌物，伴有头痛，口渴，尿赤，便秘，舌红苔黄，脉弦数。予以泻心汤加味：大黄 10g（后下），黄连 5g，黄芩、龙胆草各 6g，夏枯草、菊花各 10g，生地、生石膏各 20g。水煎服。2 剂后泻稀便数次，眼睑肿消，结膜充血好转，头痛已解，原方续进 3 剂，诸症悉除。〔《吉林中医药》1987（2）：22〕

2. 急性肺出血。高风才介绍：用泻心汤治疗急性肺出血 105 例，其中男 70 例，女 35 例，年龄最小 21 岁，最大 78 岁，病程最短 12 天，最长 35 年，24 小时出血量少为 60 毫升，最多为 500 毫升，全部病例均经 X 线检查，诊为肺结核 60 例，支气管扩张 34 例，肺癌 6 例，心血管疾病 5 例。治疗方法：大黄 6g，黄芩 3g，黄连 2g。武火急煎，夏天冷服，冬天温服。结果：药后 4 天内血止者 97 例，占 93.6％，4 天以上血未止改用西药者 8 例。

按：本方治疗肺出血时应注意：（1）肺为娇脏，不任猛烈，故药量宜小。（2）武火急煎，则气味俱薄，使病邪去而不伤正，故体虚者亦可权用。〔《浙江中医杂志》1987（3）：105〕

3. 耳疖。谢兆丰介绍：谢某，男，50 岁。3 天来，左侧耳窍烘热瘙痒，用火柴棒挖耳解痒，旋即暴肿，起黄豆大疮肿，疼痛昼夜不宁，肿势延及耳根，说话疼痛加剧，伴头痛，发热（体温 38℃），口苦，口渴，食减，溲赤，便秘，舌红苔黄，脉弦有力。治以清热泻火，解毒消肿。处方：黄连 5g，大黄（后下）12g，黄芩 10g，龙胆草、山栀子各 8g，柴胡、木通各 6g，蒲公英 15g，水煎服。3 剂后，肿痛显减，大便泻下 3 次，原方继进 3 剂，耳内肿痛全消。〔《吉林中医药》1987（2）：22〕

龙胆泻肝汤
《医宗金鉴》

龙胆草（酒炒）6g，黄芩（酒炒）、山栀子（酒炒）、生地（酒洗）、泽泻、车前子各 9g，当归、木通、柴胡、甘草各 6g。

上药以水 4 杯，煮取 1 杯，药滓再煮，取汁 1 杯，日分 2 次温服。

功效：清肝泻实火，清利肝胆经湿热。

主治：肝胆实火上逆，胁痛口苦，目赤，耳聋，耳肿，头痛，肝经湿热下注，小便淋漓淋浊，阴肿，阴痒，囊缩，妇女带下等。

方义：肝经实火，湿热下注，肝胆实火上逆。方中以龙胆草大苦大寒，泻肝胆实火，除下焦湿热；黄芩、栀子泻火清热，木通、车前、泽泻清热利湿；当归、生地养血益阴，火邪内郁而肝气不舒，故用柴胡以疏肝胆之气，甘草和中。凡肝胆实火上逆者，都可应用本方治之。

临床应用

近代常用本方治疗急性结膜炎、急性中耳炎、急性肝炎、急性胆囊炎，以及急性肾盂肾炎、膀胱炎、尿道炎、急性盆腔炎、外阴炎、睾丸炎等病于肝胆湿热者。

本方药味多为苦寒，易于败胃，宜中病即止，不可过剂。

黄连解毒汤
《肘后备急方》

黄连 3g，黄芩、栀子各 9g，黄柏 6g。

上药以水 3 杯，煮取 1 杯，药滓再煮，取汁 1 杯，日分 2 次温服。

功效：泻火解毒，清湿热。

主治：一般实热火证，三焦热盛，大热烦躁，口燥咽干或狂乱谵语，舌苔黄厚而腻，脉数。热病吐血衄血，甚或发斑。舌红、脉滑数有力者，身热下痢，湿热黄疸，外科疮疡疔毒。

方解：本方大苦大寒，以泻火解毒，为治火热亢盛，津液未伤之方。方以黄连为主，以泻心胃之火于中焦，栀子通泻三焦之火，导热下行。四药合用，有较强的泻火解毒作用，便火邪去则津液得存，诸症自愈。

临床应用与附方

1. 本方可用于败血病、脓毒血症、痢疾、肺炎等。

2. 本方可用于疮疡肿毒疔毒，除内服外，亦可研末外敷。

3. 本方清热解毒，常于银花、连翘配合。

4. 如治吐血衄血，可加生地、元参、茅根、丹皮。

5. 治黄疸可加茵陈，大便不通可加大黄。

6. 治下痢脓血，里急后重，可加木香，槟榔。

7. 疮疡疔毒，可加公英、紫花地丁等。

8. 治乙脑方（《经验方》）：大青叶 30g，鲜生地 60g，生石膏 130g，黄芩 12g，栀子、紫草、丹皮 9g，元明粉 6g，黄连 3g。水煮 2 次服，适应于乙脑重型者。

白头翁汤

《伤寒论》

白头翁 15g，黄柏 9g，黄连 6g，秦皮 9g。

上药以水 3 杯，煮取 1 杯，药滓再煮，取汁 1 杯，日分 2 次温服。

功效：清热解毒，凉血止痢。

主治：热痢腹痛，里急后重，大便脓血，渴欲饮水，肛门灼热，舌红苔黄，脉弦数。

方义：方中白头翁清热解毒，凉血止痢为主药；黄连、黄柏清热燥湿，泻火解毒为辅药；秦皮凉血解毒，又能收涩止痢，为佐药。四药合用，共奏清热解毒、凉血止痢之效。

临床应用与附方

1. 本方对于原虫性痢疾，细菌性痢疾，偏于热毒性者，皆可应用。

2. 如身热明显恶寒者，可加葛根、荆芥、银花、连翘以解表清热；腹痛里急后重者，可加木香、枳壳、槟榔、白芍以利气止痛；赤痢偏重者，可加赤芍、地榆、丹皮以凉血活血；夹有食滞，可加焦三仙以消导化滞。

3. 噤口痢，症见下痢热退，舌质干绛，不欲饮食，食亦难下者，可以本方去黄柏，酌加孩儿参、麦冬、石斛、甘草、石菖蒲、莲子肉以补其胃阴。

4. 白头翁加甘草阿胶汤（《金匮要略》）：即白头翁汤加甘草 6g，阿胶 9g，治产后热痢，但此方不局限于产后，凡血虚而患热痢，或痢疾较久而阴伤者，均可应用。

5. 凡属阿米巴痢疾者可加鸭胆子以解毒。

医家论粹

钱天来："白头翁，《神农本草经》言其能逐血止腹痛，陶弘景谓其止毒痢，东垣李杲曰：仲景治热痢下重，用白头翁汤，盖肾欲坚，急食苦以坚之，即成氏之说也。又云：治男了阴疝偏坠，盖亦厥阴专经之药，故仲景用之为君，以治厥阴热痢；黄连苦寒，能清湿热、厚肠胃；黄柏泻下焦之火，若中气虚寒，及寒湿下痢者最忌，热痢则非此不可，故以之为臣；秦皮亦属苦寒，李时珍云：秦皮色青，气寒味苦性涩，乃厥阴肝、少阳胆经药也，治下痢崩带，取其收涩也。以此推之，则创法立方之意，殆可见矣。"

医案选录

1. 阿米巴痢疾。张某，男，37岁。患脓血便已年余，时发时止，赤白不一，日5~7次不等，伴腹痛肠鸣，里急后重，肛门灼痛，且坠，脉细滑，舌苔薄黄且腻，粪检，找到阿米巴滋养体。证系湿热蕴结肠中，治以清热化湿解毒，拟用白头翁汤加味：白头翁12g，黄连8g，黄柏4.5g，秦皮9g，银花12g，地榆炭9g，木香4.5g。连服5剂后，腹痛缓解，大便次数减至2~3次，肛门无胀感，又连服5剂，下痢亦止，大便正常。复查：未找到阿米巴滋养体。(《经方应用》)

2. 浅表性胃炎。汤淑良介绍：郁某，男，43岁。胃脘灼痛，酒后及恚怒时尤甚，饮冷稍舒，经西医检查为浅表性胃炎。诊见舌质红，苔黄燥，脉数。投白头翁汤加味：白头翁15g，黄连6g，白芍12g，生甘草6g，瓦楞子12g。水煎服，取5剂，间日服，嘱戒酒，薄滋味，药后痛止，追访一年未发〔《中医杂志》1985（7）：38〕

半夏泻心汤

《伤寒论·金匮要略》

清半夏、黄芩、干姜、甘草各9g，党参15g，黄连3g，大枣6枚（开）。

上药以水4杯，煮取1杯，药滓再煮，取汁1杯，日分2次温服。

功效：和胃降逆，开结消痞。

主治：心下痞满，按之柔软不痛，呕吐，腹中雷鸣，或下利，不思饮食，舌苔黄腻，脉濡滑或数。

方义：方中黄连、黄芩苦寒，降火除热；干姜、半夏辛温，开结散寒；参、草、大枣甘温，益气补虚。诸药相合，寒热并用，辛开苦降，共奏和胃降逆、开结除痞之效。

临床应用

1. 凡湿热郁于中焦，肠胃运化失常，寒热夹杂，虚实并见，皆可适用本方治疗。

2. 如纯属湿热蕴结之实证，见呕吐胸痞，可去参、姜、枣、甘之壅滞，加枳实、生姜、茯苓、滑石以加强降逆渗湿止痛，而苦温淡渗。

3. 本方亦可治慢性胃肠炎，或可加左金丸以消积化食。

4. 寒者加重干姜，热者加黄芩，呕者加大半夏、生姜。

医家论粹

1. 柯韵伯："盖泻心汤方，即小柴胡去柴胡加黄连干姜汤也。不往来寒热，是无半表证，故不用柴胡。痞因寒热之气互结而成，用黄连、干姜之大寒大热者为之两解，且取其苦先入心，辛以散邪耳。此痞本于呕，故君以半夏。"

2. 尤在泾："痞者，满而不实之谓。夫客邪内陷，既不可从汗泄，而满而不实，又不可从下夺，故惟半夏、干姜之辛能散其结，黄连、黄芩之苦能泄其满。而其所以泄与散者，虽药之能，而实胃气之使也。用参、草、枣者，以下后中虚，故以之益气，而助其药之能也。"

医案选录

1. 痞证。林某，男，30岁。患疟疾3天，经服奎宁后，疟疾虽除，但觉胸中痞闷，食后欲吐，又不得呕吐，厌油腻食物。甲医认为疟后余热未尽，与小柴胡汤2剂，病未见轻；乙医认为疟后脾虚，进六君子汤2剂，痞闷更甚。诊其脉有弦象，舌苔白，余无不适，诊断为邪居心下，胃失和降，虚中夹实之候，治以苦辛通降，予半夏泻心汤，服1剂后，恶心即除，胸痞显减，食欲稍振，次日照原方再服1剂遂愈。（《福建中医药》1981，3）

2. 胃脘痛。吴某，男，40岁。上腹部闷痛已多年，10天前因饮食不当上腹部疼痛又复发，饥饿时更甚，得食可缓解，疼痛喜按。伴吐酸，心下灼热感，上腹部深按之感到疼痛，方用半夏泻心汤：半夏、党参、干姜、黄芩各9g，黄连7.5g，甘草4.5g，红枣9g，吴萸4.5g，煅牡蛎18g。服3剂，上腹疼痛缓解，嗳气吞酸消失，依前去牡蛎，再进3剂症状消失。（《经方研究》）

3. 头痛。某女，29岁。头痛已5年余，经常持续头痛，闷胀，以头部为甚，视物昏花，反复发作，久治不愈，伴有胃脘胀痛，纳呆，恶心，舌质淡，苔白腻，脉沉滑。此乃中焦痞塞，寒热夹杂，运化失常，不能升清降浊，治以辛开苦降，宣通上下，处方：半夏泻心汤加竹茹，共服20剂而愈。（《实用中医内科杂志》1988（3）：114）

犀角地黄汤
《备急千金要方》

犀角1.5~3g（磨汁或剉末冲服或镑片先煮），生地30g，芍药12g，丹皮9g。

上药以水3杯，煮取1杯，药滓再煮，取汁1杯，日分2次温服，每服兑犀角汁或末服。

功效：清热凉血解毒。

主治：热入血分诸症：（1）热甚动血，出现吐血，衄血，便血，尿血，妇人崩漏等。（2）蓄血，善忘如狂，漱水不欲咽，胸中烦痛，或腹满，大便色黑而易下。（3）热扰心营，神昏或谵语，斑色紫黑，舌绛起刺，脉细数等。

方义：本方以凉血解毒为剂。主治血分热毒，血热妄行，吐血，衄血或便血，血崩。血蓄于胸而闷痛，善忘；蓄于腹则便血；血热毒盛，溢于肌肤而发斑，色紫黑暗；热扰心神则神昏谵语，烦乱不安。方中犀角清心凉血解毒，生地清热凉血，协犀角清解血分热毒，芍药合营，泄肝热，丹皮泻血中伏火，凉血散瘀，确为治疗血热吐衄发斑之良方。

临床应用

1. 临床对急性黄色肝萎缩、肝昏迷、尿毒症出血、各种败血症、疔疮走黄及血液病出血属血热者，常用本方。

2. 郁怒而兼肝火者，可加柴胡、黄芩以清肝解郁。

3. 心火盛者，可加黄连、栀子以泻火清热。

4. 吐衄者，可加茅根、竹茹，便血可加地榆、槐花，尿血可加茅根、茜草、小蓟。

5. 妇女倒经，可加桃仁、红花、牛膝、代赭石以降血行淤。

6. 蓄血在上部，可加瓜蒌、桃仁、大黄以导瘀热下行。

7. 蓄血在下部，可加黄芩、大黄、牛膝等。

8. 斑疹紫黑，血热毒甚者，可加银花、连翘、甘草以清解血分热毒。

9. 热甚神昏者，可应用安宫牛黄丸、紫雪丹等同用，或加菖蒲、胆星、天竺黄等。

10. 方中犀角可用水牛角或黄牛角代之，每次不得少于30至60g或90g。

医家论粹

汪讱庵:"血属阴,本静。因诸经火逼,遂不安其位而妄行。犀角大寒,解胃热而清心火;芍药酸寒,和阴血而泻肝火,丹皮苦寒,泻血中之伏火,生地甘寒,凉血而滋水,以共平诸经之僭逆也。"

医案选录

药物性皮炎。患者,女,18岁。注射青霉素10天左右,出现全身皮肤瘙痒及鲜红色丘疹,并有水肿,水泡渗出,继而四肢躯干头面部皮肤松解,大片脱屑,最后毛发、指(趾)甲大部脱落,全身出现鲜红、水肿、渗液的创面,并伴有不规则发热、恶寒,西医药治疗不显,转中医治疗。诊为心肝受火邪侵犯,以致阳盛伤阴,投加味犀角地黄汤,药用生地,丹皮,连翘,犀角(广角代),白芍,银花,黑枣。每天2剂,连服12剂,创面配合高锰酸钾及呋喃西林类药物洗敷,体温渐降至正常,水肿消退,渗液和脱屑显著减少。照前方去银花、连翘,加蝉衣、龙衣、党参、白糖,再服16剂,症状续有好转,皮肤逐渐复原。后以六味地黄汤加当归、阿胶、枸杞、麦冬、黄芪、党参、黑枣,调理而安。(《广东医药》1974,11)

清营汤

《温病条辩》

犀角1.5~3g(磨汁或剉末冲服或锉片先煮),生地30g,元参、麦冬、银花各12g,连翘、丹参各9g,黄连3g,竹叶心6g。

上药以水4杯,煮取1杯,药滓再煮,取汁1杯,日分2次温服(每服兑犀角汁或末分二次服)。

功效:清营解毒,透热养阴。

主治：温邪传营，身热夜甚，烦躁不眠，时有谵语，舌绛而干，脉象细数，或渴，或不渴，或斑疹隐隐。

方义：本方主以犀角清解营分之热毒，因热伤阴液，辅以元参、生地、麦冬清热养阴；由于气分之热未尽，故佐以黄连、竹叶心、连翘、银花以清泄气分之热邪，兼解温热之毒，并可透热于外，使邪热转入气分而解，使丹参协主药以清热凉血，活血散瘀。诸药合用，共奏清营解毒、透热养阴之效。

临床应用与附方

1. 本方为治温邪入营之常用方剂。临床可用于乙脑、流脑、中暑、败血症或其他热性病而有上述症状者，亦可酌加板蓝根、大青叶等以增强其解毒作用。

2. 如见神昏谵语，舌塞肢厥者，是邪入心包之候，可配用安宫牛黄丸或至宝丹等清心开窍。

3. 若兼见痉厥，可加羚羊角、钩藤、地龙、紫雪丹等，以清热熄风。

4. 方中犀角价贵，可用水牛角、黄牛角代之，可用30~60g。

5. 清宫汤（《温病条辨》）：犀角1.5~3g（磨汁或剉末冲服），元参12g，麦冬9g，连翘心、竹叶心各6g，莲子心3g。水煎服，治温病发汗过多，神昏谵语。采用本方清心解毒，以涤包络之热，与清营汤初入营者不同。如热痰较盛，可加竹沥汁、梨汁；咯痰不爽，可加瓜蒌皮。

青蒿鳖甲汤

《温病条辨》

青蒿、鳖甲各12g，知母、丹皮各9g，生地18g。

上药以水4杯，煮取1杯，药滓再煮，取汁1杯，日分2次温服。

功效：养阴透热。

　　主治：热病后期，阴液已伤，邪留阴分，症见夜热早凉、热退无汗、形羸体瘦、舌红少苔、脉细数。

　　方义：本方为养阴透热之剂，故方中以鳖甲直入阴分，咸寒滋阴以退虚热；青蒿芳香，透热邪外出；生地、知母清热养阴，助鳖甲以滋阴液、退虚热；丹皮清热凉血，助青蒿以清泄阴分之伏热。其立法之旨以养阴透热，使深伏阴分之邪，透出阳分而解。

临床应用

　　1. 本方对于肺结核及其他虚热之由于阴虚火旺者，亦可应用，如肺痨潮热者，咳嗽口干可加沙参、贝母、石斛。

　　2. 本方与清骨散相较，清骨散侧重于清火，本方侧重于养阴，临床应掌握其各自的特点，辨证选用。

　　3. 热病初起，邪在气分，不宜应用。

　　4. 阴虚抽搐者，或汗出过多者，亦不可用。

医案选录

　　盗汗。一男患者，盗汗 2 年，曾服六味、知柏、当归六黄、牡蛎散、小柴胡汤，滋阴敛汗，固表，未能取效，而服龙、牡、浮小麦、麻黄根，汗虽稍减，又增烦躁，后服青蒿鳖甲汤，3 剂汗止，6 剂痊愈。(《浙江中医药》1978)

清骨散

《证治准绳》

　　银柴胡、青蒿、秦艽、地骨皮、知母各 9g，胡黄连 6g，鳖甲 12g，甘草 3g。

　　上药以水 4 杯，煮取 1 杯，药滓再煮，取汁 1 杯，日分 2 次温服。

　　功效：清虚热，退骨蒸。

　　主治：阴虚骨蒸痨热，两颧潮红，手足心热，心烦口干，舌红苔薄、脉细数，濡数或虚数等症。

方义：方用银柴胡、青蒿、秦艽以除肝胆之热，散之于外；以地骨皮清肺火，胡黄连清心火，知母清肾火，三药共清阴分之虚火而平之于外；更以鳖甲益肾补阴而退骨蒸；甘草调和诸药，并防苦寒伤胃，合之以清热退蒸。

临床应用

1. 本方清热作用较强，而滋阴作用较弱。如气阴两虚时面色㿠白，懒言少气，可加党参、黄芪益气补虚。

2. 食欲不振，大便溏薄者，去秦艽、知母、胡黄连，加党参、白术、山药、六曲、白扁豆以健脾和胃。

3. 咳者，加阿胶、麦冬、五味子以益阴润肺止咳。

医家论粹

1. 费伯雄："病至骨蒸痨热，全是有阳无阴矣。大剂养血尚恐不及，徒用清凉，岂能有济，且反伤胃气，非善治也。"

2. 汪昂："此足少阳、厥阴药也。地骨皮、胡黄连、知母之苦寒，能除阴分之热而平于内；柴胡、青蒿、秦艽之辛寒，能除肝胆之热而散之于表。鳖阴类属骨，能引诸药入骨补阴。甘草甘平，能和诸药而退虚热也。"

十二、热可去寒类方

理中丸（汤）

《伤寒论》

人参 6g，白术 9g，干姜 6g，甘草 6g。

上 4 药共研细末，炼蜜为丸，每丸 9g，每次 1 丸 ~ 2 丸，温开水送服，每日 2 ~ 3 次。又临床亦常作汤剂服。

功效：温中祛寒，补气健脾。

主治：脾胃虚寒，脘腹疼痛，呕吐泄泻，纳呆食少，口泛清涎，手足不温，或胸痹，心下痞满，舌苔白，脉沉细。

方义：方中人参甘温入脾，补中益气为君；干姜辛热，温中扶阳为臣；白术甘苦温，燥湿健脾为佐；甘草补中扶正调和诸药为使。四药合之，共为温中祛寒、补气健脾之剂。

临床应用与附方

1. 脾胃虚寒所致之呕吐、泄泻、腹痛，寒多以干姜为君，虚多以人参为主。

2. 慢性痢疾属于脾胃虚寒者，可与香连丸配合理气化滞。

3. 慢性胃肠炎、消化不良、胃及十二指肠溃疡属于脾胃虚寒者，可用本方治疗。

4. 溃疡病便血以及妇女子宫功能性出血，属于脾胃虚寒者，可于方中加艾叶、阿胶、地榆炭、侧柏炭加强止血。

5. 可用于脾胃虚寒，喜唾涎液者。

6. 附子理中丸（《阎氏小儿方论》）：即本方加附子以助阳散寒之力，主治：肢冷畏寒，腰背恶寒，腹痛，腹泻，脉沉。

7. 理中化痰丸（《名医杂著》）：本方加半夏、茯苓各 9g，兼能燥湿化痰。主治：脾虚而致之聚湿生痰、咳吐痰稀等。

医家论粹

方有执："理，治也，料理之谓。中，里也，里阴之谓。参、术之甘，温里也；甘草之甘，和中也；干姜辛热，散寒也。"

医案选录

1. 肺不张。杨某，女，6 岁。患儿自断乳后，身体羸弱，常因"肺部感染"而反复发热，23 个月前因患百日咳合并肺炎住院，用多种抗生素和激素治疗无效，4 个月前经 X 线检查，诊为右侧中叶肺不张，中西药物治疗无效。症见张口抬肩，面色萎黄，口唇青紫，眼睑浮肿，咳嗽，喘急气促，鼻翼噏动，咳吐泡沫痰，神疲，饮食不振，四肢逆冷，舌质淡，苔白腻，脉滑数无力，指纹青紫至气关。此属久病成虚，脾阳不足，脾肾两亏，阴邪搏结致气机阻塞，治以温中祛寒，健脾补气，拟附子理中汤加减：党参15g，炙甘草5g，紫菀12g，附子6g，白术6g，肉桂6g，炮姜6g。药后体温升至38.9℃，精神好转，咳嗽稍减，继服 6 剂，体温正常，食欲加，仅见偶尔咳嗽，改服附子理中丸善后。〔《新中医》1981（8）：56〕

2. 带下。洪某，女，27 岁。带下量多，色白如涕，面色萎黄，四肢乏力，胃纳不振，下肢浮虚，苔白腻，脉细。证属脾虚失运，水湿下注。治以温中健脾，行气化水。处方：白术10g，干姜、白芷、甘草各 5g，茯苓 12g，猪苓、泽泻各 9g，桂枝 3g，党参、海螵蛸各 18g。煎服 5 剂后，带下除，继服 10 剂而愈。〔《新中医》1987（10）：45〕

吴茱萸汤
《伤寒论》

吴茱萸 6～9g，人参 6g，大枣 6 枚（开），生姜 10g（切片）。

上药以水 4 杯，煮取 1 杯，药滓再煮，取汁 1 杯，日分 2 次温服。

功效：温肝暖胃，降逆止呕。

主治：肝胃虚寒，浊阴上逆所致之胃痛，或巅顶头痛，或见时痛时呕，或干呕吐涎沫、口淡、舌淡苔白腻、脉弦迟等。

方义：寒邪内犯厥阴肝经脾胃，阳气不振，胃失和降，浊阴上逆，痰涎随之上升，故干呕，吐涎沫。厥阴肝脉上额与督脉会于巅顶，见头顶疼痛。方用吴茱萸温肝暖胃，散寒降浊，生姜辛散寒邪，又用人参甘草之甘缓以扶中焦之阳气，且以制吴茱萸之辛燥，合用而有温肝暖胃、散寒降逆等作用。

临证应用

1. 慢性胃炎，属于虚寒者，或挟有水饮者，可用本方治疗。阳虚恶寒者，可加附子。

2. 头痛，属浊阴上逆者，或耳源性眩晕，属于肝胃虚寒者，以本方治疗有较好的治疗效果。

3. 胃炎属于虚寒者，或妊娠呕吐亦属虚寒者，可加半夏、生姜、砂仁以降逆止呕，虚甚者可加人参。

4. 吞酸可加煅瓦楞、牡蛎。

医家论粹

1. 罗东逸："仲景救阳诸法，于少阴四逆汤必用姜、附；通脉四逆汤倍加干姜，其附子生用；……至其治厥阴……独用人参、姜、枣有故。盖人身厥阴肝木，虽为两阴交尽，九地而一阳之真气实起其中，此之真气大虚，则三阴浊气直逼中上，不惟本经诸症悉具，将阳明之健运失职，以至少阴之真阳浮露，且吐利，烦躁欲死，食谷欲呕，种种丛生矣。吴茱萸汤得东方震气，辛苦大热，能达木郁，直入厥阴，降其胜阴之浊气，使阴翳全消，用以为君，人参秉冲和之气，甘温大补，能接天真，挽回性命，升其垂绝之生气，令阳光普照，用以为臣，佐姜枣和胃而行四末。斯则震、坤和德，木、火、土同气以成一阳之妙用，而足三阴之间皆成生生之气也，诸症有不退者乎？盖仲景之法，于少阴则重固元阳，于厥阴则重护生气，学者当深思而得之矣。"

医案选录

顽固性偏头痛。杨某，女，58 岁。患者于 13 年前产后即患偏头痛病，呈发作性头晕，头顶胀痛，同时伴呕吐痰沫，甚则吐出胆汁样物，每次发作，常须卧床休息，短者 2～3 天，长者一周始能恢复，伴见食欲不振及失眠，初起数月一发，后逐渐加剧，历经治疗无效。症见：头痛连脑，目眩，干呕，吐涎沫，时发时止，体胖，脸色白，舌净，脉弦细。辨证：厥阴肝经头痛，寒浊上扰清窍。宜吴茱萸汤升清降浊，加归芍养肝为治：吴茱萸 12g，党参 15g，生姜 12g，大枣 8 枚，当归 9g，杭芍 12g。每日 1 剂，连服 2 剂后症状大减，再服 3 剂，一切症状消失。追踪观察 5 个月，未见复发（《福建中医药》1964，5）

甘草干姜汤
《伤寒论》

炙甘草 25g，干姜 12g。

上药以水 3 杯煮取 1 杯，药滓再煮，取汁 1 杯，日分 2 次温服（原方：咬咀，以水 3 升，煮取 1 升 5 合，去滓，分温再服）。

功效：补益中阳，温肺复气。

主治：脾胃虚寒，脘腹疼痛，呕吐，泄泻，或虚寒性肺痿，而见吐涎沫，头晕，不渴，遗尿，小便数，舌质淡，苔薄白，脉迟缓。

方义：脾胃虚寒，中阳不振，故脘腹疼痛，升降失司，清浊不分。或呕吐，泄泻，肺为水之上源，又主行水，如肺中虚寒，阳气不足，不能制约小便，就会发生遗尿或小便频数，头晕是由于上虚，多唾涎是上焦有寒。本方取甘草之甘、干姜之辛，甘辛化而为阳，药为理中汤之半，重在专复中焦脾胃之阳气，中阳振奋，则肺冷可温。李时珍谓："干姜能引血药入血分，有阳生阴长之意。"

临床应用

1. 本方可用于中阳不足之胃脘痛、吐酸、呕吐、腹痛、泄泻、咳喘、胁痛、痛经等。

2. 本方可用于老年人小便频数、吐涎、短气、眩晕、头晕头痛等证。

3. 本方可用于脾胃虚之周身畏冷，或吐血，或衄血，都有一定的疗效。

4. 若脉数有力，舌绛苔黄，口渴，发热之温热证，虽具有上述证者，慎勿用之。

医家论粹

1. 尤在泾："此举肺痿属于虚寒者，以见病变之不同。盖肺为娇脏，热则气烁，故不用而痿；冷则气沮，故亦不用而痿也。遗尿、小便数者，肺金不用而气化无权，斯膀胱无制而津液不藏也。头眩、多涎唾者，经云上虚则眩。又云：上焦有寒，其口多涎也，甘草、干姜，甘辛合用，为温肺复气之剂。"

2.《医宗金鉴》："咳而不吐涎沫者，肺燥咳也；咳而吐涎沫者，肺热痿也。若似肺痿之吐涎沫而不咳者，此为肺中有冷饮，非为肺中成热痿也。……以上焦阳虚，不能约制下焦阴水，下焦之水泛上而吐涎沫，用甘草干姜汤以温散肺之寒饮也。"

医案选录

1. 李某，女，65岁。患者形体肥胖，平素并不喜饮水，面部及下肢间有水肿，食稍有不适即肠鸣腹泻，由此脾胃阳虚可知。一个多月以来，无明显诱因，忽唾液特多，唾吐量一日一夜约一碗多，脉象沉迟，舌淡而胖，并有齿印，曾给服吴茱萸汤及五苓散数剂，病情不但不减，还续有增加，后宗《伤寒论》之意，论为肺胃虚寒，津液不能温布，故频频吐出，遂改为甘草干姜汤。炙甘草15g，干姜15g。水煎服，一日一剂，连服5剂痊愈。(《经方发挥》151页)

附子汤
《伤寒论·金匮要略》

炮附子、白术、茯苓各12g，人参6g，白芍9g。

上药以水4杯，煮取1杯，药滓再煮，取汁1杯，日分2次温服。

功效：扶元阳，温脾肾，除寒湿，止疼痛。

主治：背恶寒，手足冷，身体痛，骨节痛，腹痛，口不渴，舌苔白滑，脉沉细微。

方义：本方重用炮附子，温经驱寒止痛，配人参温补壮元阳，伍以术、苓，健脾以除寒湿，佐以芍药，和营血而止痛，并制附子辛燥之性，五味相合，共奏温经扶阳、祛寒除湿之效。

临床应用

1. 本方可用治慢性心功能不全，慢性肾炎，肝炎，慢性肠炎，盆腔炎，带下病，胃下垂，子宫下垂，属脾肾阳虚者，寒湿内阻者，每奏效甚捷。

2. 本方加减治疗风湿性关节炎，类风湿性关节炎，关节疼痛者，属阳虚寒盛者。上肢重加桂枝，湿重加苡米，重用白术 30～60g，寒盛者重于炮附子 30～40g。类风湿性关节炎，可加黄芪、乳香、没药以化瘀止痛。

医家论粹

钱天来："此以脉沉而手足寒，则知寒邪过盛，阳气不流，营阴滞涩，故身体骨节皆痛耳。且四肢为诸阳之本，阳虚不能充实四肢，所以手足寒，此皆脉沉之见证也……附子汤用补气之人参，以裨附子之温补，佐以术芍，所以扶中土而敛阴气，盖五行无土不成，水脏之邪，非土莫制也。茯苓淡渗，导水入源，而成入肾补阳之剂。"

医案选录

1. 骨节病。王某，女，32 岁。

因阴雨连绵，又居湿地，遂成四肢关节沉重疼痛，经诊为风湿性关节炎，服中西药，证仍不解。症见：面色青黄，气短乏力，骨节重痛，固定不移，遇寒加重，步履维艰，舌质淡，苔薄白，脉沉细无力。此属阳气虚衰，寒湿凝滞，治以益气温阳，除湿通络。处方：制附片、党参、白术、白芍、茯苓各 30g，细辛 15g，黄芪 6g。服 4 剂，疼痛减轻，原方继服 12 剂，疼痛消失，能参加劳动。(《中医杂志》1981，11)

2. 高血压。陈，女，45 岁。患高血压 8 年余，眩晕反复发作，近 3 月加重，曾服多种中西药，效果欠佳，血压波动在 21.3～23.9/15.9～18.6KP2 之间，伴心悸、耳鸣、咽痛，头面如火燎，欲用冷敷，双下肢不温，喜近火取暖，或覆重被，溲清量少，便溏，腹胀纳差，腰酸腿重，精神疲倦，面颊稍红，咽喉红不肿，双足胫轻度浮肿，舌质淡，苔薄腻，脉沉细迟。证属下焦原阳虚惫，脾失其温，阴寒内盛，虚阳浮越，治以温肾暖脾，收敛元阳。方用附子汤加味：制附子（先煎）、茯苓、生龙牡各 15g，党参 8g，白术、白芍、牛膝各 10g，肉桂 3g。煎服 5 剂后眩晕稍减，下肢肿消，纳食增，大便正常，宗原方出入治疗月余，眩晕消失，诸症悉减，血压 18.7/13.3KP2，后随访病情稳定。〔《新中医》1986（10）：64〕

四逆汤
《伤寒论》

生附子、干姜各 12g，甘草 9g。

上药以水 3 杯，煮取 1 杯，药滓再煮，取汁 1 杯，日分 2 次温服。

功效：温中祛寒，回阳救逆。

主治：四肢厥逆，恶寒蜷卧，神疲欲寐，汗出，腹中冷痛，呕吐，下利清谷，口鼻气冷，口不渴，小便清利，舌淡苔白滑，脉沉微迟弱。

方义：方中用附子着重振奋周身之阳气，主治恶寒，四肢逆冷，汗出不止，脉细沉微，干姜着重温中逐寒，主治胃肠虚寒，呕吐下利，并助附子增强回阳之力，佐甘草，可缓姜附之烈性，而且具有滋补之用，以协姜附回阳固脱，内经云"寒淫于内，治以甘热"，即四逆汤的立方之本。

临床应用

1. 本方可适应于心肌梗死合并休克而见汗出、肢冷、脉微之证。

2. 如脑血管意外出现昏迷、鼻鼾、口开、目合、二便失禁，或汗出如珠、呼吸微弱等症，可用本方救治。

3. 如急性热病，汗出过多，或霍乱、急性肠胃炎大吐大泻，以致四肢厥冷、脉微欲绝，呈现阳虚欲脱等证者，皆可应用本方频频灌服，必要时可以鼻饲，以图挽救。

4. 本方亦可用于急性腹泻、胃肠吸收功能障碍。

5. 本方附子原为生用，如非急救，亦可改用炮者。

6. 本方所治四肢厥逆，属于阳虚阴盛之症（阴厥）；如四肢厥逆因于阳气内郁，不能外达四肢者（阳厥），此乃四逆散证，非本方所宜。

医家论粹

1. 费晋卿："四逆汤为四肢厥逆而设。仲景立此方，以治伤寒之少阴证，若太阴之腹痛下利、完谷不化，厥阴之恶寒大汗四肢厥冷者亦宜之。盖阴惨之气深入于里，真阳几几欲绝，非此绝阳之品，不足以破阴气而发阳光。又恐姜、附之性过于燥烈，反伤上焦，故倍用甘草以缓之。……四逆者，必手冷过肘，足冷过膝，脉沉细无力，腹痛下利等象咸备，方可用之，否则不可轻投。"

2. 汪昂："寒淫于内，治以甘热。故以姜、附大热之剂，伸发阳气，表散寒邪，甘草亦补中之品，又以缓姜、附之上僭也。"

医案选录

1. 大汗亡阳。周某，男，54 岁。平素体弱，一日患感冒头痛，一医用阿司匹林治病尚对症，唯患者未遵医嘱，竟以日量（0.5×3 片）顿服，时许遂大汗淋漓水止，汗出清冷，面色苍白，四肢厥冷，畏寒蜷卧，口不渴，脉微细欲绝，舌质淡，苔白，辨证为大汗亡阳，急当回阳救逆，用四逆汤：附子12g，干姜、甘草各 6g。急进 2 煎，汗出渐止，手足回温。（《经方应用》）

2. 寒泻。李某，女，35 岁。肠鸣腹泻，下利清谷，日 4～5 次，伴有腹痛，形寒肢冷，曾服理中汤、四神丸等药，效果不显，近日病情加重，面色青黑，精神疲惫，舌淡苔白，脉沉细。四诊合参，证属脾肾俱虚，阳气衰微，阴寒内盛，治以回阳救逆止泻。处方：炮附子 30g（另煎），干姜 20g，炙甘草 10g，赤石脂 50g。水煎服，6 剂病愈。（《吉林中医药》6，23）

通脉四逆汤
《伤寒论》

生附子 15g，干姜 24g，炙甘草 12g。

上药以水 3 杯，煮取 1 杯，药滓再煮，取汁 1 杯，日分 2 次温服。

功效：破阴回阳，通达内外。

主治：少阴病，下利清谷，里寒外热，手足厥逆，脉微欲绝，身反不恶寒，其人面色赤，或腹痛，或干呕，或咽痛，或利止脉不出。

方义：通脉四逆汤，即四逆汤倍干姜，并加大附子用量而成，下利清谷，手足厥逆和四逆汤同，身热不恶寒，面色赤，为本证所独有，这是阴寒盛于内、虚阳被格于外的假热现象，阳虚较四逆汤为重，脉微欲绝，就是证明。方中倍加干姜，加大附子，以加强破阴回阳之力，正如《金鑑》所谓："能大壮元阳，主持中外，共招外热反之于内。"所以方名通脉四逆。

临床应用

1. 面赤加葱白，以通阳下达。

2. 腹痛加芍药，以活血和络。

3. 干呕加生姜，以和胃降逆。

4. 咽痛加桔梗，以利咽开结。

5. 利止脉不出加人参，以益气通脉。

医家论粹

1. 陈修园："盖以生气既离，亡阳顷刻，若以柔缓之甘草为君，岂能疾呼散阳而使反耶！故倍用干姜，而仍不减甘草者，恐散涣之余，不能当姜附之猛，还借甘草以收全功也。若面赤者，虚阳上泛也，加葱白引阳以下行；腹中痛者，脾络不和也，去葱加芍药以通脾络；呕者，胃气逆也，加生姜以宣逆气；咽痛者，少阴循经上逆也，去芍药之苦泄，加桔梗之升提；利止脉不出者，谷气内虚，脉无所禀而生也，去桔梗加人参以生脉。"

医案选录

1. 少阴格阳。一妇人患发热，胸中闭塞，骨节烦痛。一医作停食，投小沉香煎，一服大便利，下 30 余行，随致困笃，热烦愈甚，不省人事。又更医诊，见泻胀烦热，投四苓散，亦不效。病危急，又来招诊视，得两寸口脉沉微而伏，外证唇口㖞斜，足趾微冷，面色赤而烦躁，神昏不食，即与夺命散，至夜半胸间得小汗，药虽见效，人犹未苏，复诊其脉如故。此证始初感寒，合利解，而反用丸药，下之太过，遂成阴证似阳，投以通脉四逆汤加人参，四肢热渐退，脉稍起，再作四逆加葱白汤八剂，人始平复，调理半月愈。（孙傅泉《伤寒论医案集》）

2. 少阴格阳。某男，1 岁，发烧 7 天就诊，西医用百乃定、青连霉素治疗，数天烧未退。症见眼睛无神，闭目嗜卧，四肢厥逆，脉浮大无根，心肺正常，腹无异常，体温 39.5℃，白血球 19800，中性 80%，淋巴 15%，符合少阴格阳证的"但欲寐"，法宜温中回阳，兼散寒，方用通脉四逆汤：干姜 2.4g，附子、甘草各 1.5g。开水煎，冷服，服后，患者熟睡 4 小时，睡后精神好，四肢不逆冷，眼睛大睁，体温 37℃，白细胞 8400，一切症状消失，病情痊愈。（《中医杂志》1962，2）

黄芪桂枝五物汤

《金匮要略》

黄芪 15～30g，芍药、桂枝各 9g，生姜 15g，大枣 6 枚（开）。

上药以水 4 杯，煮取 1 杯，药滓再煮，取汁 1 杯，日分 2 次温服。

功效：益气温经，活血利痹。

主治：血痹证，症见肌肤麻木不仁，游走性痹痛，脉微涩紧者。

方义：本方由桂枝汤去甘草倍生姜加黄芪而成。方中桂枝汤去甘壅之甘草，倍温通之生姜，加补气行血之黄芪，合而用之，能益气通阳，调和营卫，使气血畅行，则麻痛自愈。

临床应用

1. 对中风后遗症，手足无力、麻木不仁者，可以应用。如半身不遂可加当归倍黄芪以补气养血，上肢软则可加桂枝，下肢软可加牛膝，筋软加木瓜，骨软加虎骨，元气虚加人参，阳气虚加附子，均可在临床灵活运用。

2. 血痹症久病入络，筋挛、麻痹较甚者，可加地龙、蜈蚣以祛风通络。血痹夹瘀者，可加桃仁、红花、丹参、鸡血藤以活血去瘀。

医家论粹

尤在泾："寸口关上微，尺中小紧，即阳不足而阴为痹之象，不仁者，肌肤顽痹，痛痒不觉，如风痹状而实非风也。黄芪桂枝五物汤，和营之滞，助卫之行，以针引阳气之意。以脉阴阴俱微，故不可针而可药，经所谓阴阳形气俱不足者，勿刺以针，而调以甘药也。"

医案选录

1. 血痹：孙某，43 岁。素禀瘦弱，劳倦汗出卧外，感受风邪，初见下肢微微麻木，不一日而肌肤麻木不仁，且感游走疼痛。曾延某医诊治，为风寒湿痹，用三痹汤出入，连服一周未见好转，病者恐成残疾，乃来商治于余。诊之脉来涩小无力，面色不荣，舌质淡而暗红，考《内经》云："卧出而风吹之，血凝于肤者为痹。"《金匮》云："血痹阴阳俱微，寸口关上微，尺中小紧，外症身体不仁，如风痹状。"据脉证病因合参，辨证为血痹，乃书黄芪桂枝五物汤加味。处方：黄芪18g，当归、牛膝各9g，桂枝、赤芍、红花各6g，生姜12g，大枣5枚（擘），并辅以针刺足三里，三阴交等穴。连服10剂后，下肢麻木较前缓解，痹痛减轻，后以原方加减而愈。并嘱再服金鸡虎补丸，以资巩固。（《经方应用》）

2. 颅脑损伤后遗症。赵某，男，38 岁。4 个月前因车祸致颅脑损伤（颅内出血），当时昏迷，经抢救脱险，遗留左侧头痛，痛有定处，不时发作，近日又感头痛，气短乏力，时自汗出，睡眠不安，舌有瘀斑，苔薄白，脉虚数，诊为外伤性头痛（瘀血型），治以益气活血止痛，兼以养血安神。方选黄芪桂枝五物汤加味，处方：黄芪18g，桂枝6g，赤芍15g，川芎9g，丹参24g，全蝎3g，夜交藤30g，甘草6g。日1剂，上方共服9剂，头痛瘥，睡眠好，无不适感。〔《河北中医》1985（6）：24〕

3. 转胞：刘某，40 岁。妊娠 7 个月，自述 20 多天前似有尿不尽之感，症状逐日加重，近几日来频频如厕，但所尿甚少，伴有腹胀感，疲乏无力，头晕眼花，舌淡红苔薄白，脉虚滑。处方：黄芪60g，桂枝10g，白芍12g，升麻6g，通草10g，生姜4片，大枣6枚。煎服2剂后，小便增多，少腹胀痛减，继服3剂，小便得通，其他症状亦随之而消失。〔《河

南中医》1987 (5)：43〕

当归四逆汤
《伤寒论》

当归、芍药各 12g，桂枝 9g，通草、炙甘草各 6g，细辛 3g，大枣 8 枚。

上药以水 3 杯，煮取 1 杯，药滓再煮，取汁 1 杯，日分 2 次温服。

功效：温经散寒，养血通脉。

主治：血虚寒滞，经脉不利，症见手足厥冷，脉细欲绝，或腹中拘急，腰腿疼痛，及妇女痛经、闭经。

方义：当归、芍药养血和营，桂枝、细辛温经散寒，甘草、大枣补益中气，通草通行血脉，全方能和厥阴以散寒邪，调营卫而通阳气，因其所主之厥为血虚寒凝所致，故方名冠以当归，以别于姜附四逆。

临床应用

1. 方中通草改为鸡血藤，则活血通络之能更强。

2. 本方可治寒疝，睾丸掣痛，引少腹作痛，肢冷，脉沉弦，可加乌药、小茴香、高良姜、木香以暖肝养血，温经散寒等。

3. 对冻疮，无论初起，未溃或久溃，均可适用。

4. 本方常用于治疗四肢血管痉挛，有一定疗效。

5. 近代常用本方治疗血栓性脉管炎，属于血虚寒者，亦常用于硬皮病、肠粘连等。

医家论粹

1. 尤在泾："手足厥寒，脉微欲绝者，阳之虚也，宜四逆辈；脉细欲绝者，血虚不能温于四末，并不能荣于脉中也。夫脉为血之府，而阳为阴之先，故欲续其脉，必益其血，欲益其血，必温其经。方用当归、芍药之润以滋之，甘草、大枣之甘以养之，桂枝、细辛之温以行之，而尤借通草之入经通脉，以续其绝而止其厥。"

医案选录

1. 肝硬化腹水。殷某，男，58 岁。患肝硬化腹水，中西医治疗数月无效。症见面色晦暗，形体消削，气短神疲，四肢厥冷，腹部膨胀，脐突，腹壁青筋显露，胁下刺痛，肝大而质硬，纳谷不馨，食入则胀，尿少便溏，舌淡润紫暗，苔薄白，舌下静脉曲张，鱼际殷红，脉细涩。证属寒凝气滞，肝络瘀阻，水湿内停，治以温经化瘀，处以当归四逆汤加味。处方：当归 20g，川桂枝 15g，杭白芍 15g，北细辛 6g，细木通 10g，粉甘草 5g，桃仁泥 10g，西红花 10g，紫丹参 15g，生山楂 15g，大枣 10 枚。煎服 15 剂后，尿量渐增，诸症渐减，后随症情变化，佐以健脾等法，调治数月而愈，追访 10 余年未发。（《经方研究》）

2. 前阴痛。王某，男，35 岁。3 天前因劳累淋雨发生前阴、睾丸疼痛，自觉少腹、前阴冰冷，尤以夜半为甚。诊见神疲乏力，畏寒肢冷，面色少华，头晕眼花，视力减退，唇舌淡白，苔薄白，脉沉细弱。证属血虚寒凝，肝脉不利，治以养血散寒，温经通络。处方：当归、木通各 15g，白芍、大枣、橘核、荔枝核各 20g，桂枝、小茴香各 10g，细辛 4g，甘草 3g。煎服 2 剂后，前阴疼痛缓解，少腹、前阴已温，此为寒邪已散，血虚未复，上方去小茴、荔枝核，加川芎、鸡血藤各 15g，黄芪 15g，连服 5 剂，诸症消失。〔《新中医》1986（3）：47〕

乌头桂枝汤

《金匮要略》

制川乌 6~9g，桂枝、白芍、生姜各 9g，甘草 6g，大枣 6 枚（开）。

用蜂蜜 15g，加水，先煮乌头，再入桂枝汤同煮，日分 2
次温服。

功效：温经散寒，调和营卫。

主治：寒疝，腹中痛，阴缩，四肢不温，手足不仁，关节
痛，伸屈不利，拘急不得转侧，苔薄白，脉弦紧。

方义：乌头桂枝汤适于寒症兼表证，方中乌头破阴回阳，
温经散寒，桂枝汤调和营卫，温内攘外，重用蜂蜜以缓乌头之
毒性，诸药合用，共奏破阴逐寒、调和营卫之效。

医案选录

1. 寒疝。一男子 43 岁，患疝气数月，腰冷如坐水中，大
抵每旬一发，发则脐腹大痛，手足不能屈伸，与此方 20 剂，
病者大吐水，病减大半，更以控涎丹下之而痊。

2. 中风半身不遂：一男子年 50，左半身不遂，口眼㖞，
言语僵，手足不收，余用此方，吐水，大倦困，家人惊骇，余
曰，无畏，是药之瞑眩也，后诸症尽除，全收效。（《古方便
览》）

3. 奚某，男，38 岁。1983 年 10 月 9 日就诊：患者露宿看
棉，五更时分，少腹暴痛，冷汗时下，两腿挺直，筋如弓弦，
西医给阿托品、庆大霉素症状不减，邀余诊。按寒邪入腹，厥
少阴发病，予以乌头桂枝汤。处方：乌头 25g，桂枝 18g，芍
药 12g，甘草 6g，生姜 3 片，大枣 4 枚。煎取药汁兑蜂蜜 60
毫升，顿服，药后痛去厥回，汗止人安，一年后访未复发。
（《经方研究》）

桂枝加桂汤
《伤寒论》

桂枝 15g，白芍、生姜各 9g，甘草 6g，大枣 6g（开）。

上药以水 3 杯，煮取 1 杯，药滓再煮，取汁 1 杯，日分 2

次温服。

功效：温通心阳，平冲降逆。

主治：阴寒内盛，心阳素虚，或汗后感寒，或汗过伤阳，心气不足，引动下焦肾间小寒之气乘阳虚上冲而发奔豚，症见气从少腹起上冲心窝。

方义：本方即桂枝汤加重桂枝而成，以桂枝汤解肌发散外寒，更加桂枝以温通心肾之阳以逐内寒，又能平冲降逆，而治奔豚，桂枝治上冲，必加大用量为宜，为治奔豚必用之品。

医案选录

1. 气上冲心。湖北张某，为书店帮伙。一日延诊，云近日得异病，时有气痛，自脐下少腹起，渐冲痛至心，顷止，已而复作，夜间尤甚，诸医不能治，已一月有余。审视舌苔白滑，脉沉迟，即与桂枝加桂汤，一剂知，二剂愈。（《遁园医案》）

2. 奔豚。杨某，34 岁。脐下悸动，不时上冲至心，至则悸动更甚，一日发作 3～4 次，以致心神不安。余与桂枝加桂汤，连服 3 剂，奔豚愈。方用桂枝 24g，白芍 12g，甘草 9g，大枣 6 枚（去核）。